JN190970

# Active Aging 健康管理学

## QOLの向上をめざして

岡田 悦政 【編著】

岡久 玲子　鈴木 寿則　小林 靖　小林 敏生　岡田 瑞恵
神田 裕子　大槻 伸吾　中西 員茂　藤岡 弘季

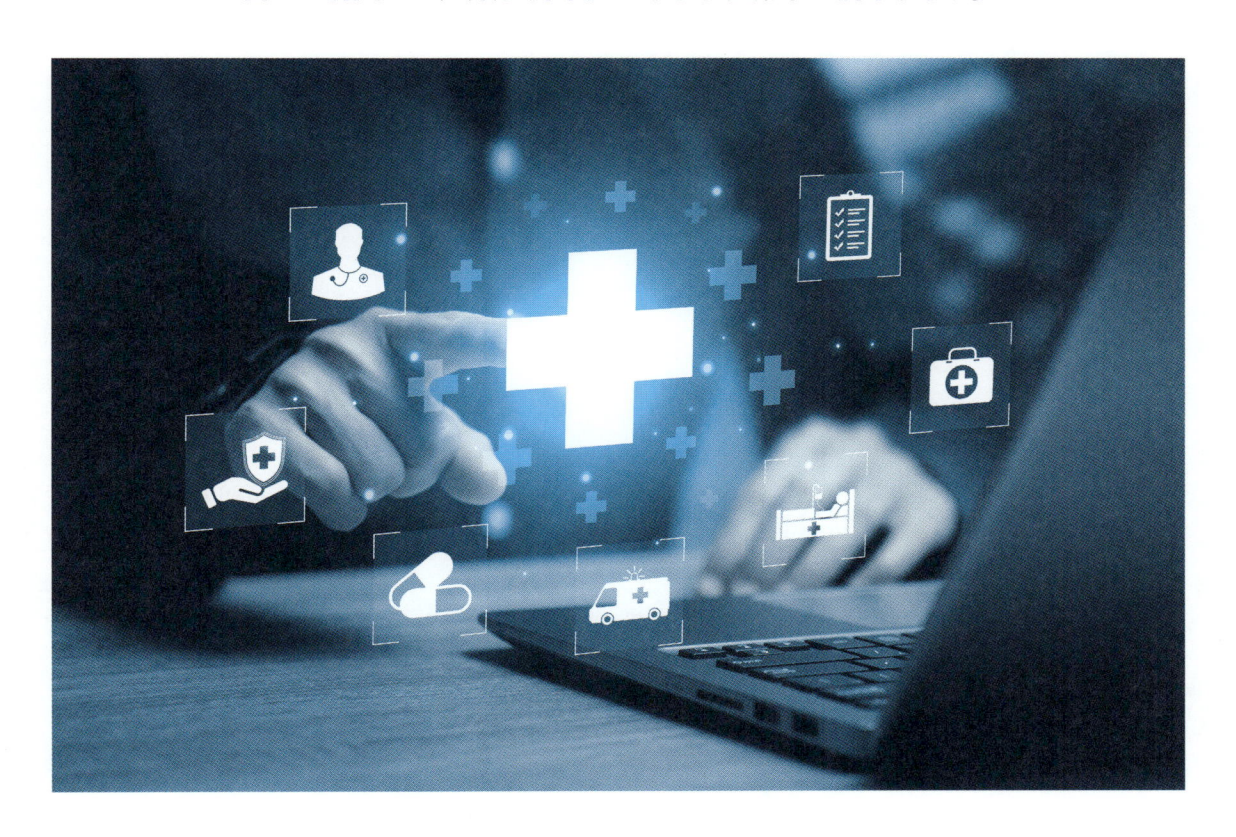

八千代出版

## 執筆分担 （掲載順）

岡田　悦政　　名古屋文理大学短期大学部兼任講師／Yms Laboratory　　　　第1章、第11章
　　　　　　　医学博士

岡久　玲子　　徳島大学大学院医歯薬学研究部教授　　　　　　　　　　　　第2章
　　　　　　　博士（保健学）・保健師

鈴木　寿則　　仙台白百合女子大学人間学部教授　　　　　　　　　　　　　第3章
　　　　　　　博士（医学）・修士（法学）

小林　　靖　　関東学院大学栄養学部前教授　　　　　　　　　　　　　　　第4章
　　　　　　　博士（医学）・医師

小林　敏生　　広島文化学園大学看護学部教授　　　　　　　　　　　　　　第5章
　　　　　　　博士（医学）・医師

岡田　瑞恵　　愛知学泉大学家政学部准教授／Yms Laboratory　　　　　　　第6章
　　　　　　　博士（医学）・管理栄養士

神田　裕子　　東京医療保健大学医療保健学部准教授　　　　　　　　　　　第7章
　　　　　　　博士（保健学）・管理栄養士

大槻　伸吾　　大阪産業大学スポーツ健康学部教授　　　　　　　　　　　　第8章
　　　　　　　博士（医学）・医師

中西　員茂　　昭和女子大学生活機構研究科教授　　　　　　　　　　　　　第9章
　　　　　　　博士（医学）・医師

藤岡　弘季　　関西福祉科学大学健康福祉学部教授　　　　　　　　　　　　第10章
　　　　　　　博士（医学）・医師

『Active Aging 健康管理学―予防医学の視点から―』を出版してから早5年が経過し、健康管理をめぐる情勢や状況はさらに大きく変貌している。2019年から始まったコロナ禍や昨今のトコジラミほか、交通機関の発達などにより感染症等の疾病は世界的規模となっている。人の健康を考える上で、改めて衛生学や公衆衛生学の重要性が認識されているものと思われる。それゆえ、本書においても、健康管理術について現在の健康管理の状況、問題点を取り上げ、今後利用される、または現在最先端として取り上げられている学術論文等を参考とした事例の紹介を基本とし、今後どのような方向性で進めるべきか、進められるか、健康への未来像を解説し、個人はもとより、人々の健康に供する書籍として世に呈したい。

　一方、大学教育においては、栄養士、管理栄養士、看護師、保健師、福祉系を含む医療系・運動系の学部を中心にして健康管理に関連する講義の重要性は増し、数多くの大学で開講され、実施されている。このように重要性を増している健康管理学ではあるが、健康管理に関連し、出版されているテキストはいまだに数少なく、また、その多くは公衆衛生学を模したもので、多くは健康管理概論という形であり、総論的なものがほとんどを占めている。健康管理学の重要性、必要性が増している状況下にありながら、その根幹である大学のテキストにおいてでさえ、健康管理学という学問的体系が、まだ確立されていないのではないかと思われる。実際、大学において使いたいと思う医療系、栄養系、運動系、福祉系向けの「健康管理学」のテキストはなく、本書を企画することは必然に迫られてのことであった。上記の理由から本書の企画にあたり、全国の大学において「健康管理学」を担当されている専門の研究者をリストアップし、医療系、栄養系、運動系、福祉系の先生方を中心に、これらの分野の学生や読者へ向けて、最新のライフサイエンスに基づいたデータを使用した「使えるテキストづくり」をめざしてのスタートであった。ライフサイエンス分野は、言うまでもなく競うように最新の知見が日々報告されているため、根拠に基づいた最新の情報データを使用し、学生や読者に提供することも目標としている。

　製作のコンセプトは、「QOL（生活の質）の向上をめざし、健康長寿を延ばすための Active Aging 健康管理術」について、将来健康長寿を迎えるための、現在考えられる健康管理のあり方、現状と問題点を取り上げ、その中で必要に応じて最新のデータ（ライフサイエンスの学術論文等を参考として）を紹介、解説することを基本としている。

　そこで、最先端の健康管理術を記述し、章構成の専門性を高めると同時に、あらゆる読者層を設定し、用語解説に力点を置き、また、それぞれの研究分野におけるエピソードを記述することで、現在の研究状況を把握できる要素を挿入した。

　具体的には、以下のような点に留意した。

1.　将来 Active Aging のために、現在の状況、課題提起、考え方の方向性、事例、事例検証などの解説を本書の中心とし、オリジナリティのある内容とした。
2.　囲み記事（コラム）で、最新のトピック記事や、おもしろい話題、エピソードを入れて、学生、読者の興味、関心を引きつける工夫、読みやすい工夫をした。
3.　文章およびデータ引用の出典先は、各分野において発表されたオリジナル論文、原著引用と

し、『国民衛生の動向』のような統計書データ引用の場合も最新のデータを利用した。引用論文は、ライフサイエンスに基づいた根拠のあるデータを中心とし、図表は、可能な限り原著論文のオリジナルを引用するか、執筆担当者によるオリジナルとして作成した。

以上のような章および内容構成で、健康管理学の新しい体系が構成されたのではないかと考えている。これが、Active Aging 健康管理学に対する手助けになればと考えている次第である。

最後に、本書が Active Aging を達成するための糸口となり、また、本書で勉強された方々が、すべての人々の Active Aging を達成するための導き手として貢献できるようになれば、著者全体の慶びである。

また、本書作製にあたり、担当章の分担執筆を快くお引き受けいただいた諸先生方、さらに、本書企画出版にあたりご理解いただいた八千代出版株式会社様、何かとお世話になった八千代出版株式会社の森口恵美子さんへ感謝の御礼を述べたい。

ありがとうございました。

著者を代表して　岡田悦政

# 第1章

# 老化と寿命 ///

## 1　Active Aging（健康長寿）

　Active Aging のためには、ヒトの寿命や老化を理解することが重要になると考える。現在、その研究結果からヒトの最長（限界）寿命は、120 歳とも 125 歳（理論上 126.4 歳）とも推察されており、実際、現在の世界最長寿者は、116 歳とも言われている。この「寿命とは何か」、また、「老化とは何か」「なぜ起こるのか」ということについて少し触れてみたい。

　最初に、老化と寿命を定義すると、積田は、「老化とは、生体がおかれている外部環境と生体固有の生命維持機構との相関、さらにこれに時間の次元を加えた三次元の場で、生体が対応する一連の反応をいう」としている。すなわち、老化とは、すべてのヒト（有性生殖[1]生物）に起こる加齢（時間経過、暦年齢）に伴う生理機能の低下であり、「病気ではない」とされている。また、寿命とは、「出生から死までの期間のこと」と、定義されている。

　現在、多くの老化研究者は、健康寿命の延長を願い研究を進めており、最終（究極）的に、老化研究はヒトの健康寿命の最長寿命（Maximal Life Span；MLS）までの延長を考えている（図 1-1）。この図が示す内容のうち理想限界という形は、現状では、個体死の直前まで心身の障害がなく、寿命を全うできることをめざしている。すなわち、図 1-1 の理想曲線を理想限界まで近づける、Active Aging（健康長寿）をめざしているのである。

　ここで、改めて寿命と老化について考えてみる。寿命は、動物種によってその最長寿命はほぼ固定されており、一定であり、個体間の差異は、生命に対するリスク Risk[2]（危険因子）や疾患等により最長寿命を迎えられない結果として起こりうる。一方、老化は、その定義におい

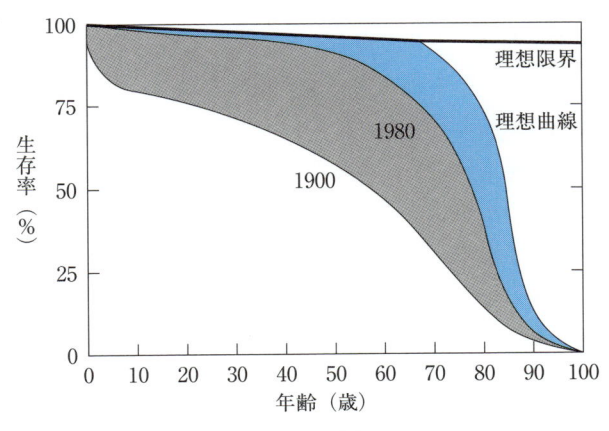

**図 1-1　平均寿命曲線**

出典）Westendorp, R. G., What is healthy aging in the 21st century? *Am J Clin Nutr.* 2006 Feb; 83（2）: 404S–409S. 引用改変

---

1　有性生殖：　生物は、無性生殖で増える生物と、有性生殖で増える生物の 2 種類が存在する。無性生殖生物は、単に細胞分裂を行うのみで、子孫を残す。ゆえに、このような生物には老化という概念が存在しないと推察される。一方、ヒトを含めた高等な生物は、オス、メスという性別の異なる生物をつくりだし、この両者の生物から部分的に遺伝子を選択した 1 個体の子孫をつくりだすという有性生殖を選択し、進化を遂げてきた。この結果、環境変化に対する適応力のある種が得られてきたが、その結果、寿命という有性生殖特有の現象を獲得することとなったと考えられている。

1

　細胞老化（Calcinotto et al. 2019）は、増殖細胞における様々なストレスによる永続的な細胞周期停止の状態であり、老化は、細胞が不必要な損傷を受けるのを防ぐ細胞防御機構とも考えられている。すなわち、老化細胞も積極的な役割を果たしているということである。特にがんでは、老化は腫瘍形成を防ぐための強力な障壁として機能していると考えられており、実際上も重要な機能かもしれない。

　しかしながら、ほとんどの種にとって、老化は、組織または細胞機能の衰弱性喪失を特徴とする多くの変性病状を促進する。特に脊椎動物では加齢が過形成の病状も促進し、その中で最も致命的なのが、がんであろう。変性細胞および組織を特徴づける機能の喪失とは対照的に、悪性（がん性）細胞は、それらが致死的な腫瘍に発達することを可能にするという新しい（異常ではあるが）機能を獲得することになるのである。すなわち、一見反対の特徴にもかかわらず、老化の変性および過形成の病状が、一般的な生物学的現象、すなわち細胞老化として論じられているのである。この老化反応は、強力な腫瘍抑制メカニズムとして広く認識されているが、最近の証拠は、おそらく慢性炎症を促進することによって、それが変性および過形成の両方の病状を引き起こすという考えが主流となっている（Campisi 2013）。したがって、老化反応は、拮抗的、多面的な遺伝子作用の結果である可能性がある。

　すなわち、老化細胞の排除や抑制が、細胞、個体のがん化を促進するというような単純な考え方ではなく、あくまでも健康長寿をめざすのであれば、がん化を抑えながら、老化を抑制することが重要になると考える。

---

て困難を伴い、何を老化とするのかによりその結果は異なり、進行度も異なる。しかしながら、老化も個体間の差異は見られるもののヒトを含む霊長類や生殖期間後にも生存する有性生殖生物にはすべて起こる。

　すなわち、老化も寿命もヒトを含む霊長類にはすべて等しく起こりうる現象で、おそらくその原因理由は、その種を保存するための最善策として存在していると推察される。この詳細な理論は、別紙に譲るとしても、その種の保存のために多様性を獲得することを目的としているものと考える。この多様性により、あらゆる状況、環境、時代に対応することによりその種を保存する可能性を高めている可能性がある。おそらく、老化も寿命もすべて遺伝的（DNA[3]に刻まれている）に固定、決定されている。

　しかしながら、老化に関しては個体（個人）差があることは周知の事実であり、最長寿命まで健康長寿であることをめざすのが本書であるため、その対策を考えてみる。

　老化への影響因子は、生きるための行為そのものであると推察される。たとえば、生活習慣が大きく影響するものとして、食生活（糖質、脂質等）、運動、睡眠、ストレスがあり、さらに空気（酸素）、太陽光（紫外線）等（本書の各章でその詳細な解説を行っている）も影響しているものと思われる。これらの条件により、老化の進行度は異なる。

---

2　Risk：　リスク（危険因子）は、その名の通り、生体、ヒトにとって傷害や疾病、死をもたらす要因、健康上有害な原因を言う。一般に生物が生きていく上で、これらの要因は数多く存在しており、生物種は Benefit と Risk のバランスの上で生活している。

3　DNA：　デオキシリボ核酸。基本構造は、アデニン、グアニン、シトシン、チミンの4塩基と五炭糖のデオキシリボース、そしてリン酸により構成されている。このうちアデニンとグアニンは、プリン塩基と呼ばれ、これは、「痛風」の原因であるプリン体のことである。痛風のような疾患を予防するためプリン塩基をたくさんもっているような食物（動物のレバーを中心とした内臓系、魚介類に多い）の過剰摂取は避けなければならない。

　単純にヒトにおいて見た目の老化度が異なるのも性格を含む生活習慣の違いによるものと思われる。すなわち、生活習慣を変えることで、老化の進行度は変わる可能性があり、最長寿命まで健康寿命を延ばせる可能性がある。

　ここで最も影響力が大きいと推察される食生活について論じる。すなわち、疾病のおよそ 40％は食生活に関与すると言われており、個体老化を疾病と考えた時、食生活の改善は大変重要となる。特にミトコンドリア機能の低下に影響する糖質（グルコース）代謝は、老化細胞の特徴の形成に大きく関与している可能性があり、ミトコンドリア傷害、DNA 損傷、細胞の酸性化、炎症性サイトカインの放出等は、すべてグルコースが関与している。しかしながら、グルコースはヒト（特に脳神経細胞）にとってエネルギー生成源であり欠くことのできない栄養素である。

　たとえば、脳の神経細胞で消費されるグルコースは、摂取基準内の摂取であっても、その代謝の結果引き起こされる現象の蓄積が老化のイニシエーション、プロモーションになりうる。端的に言うと、グルコースが老化を引き起こす可能性がある（Hariton et al. 2018）。すなわち、Hariton ら（2018）は、細胞老化は、解糖系によるグルコース代謝の進行性かつ顕著な増加率と関連しており、ミトコンドリア機能不全の増加、ゲノム酸化損傷の増加につながると述べている。また、グルコースは、その代謝中間産物が特異的レセプター（RAGE 等）と結合することで、炎症性サイトカインを誘発することから、糖尿病はじめ、脳の退行性病変や個体老化と深く関わっている。

　おそらく、この栄養素の摂取そのものが細胞老化、個体老化の原因の 1 つとなりうる。では、どのように対応するのか。その答えは、何らかの物質（たとえば岡田らが研究している食用植物により）老化細胞の特徴を消し去ること、あるいは、幹細胞の力を借りて若い細胞を生み出すことが細胞老化、個体老化の改善、最長寿命まで健康長寿を達成することになると考える。

　以上のことを踏まえ、本書では、老化を予防し、健康な状態で個体死（寿命）を迎えるにはどのようにしていくのがよいのか、予防医学の見地を取り入れ、現在知りうる最先端の研究成果を通して述べることを目標としている。すなわち、「老化や、寿命短縮に関与する危険（Risk）因子、要因をできるだけ少なくするには、どのようにするのか、行動する必要があるのか」について解説する。これを達成するために、健康を脅かす因子や、老化を促進する因子、Risk 因子の除去、Risk 要因の減少が重要となる。そのための解説、説明を行う。

## 2　細胞と老化

　最初に、ヒトをはじめ、遺伝的に高等であるとされている生物は、多くの細胞（ヒトの場合およそ 60 兆個、あるいは 37 兆 2000 億個という報告もある）から形成されている。このような多細胞生物は、神経細胞（100 μm、国際単位[4]）、平滑筋細胞（20 μm〜200 μm）、線維芽細胞[5]（30〜50 μm）等多彩な細胞

---

4　国際単位：　現在、国際単位としてメートル法が使用されている。1 m を基準として、1 m = $10^3$ mm、$10^6$ μm、$10^9$ nm、$10^{12}$ pm として標記される。同様に、1 g = $10^3$ mg、$10^6$ μg、$10^9$ ng、$10^{12}$ pg、1 L = $10^3$ mL、$10^6$ μL、$10^9$ nL、$10^{12}$ pL の関係がある。

5　線維芽細胞（Fibroblast）：　個体が損傷を受けた場合、その部分の修復として増殖再生の担い手となっている細胞。Hayflick & Moorehead がこの細胞の分裂には限界があり、細胞寿命を提案する契機となり、後に細胞老化説として確立されることとなった細胞である。胎児由来の細胞は分裂能が高いが、肺由来で 60 回、皮膚由来で 40 回、心臓由来では 10 回ほどの分裂回数を示す。

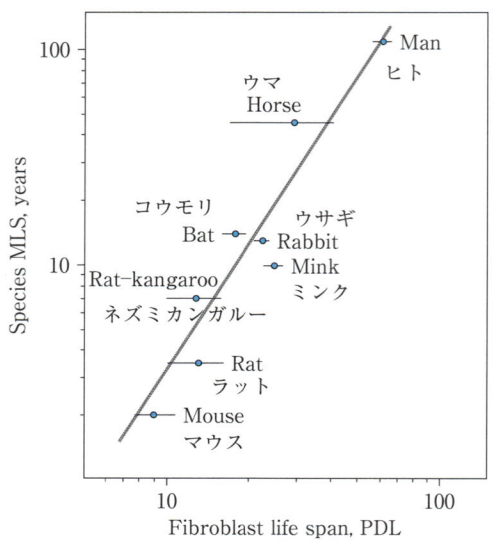

図1-2　動物種の最長寿命（MLS）とその細胞分裂寿命（PDL）の比較

出典）Röhme, D., Evidence for a relationship between longevity of mammalian species and life spans of normal fibroblasts in vitro and erythrocytes in vivo. *Proc Natl Acad Sci US A*. 1981; 78（8）：5009-13. 引用改変

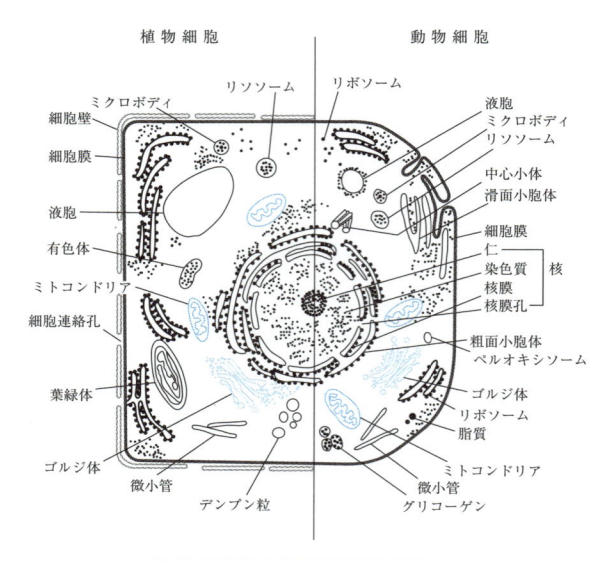

図1-3　真核細胞の基本構造

出典）黒田充恵・黒田晃生. 生物―ヒトを知る― 開成出版, 1990；23. 引用改変

で構成され、これらにより個体の形態をなしている。すなわち、細胞は、個体の根幹を形成している最小単位である。

　それゆえ個々の細胞の老化が個体老化を引き起こしていると考える研究者も多い。これは、図1-2が示すように、現在推察される動物種の最長寿命とその生物の細胞培養時における最長の集団分裂（倍加）回数（Population Doubling Lebel；PDL）との間に相関が見られることから、このような考え方が見出された。

　それゆえ、ヒトの細胞について、その中心的な役割を担うと考えられる核、ミトコンドリア（図1-3）、そしてオートファジーについて触れる。

### コラム2　細胞老化は細胞膜の損傷により起こる !?

　細胞老化に関し、まったく新しい機構が2024年に提唱された（Suda et al. 2024）。それは、通常の培養時にも起こる細胞膜の損傷により細胞分裂は停止し、細胞老化が誘導されるというものである。細胞膜損傷を受けた細胞は、傷を修復して分裂を再開するか、あるいは傷を修復できず細胞死を起こすか、このいずれかの運命をたどると一般的には考えられていた。しかしながら、Sudaらはこの考え方とは異なる結果を示した。その機構はCa²⁺とがん抑制遺伝子p53が関与して細胞老化が誘導されると報告している。さらに、膜修復タンパク CHMP4B，ESCRT-Ⅲの活性化により、老化抑制も可能であることも報告している。これは今までの活性酸素による細胞損傷やDNA損傷等による細胞老化とは異なり、また、実験上も継代培養を継続し、最終的に老化細胞を得るという機構とも異なる新しい方向性であるが、細胞膜損傷のみで容易に正常細胞が老化細胞へと変わるということは驚きの事実である。

## 1）核

　核は、細胞の中で1個ないし複数個（細胞分裂が盛んな肝細胞および、がん細胞等において）存在し、中心的な働きをする。特に核膜に覆われたその内部には、遺伝子であるDNAが存在し、これはヒストンタンパク質とともに形成される染色糸（染色質）として存在する。また、核内の核小体（仁）はリボソームRNA[6]（rRNA）をつくる場所として存在する（図1-3）。核小体はタンパク質合成の盛んな細胞では、発達していて大きい。DNAには、その細胞の情報は言うまでもなく、がん遺伝子や、疾病にかかりやすい情報、さらに個体のすべての情報（おそらく老化や、寿命の情報）を含んでいる。

　特に、昨今話題となっている再生医療において中心的な役割をなす幹細胞（Stem cell）、ES細胞（第11章参照）に関する情報を含め、いまだ未知な情報等、様々な情報が含まれている。

　このDNAの情報により映画で描かれたような恐竜の再生、犯人検挙や親子鑑定等での利用、さらに、遺伝子診断、遺伝子治療、新薬の開発等、この遺伝子がもつ情報の利用価値は計り知れなく、無限の可能性を秘めている。たとえば、パンデミックを起こしたコロナウイルスに対する発症への影響も、個々人のもつDNA情報の違いの結果で起こっている。また、老化の抑制（予防）や、寿命延長の可能性もこの情報の解読や、利用により達成されるかも知れない。

　ここで、老化に関する学説をいくつか挙げる。プログラム説[7]、エラー・カタストロフ説、フリーラジカル説、異常タンパク質蓄積説ほか、数多くの説がある。プログラム説以

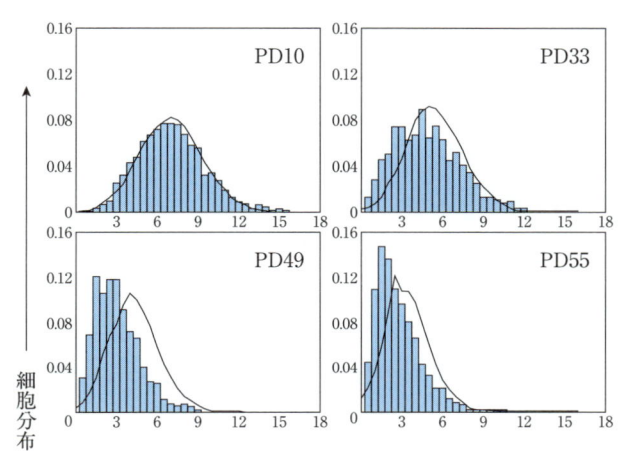
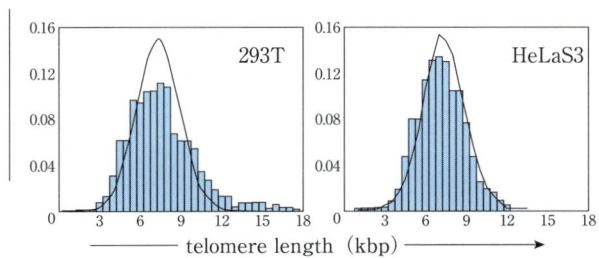

細胞分布 / telomere length（kbp）

**図1-4　テロメアの長さ（telomere length）と集団細胞分裂回数（PD）の比較**

注）293T, HeLaS3はともにがん細胞で、これらは分裂に伴うテロメアの短縮が起こらない（テロメラーゼという酵素の働きによる）。

出典）Rodriguez-Brenes, I. A., Peskin, C. S., Quantitative theory of telomere length regulation and cellular senescence. *Proc Natl Acad Sci USA.* 2010；107（12）：5387-92.

---

6　RNA：　リボ核酸。基本構造は、アデニン、グアニン、シトシン、ウラシルの4塩基と五炭糖（リボース）、そしてリン酸により構成されている。DNAとの違いであるウラシルの存在は、核酸の識別や、コロナウイルス（RNAウイルス）等に対する薬剤（たとえばウイルスに対するワクチン）として利用されることがある。

7　プログラム説：　遺伝子DNA上に老化や、寿命に関する情報があり、この情報に従って、老化の発生、進行、個体死を起こしているという学説。このプログラムの実際例は、ヒトの発生段階において手指の間にある水掻き上の皮膚が、発達・成長とともに切断、死滅していくようなアポトーシスと呼ばれる現象がある。

外、生体に損傷を与え、結果的に何らかの物質が蓄積する等の現象を起こし、細胞が傷害され、細胞死、個体死を招くというものである。また、細胞寿命の機構の1つとしてテロメア[8]の存在が指摘されている。これは、図1-4が示すように、細胞の分裂回数（PD）が増加する（細胞分裂寿命が進む）ごとに染色体の先端に存在するテロメアの長さが短縮することがわかっている。すなわち、個体老化は、細胞の老化であるとも考えられるが、この細胞寿命を司っているのがテロメアであるという考え方である。

すなわち、細胞分裂の際に染色体の先端部分にある一定数のDNAの塩基配列が細胞分裂時に一部分欠損し、最終的にその部分のDNAの塩基配列（テロメア）がなくなった時、細胞は分裂を停止し、細胞死をもたらすという細胞寿命の機構が考えられている。このような細胞死、細胞数減少の結果、個体老化、個体死につながるという老化説である。また、このテロメア短縮の機構として、活性酸素の影響も指摘され、この毒性のため、テロメアのDNA鎖が切断され、通常より早く細胞分裂寿命（停止、細胞死）を迎えるというものである。

### 2）ミトコンドリア

次に細胞のエネルギー工場となっているミトコンドリアについて述べる（図1-5）。ミトコンドリアは、生命誕生後の進化過程において、真核細胞の祖先に、原核生物様のミトコンドリアが真核細胞との共生関係のために真核細胞の中に取り込まれ、ミトコンドリアのエネルギー産生能を生かし、真核細胞、真核生物の発展に寄与したと考えられている。

ここで、ヒトを含めた好気性生物は、呼吸をし、酸素を取り入れて生命活動を維持している。生物が酸素を取り入れる理由は、ミトコンドリアが働くためで、これにより、ヒトは通常の生命活動を維持できるのである。すなわち、生物は、グルコース（ブドウ糖）[9]を取り込む（外部からの食物等の摂取により）ことで、エネルギー生成を計っている（解糖系）。一般的に、この解糖系によりエネルギー物質であるATP（アデノシン三リン酸）を2分子生成している。しかしながら、ヒトを含めた好気性生物は、肺呼吸により酸素を取り入れ、その酸素は、血液、ヘモグロビンにより末梢組織の細胞内のミトコンドリアに運ばれる。最終的にミトコンドリアに運ばれた酸素は、この中に存在する酵素系を利用し、TCA Cycle、電子伝

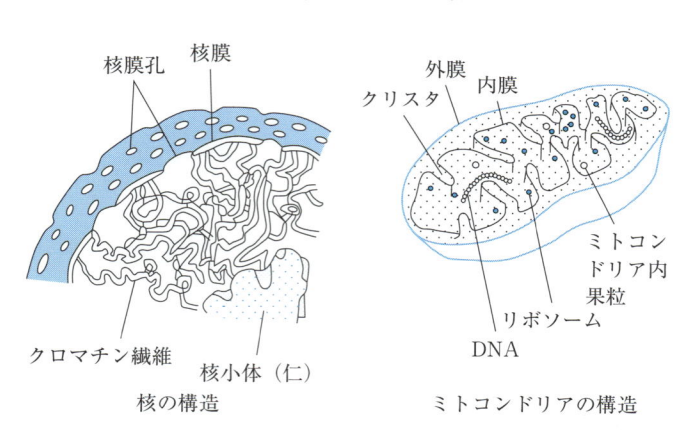

図1-5　細胞核とミトコンドリアの内部構造

出典）黒田・黒田. 前掲書；25. 改変

---

8　テロメア：　テロメアは、ヒトを含むすべてのほ乳類に存在する短い塩基配列で、その配列は、TTAGGGという6つの基本塩基の繰り返しとなっている。この塩基配列の維持、または、伸長を行うテロメラーゼという酵素の存在も知られている。このテロメラーゼによる長寿の達成も考えられており、がん細胞においては、この酵素が活発に働き、細胞の永久増殖性を獲得する1つの要因となっている。

9　グルコース（ブドウ糖）：　$C_6H_{12}O_6$ 分子量180であるエネルギー生成のもととなる単糖。この血中の値は、血糖値として糖尿病の指標として用いられる。

達系により、1 分子のグルコースから 36 分子（あるいは 38 分子）の ATP を産生し、真核生物、ヒトを含めた好気性生物が実質上の生命活動を維持できるのである。

　また、このように有用な酸素には、生体にとって有害な側面、特に活性酸素と呼ばれる状態の酸素種も存在する。これは、循環器疾患、心疾患をはじめ、各種疾病や、がん、老化、寿命との関連性も指摘され、老化説（フリーラジカル説）の 1 つとなっている。さらに、ミトコンドリアにおける ATP 産生時には、通常より多くの活性酸素（1～5％程度）が発生する。また、多くの ATP を必要とする過度の運動は、老化の進行や、寿命への影響を指摘する研究者もいる。ただし、散歩などの軽度な運動は、活性酸素消去酵素（SOD[10]）を増加させるという報告もある。

### 3）オートファジー

　ここで、2016 年、日本の大隅良典さんがノーベル賞を取られた、細胞質内に存在する異常タンパク質の分解過程であるオートファジーについて解説する。細胞がある種のストレス（アミノ酸飢餓や、異常タンパク質の蓄積）にさらされると、細胞質中で、過剰タンパク質や異常タンパク質とともにリン脂質が集まり、オートファゴソーム（オートファジー小胞）と呼ばれる細胞内構造の形成が始まる。集積したリン脂質は隔離膜と呼ばれる脂質二重膜を形成し、それが成長していくことで、小胞が形成される。

　ヒトを含む動物細胞では、オートファゴソームが形成され、これと細胞内のリソソームが膜融合を起こし、融合したオートリソソーム（オートファジー小胞に含まれる）の内部で、分解すべきタンパク質とタンパク分解酵素が反応し、アミノ酸やペプチドに分解される。すなわちオートファジーとは、このようなタンパク質分解のための仕組みの 1 つを言う。

### 4）細胞内器官と細胞死

　核、ミトコンドリアを含めその他の細胞内器官（オルガネラ）は、細胞が生きていくために必要であり、それぞれ固有の働きをもっている。これらが存在することで、細胞は生命活動を維持し、個体として維持されている。すなわち、これらのオルガネラが働きを損なえば、細胞は生命活動を停止し、細胞死、個体老化や、個体死（寿命）を引き起こすこととなる。

　実際、オルガネラに障害が起こり、細胞が危険に陥り、細胞死が起こる段階において、ミトコンドリア自身に含まれるシトクローム（cytochrome）C は、ミトコンドリア内から細胞質内へ溶出し、これを引き金として、その細胞の死（アポトーシス[11]）を誘発している（図 1-6）。

## 3　活性酸素

　活性酸素は、細胞においてミトコンドリアで酸素が利用される時に発生し、老化とともにこの活

---

10　SOD：　スーパーオキシドディスムターゼの頭文字を取った略号。生体中、特に細胞のミトコンドリアにおいて発生するスーパーオキシドラジカルを消去する酵素。ヒトを含むほ乳類においては、その活性中心に、Cu、Zn、Mn をもつ。

11　アポトーシス：　program cell death。遺伝的に予定された細胞死。たとえば、ヒトの場合、胎児期の発生段階において手は、5 本指の間に蹼状の皮膚膜をもっているが、発達段階においてこの皮膚膜の部分は、自立的に破壊され、細胞死を行い、この蹼部分は消滅し、5 本指の手となる。このような現象に対して命名されたが、現在、生体中の各細胞において傷害的事象が発生した場合、細胞自身がミトコンドリアからシトクローム C を排出し、カスパーゼ酵素系により、自立的細胞死を迎える現象についてもアポトーシスとしている。

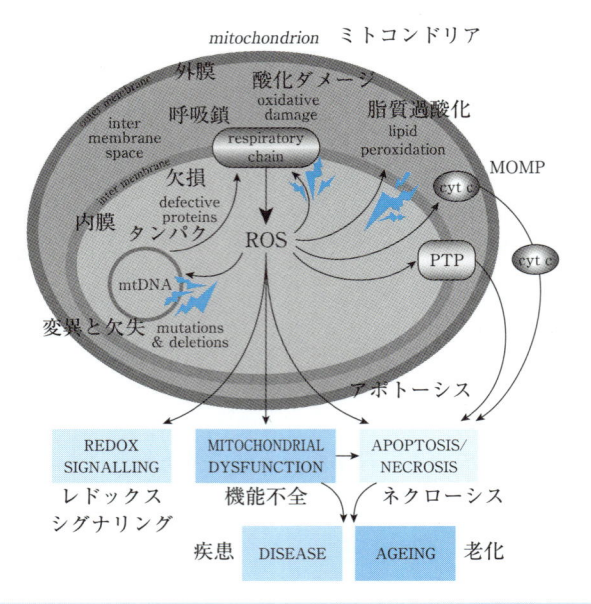

*mitochondrion* ミトコンドリア

外膜 / 酸化ダメージ oxidative damage / 脂質過酸化 lipid peroxidation / inter membrane space / 呼吸鎖 respiratory chain / cyt c / MOMP / 欠損 defective proteins / 内膜 inter membrane / タンパク / ROS / PTP / cyt c / mtDNA / 変異と欠失 mutations & deletions / アポトーシス

REDOX SIGNALLING レドックスシグナリング / MITOCHONDRIAL DYSFUNCTION 機能不全 / APOPTOSIS/ NECROSIS ネクローシス / 疾患 DISEASE / AGEING 老化

**図 1-6　ミトコンドリアによるアポトーシスおよび老化・疾患**

出典）Murphy, M. P., How mitochondria produce reactive oxygen species. *Biochem J.* 2009 Jan 1；417（1）：1-13. 引用改変

発生する原因物質、状態等を示す。表のように、種々の物質、状態から発生されるフリーラジカルは、炎症、アレルギー、動脈硬化、心筋梗塞、糖尿病、白内障、がんなどの疾病、老化、寿命への影響も少なからず指摘されている。そのため、生体は、このフリーラジカルを消去・発生抑制する酵素（SOD、カタラーゼ、グルタチオンペルオキシダーゼ等）や、生体内物質（グルタチオン、尿酸、ビリルビン、アルブミン、トランスフェリン等）があり、さらに生体外から取り入れる食物（ビタミン A、C、E、ポリフェノール、タンパク質成分等）中にもこのような作用をもつ物質がある。これらの食物作用、物質については第 11 章で触れる。

　一方、活性酸素、フリーラジカルは、生体自身が積極的に産生、コントロールして利用している

性酸素の発生率は増加し、正常酸素のうち 1～5％が活性酸素となることが知られている。

　この活性酸素は、フリーラジカルと総称され、表 1-1 のように分類される。このフリーラジカルとは、分子中に 1 個または数個の不対電子が存在するか、必要な電子軌道上に電子が存在しない状態を言う。この状態は、その分子として不安定となる。そのため、分子自身が安定化するため、電子を受け取るか、または電子を分子外へ放出する。この不対電子は、細胞や、その中の DNA に損傷や障害を与えることがある。

　表 1-2 に、フリーラジカルを

**表 1-1　フリーラジカル・活性酸素**

| ラジカル種 | ノンラジカル種 |
| --- | --- |
| ◎スーパーオキサイド（$\cdot O_2^-$） | ◎過酸化水素（$H_2O_2$） |
| ◎ヒドロキシルラジカル（HO・） | ◎一重項酸素（$^1O_2$） |
| ヒドロペルオキシラジカル（HOO・） | ペルオキシナイトライト（$ONOO^-$） |
| アルコキシルラジカル（LO・） | 脂質ヒドロペルオキサイド（LOOH） |
| アルキルペルオキシラジカル（LOO・） | 次亜塩素酸（HOCL） |
| 一酸化窒素（NO） | オゾン（$O_3$） |

注）◎は、狭義の「活性酸素」を指す。

**表 1-2　フリーラジカル発生要因**

| 主な発生要因 |
| --- |
| ミトコンドリアでのエネルギー代謝（電子伝達系） |
| 炎症時の白血球 |
| 免疫機構 |
| アラキドン酸代謝 |
| 心筋梗塞の虚血-再灌流 |
| 紫外線 |
| 放射線 |
| たばこ |
| 抗がん剤 |
| 除草剤 |
| ストレス |
| ディーゼルエンジンの排気ガス粒子 |

部分も少なくない。たとえば、生体内に生体外の異物（微生物、細菌）の侵入を許した時、白血球、マクロファージが、この異物に攻撃（過酸化水素）を仕掛ける。すなわち、過酸化水素を産生し、異物である微生物を攻撃し、死滅させている。また、活性酸素濃度をコントロールすることで、細胞増殖のコントロールを行っている。これは、あまりに高い濃度では、細胞を死滅させてしまうが、低濃度の活性酸素レベルでは、細胞増殖を促進しているという報告がある。

　次章以降では、衛生学の視点から健康長寿をめざすために、その方法論や具体例について記述する。

引用・参考文献

積田亨. 老化の科学— 21 世紀への老化研究をめざして— 現代化学. 1994；増刊 24：3-7.

Allsopp, R. C., Vaziri, H., Patterson, C., Goldstein, S., Younglai, E. V., Futcher, A. B., Greider, C. W., Harley, C. B., Telomere length predicts replicative capacity of human fibroblasts. *Proc Natl Acad Sci USA*. 1992 Nov 1；89 (21)：10114-8.

Bianconi, E. L., Piovesan, A., Facchin, F., Beraudi, A., Casadei, R., Frabetti, F., Vitale, L., Pelleri, M. C., Tassani, S., Piva, F., Perez-Amodio, S., Strippoli, P., Canaider, S., An estimation of the number of cells in the human body. *Ann Hum Biol*. 2013 Nov-Dec；40 (6)：463-71. doi：10.3109/03014460.2013.807878. Epub 2013 Jul 5.

Boulanger, C. A., Smith, G. H., Reducing mammary cancer risk through premature stem cell senescence. *Oncogene*. 2001 26；20 (18)：2264-72.

Calcinotto, A., Kohli, J., Zagato, E., Pellegrini, L., Demaria, M., Alimonti, A., Cellular Senescence：Aging, Cancer, and Injury. *Physiol Rev*. 2019 Apr 1；99 (2)：1047-1078. doi：10.1152/physrev.00020.2018.

Campisi, J., Aging, Cellular Senescence, and Cancer. *Annu Rev Physiol*. 2013；75：685-705. doi：10.1146/annurev-physiol-030212-183653.

Cutler, R. G., Antioxidants and aging. *Am J Clin Nutr*. 1991 Jan；53 (1 Suppl)：373S-379S.

Eerola, J., Kananen, L., Manninen, K., Hellström, O., Tienari, P. J., Hovatta, I., No Evidence for Shorter Leukocyte Telomere Length in Parkinson's Disease Patients. *J Gerontol A Biol Sci Med Sci*. 2010 Nov；65 (11)：1181-84.

Fontaine, K. R., Redden, D. T., Wang, C., Westfall, A. O., Allison, D. B., Years of life lost due to obesity. *JAMA*. 2003 Jan 8；289 (2)：187-93.

Ford, J. H., Saturated fatty acid metabolism is key link between cell division, cancer, and senescence in cellular and whole organism aging. *Age (Dordr)*. 2010 Jun；32 (2)：231-37.

Hariton,F., Xue,M., Rabbani,N., Fowler,M., Thornalley,P. J., Sulforaphane Delays Fibroblast Senescence by Curbing Cellular Glucose Uptake, Increased Glycolysis, and Oxidative Damage. *Oxid Med Cell Longev*. 2018 Nov 22. doi：10.1155/2018/5642148

Harley, C. B., Pollard, J. W., Chamberlain, J. W., Stanners, C. P., Goldstein, S., Protein synthetic errors do not increase during aging of cultured human fibroblasts. *Proc Natl Acad Sci USA*. 1980；77 (4)：1885-89.

Harman, D., The free radical theory of aging. *Antioxid Redox Signal*. 2003；5 (5)：557-61.

Harman, D., Free radical theory of aging：an update：increasing the functional life span. *Ann N Y Acad Sci*. 2006；1067：10-21.

Hayflick, L., Moorehead, P. S., The serial cultivation of human diploid cell strains. *Exp Cell Res*. 1961 Dec；25：585-621.

Heath, D. F., The redistribution of carbon label by the reactions involved in glycolysis, gluconeogenesis and the tricarboxylic acid cycle in rat liver. *Biochem J*. 1968；110 (2)：313-35.

Imai, S., A possibility of nutriceuticals as an anti-aging intervention：activation of sirtuins by promoting mammalian NAD biosynthesis. *Pharmacol Res*. 2010 Jul；62 (1)：42-47.

Mark, D. A., Alonso, D. R., Tack-Goldman K, Thaler HT, Tremoli E, Weksler BB, Weksler ME.

Effects of nutrition of disease and life span. II. Vascular disease, serum cholesterol, serum thromboxane, and heart-produced prostacyclin in MRL mice. *Am J Pathol.* 1984 Oct ; 117 (1) : 125-30.

Masoro, E. J., Overview of caloric restriction and ageing. *Mech Ageing Dev.* 2005 Sep ; 126 (9) : 913-22.

Müller M. J., Geisler C., From the past to future : from energy expenditure to energy intake to energy expenditure. *Eur J Clin Nutr.* 2016 Nov 30. doi : 10.1038/ejcn.2016.231. Epub ahead of print.

Murphy, A. N., Fiskum, G., Beal, M. F., Mitochondria in neurodegeneration : bioenergetic function in cell life and death. J *Cereb Blood Flow Metab.* 1999 ; 19 (3) : 231-45.

Northcote, D. H., and Pickett-Heaps, J. D., A function of the golgi apparatus in polysaccharide synthesis and transport in the root-cap cells of wheat. *Biochem J.* 1966 ; 98 (1) : 159-67.

Pajović, S. B., Radojcić, M. B., Kanazir, D. T., Neuroendocrine and oxidoreductive mechanisms of stress-induced cardiovascular diseases. *Physiol Res.* 2008 ; 57 (3) : 327-38.

Richter, C., Do mitochondrial DNA fragments promote cancer and aging? *FEBS Lett.* 1988 5 ; 241 (1-2) : 1-5.

Röhme, D., Evidence for a relationship between longevity of mammalian species and life spans of normal fibroblasts in vitro and erythrocytes in vivo. *Proc Natl Acad Sci U S A.* 1981 ; 78 (8) : 5009-13.

Ruiz-Torres, A., Beier W., On maximum human life span : interdisciplinary approach about its limits. *Adv Gerontol.* 2005 ; 16 : 14-20.

Serra, V., von Zglinicki, T., Lorenz, M., Saretzki, G., Extracellular superoxide dismutase is a major antioxidant in human fibroblasts and slows telomere shortening. *J Biol Chem.* 2003 Feb 28 ; 278 (9) : 6824-30. Epub 2002 Dec 9.

Suda, K., Moriyama, Y., et al. Plasma membrane damage limits replicative lifespan in yeast and induces premature senescence in human fibroblasts. *Nat Aging.* 2024 Mar ; 4 (3) : 319-335. doi : 10.1038/s43587-024-00575-6. Epub 2024 Feb 22.

Walker, R. G., Poggioli, T., Katsimpardi, L., Buchanan, S. M., Oh, J., Wattrus, S., Heidecker, B., Fong, Y. W., Rubin., L. L., Ganz, P., Thompson, T. B., Wagers, A. J., Lee, R. T., Biochemistry and Biology of GDF11 and Myostatin : Similarities, Differences, and Questions for Future Investigation. *Circ Res.* 2016 Apr 1 ; 118 (7) : 1125-41.

オートファジー—ノーベル賞を受賞した大隅栄誉教授の研究とは（https://www.titech.ac.jp/news/2016/036467.html）

# 第2章

# 健康の現状 ///

## 1 健康の定義

健康とは何か。健康の概念は、時代の背景とともに変遷を遂げてきた。また、個人の健康観も、社会生活の複雑化・多様化に伴い様々な形態をもつ。しかし、現在、その基盤となる考え方は、目標としての健康ではなく、よりよい生活のための手段として考えられるようになっている。すなわち、人々のめざすゴールは、生活の質（Quality of Life；QOL）の向上であり、健康は人々が幸せな生活を送るための資源として捉えられる。

### 1）WHO 憲章における健康の定義

健康の定義として世界的に知られている世界保健機関（WHO）憲章では、その前文の中で、健康について以下のように定義されている。「健康とは肉体的にも精神的にも社会的にも完全に良好な状態をいい、単に病気でないとか虚弱でないということではない。（Health is a state of complete physical, mental and social well-being and not merely the absence of disease or infirmity.）」（1946 年）。

この前文にある、社会的に良好な状態とは、「周りの人々や社会との関係において孤立や過度の矛盾や対立がなく、居場所と役割とサポートが得られ、しかもその役割を満足に果たせている状態」とされている（山崎 2007）。Active Aging をめざす現代日本の健康管理支援においては、この社会的側面から健康を捉える視点が重要になる。また、後の改正案で、可決には至らなかったものの、「スピリチュアル」を加えた健康の側面について新たな提案がなされた。スピリチュアルに良好な状態とは、「生きがいを感じて、意欲的、前向きに生きている状態」（山崎 2007）とされ、人間の尊厳の確保や生活の質に結びつく重要な考え方であると言える。

### 2）消極的健康と積極的健康

健康は、消極的健康と積極的健康の 2 つの側面から定義される。消極的健康とは、疾病や障害がない状態をもって健康と捉える概念である。それに対し、積極的健康とは、単に疾病や障害がない状態のみならず、肉体的にも精神的にもよりよい状態に向かうという意味となる。この考え方は、WHO 憲章における健康の定義から見出されたものであり、肉体的、精神的、社会的要因を含むより総合的なモデルで説明ができる。また、消極的健康と積極的健康には明瞭な境目がなく、これらの探求はともに健康増進（ヘルスプロモーション）の目的となる（井原 2013）。

### 3）憲法第 25 条における健康

日本国憲法第 25 条第 1 項では、「すべて国民は、健康で文化的な最低限度の生活を営む権利を有する」、第 25 条第 2 項では、「国は、すべての生活部面について、社会福祉、社会保障及び公衆衛生の向上及び増進に努めなければならない」と明記されている。これらは、国民の生存権および国の責務について規定したものである。

日本の保健医療福祉分野で実施されている活動は、WHO 憲章で言うところの「健康」を獲得するために、この日本国憲法第 25 条に基づいて実施されている。先行研究では、保健師が健康被

　日本国憲法第25条では、すべての国民の生存権と国の責務を明記している。しかし、現代社会を見渡してみると、公害問題や人権問題など不条理に健康を阻害され苦しんでいる人や、児童虐待や高齢者虐待によりその命を失ってしまう人など、決して生存権が守られているとは言えない現状も多く存在する。このように様々な健康上の課題を抱えながらも社会から見すごされている人々の生存権を護るためには、専門職一人ひとりがその役割を自覚し活動していく必要がある。

　保健医療福祉に携わる者は、法制度に基づいた活動のみならず、目の前の困っている人たちに気づき、目を向け、解決の方策を見出す専門職としての役割をもつ。その一例として、「森永ひ素ミルク中毒事件における保健師らの活動」が挙げられる。長い間社会から放置されていたこの問題に対し、保健師たちは真摯に向き合い、「14年目の訪問」を行った。その活動は社会を動かす大きな力となり、被害者たちの生存権を護る活動へとつながった（事件を語りつぐ保健師・養護教諭・ソーシャルワーカーたち 2014）。同様の健康課題はいまだ多く存在する。気づいても気づかない振りをするのではなく、真摯に向き合い、声を挙げ、社会全体で生存権を護る活動が求められている。

害・問題をもつ対象と直接関わり社会的状況により健康が阻害されている状況に気づき、その要因を明らかにし、対象に寄り添いながら社会に対して対象の声を代言し、解決策を講じる活動内容が明らかにされている（岩本ら 2016）。この保健師の活動は、地域住民の生存権を護る活動、すなわち日本国憲法第25条に基づく活動であると言える。

### 4）プライマリヘルスケア

　プライマリヘルスケアとは、1978年に「アルマ・アタ宣言」として提唱された公衆衛生活動の基本理念である。1977年のWHO総会で採択された「2000年までにすべての人に健康を（Health for All by the Year 2000)」をもとに、健康であることを基本的人権として認め、健康問題を住民自らの力で総合的に解決していくアプローチとして位置づけられた戦略である。

　プライマリヘルスケアの基本的活動分野としては、①健康教育、②流行疾患の予防とコントロール、③安全な水の供給と生活環境、④母子保健と家族計画、⑤拡大予防接種計画、⑥栄養改善、⑦ありふれた疾患やけがの手当て、⑧基本的医療品の供給、後に追加された活動分野として、⑨精神衛生、⑩歯科保健、⑪環境保健が挙げられる。このように、プライマリヘルスケアは、発展途上国向けの公衆衛生活動の基本理念と考えられており、その活動原則は、①地域参加・住民参加、②適正技術の導入、③地域資源の優先利用、④関連領域の協力・連携、⑤既存組織・施設と

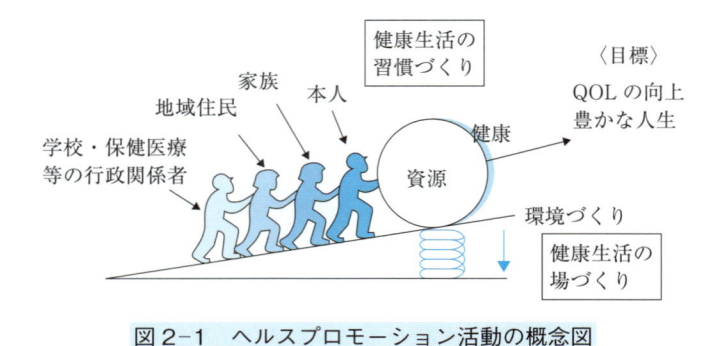

～地域における健康管理：自助、共助、公助～

**図2-1　ヘルスプロモーション活動の概念図**

出典）吉田浩二・藤内修二．保健所の今後の母子保健活動のあり方に関する研究　これからの母子保健活動がめざすもの　平成6年度心身障害研究「市町村における母子保健の効率的実施に関する研究」．1995；30-40，島内憲夫・鈴木美奈子．ヘルスプロモーション― WHO：バンコク憲章―　垣内出版，2012，島内憲夫．ヘルスプロモーションの近未来―健康創造の鍵は？―日本健康教育学会誌．2015；23（4）：308-317 改変

の協調である（津村・上野 2013）。

### 5）ヘルスプロモーション

　ヘルスプロモーションとは、WHO が 1986 年のオタワ憲章において提唱した新しい健康観に基づく 21 世紀の健康戦略であり、「人々が自らの健康をコントロールし、改善することができるようにするプロセスである」と定義されている。また、オタワ憲章では、ヘルスプロモーションの概念の中で、「健康とは、日々の暮らしの資源の一つとしてとらえられるものであり、生きるための目的ではない」としている（WHO 1986）。すなわち、健康は、QOL という目的のために手段としての価値をもつものであり、究極の価値をもつものではない（ローレンスら 2005）。人は、たとえ病気や障害をもっていたとしても、今もっているそれぞれの形の健康を資源とし、日々の暮らしを充実させ、生活の質を維持、向上し、豊かな人生を送ることができる。

　地域における健康管理はヘルスプロモーションの概念を基盤とする。地域住民一人ひとりが自らの健康を資源とし豊かな人生をめざしていけるよう、「健康生活の習慣づくり」と「健康生活の場づくり」を支援する（島内 2015）。その過程においては、地域全体の自助・共助・公助の力を高めていくことが重要となる（図 2-1）。

## 2　健　康　度

### 1）健康と疾病

　20 世紀最後にアーロン・アントノフスキー（2001）が提唱した「健康生成論」の考え方は、世界の保健医療領域に大きな影響を及ぼした。日本においても、高齢化の進展や疾病構造の変化に伴い、従来の健康と疾病を分けて考える二分法の見方から、両者を連続体として見る見方へと変遷してきた。すなわち、疾病生成モデルから健康生成モデルへの移行である。

　疾病生成モデルでは、疾病の原因やリスクに焦点を置き、それらをいかに取り除くかという考え方であるのに対し、健康生成モデルでは、すべての人間の健康度を完全な健康と完全な健康破綻を両端とする軸上に再配置する「健康―健康破綻の連続体」と捉える新しい健康観である。軸上では健康破綻側に押し流す力が常に働いており、人はこの力と戦い自らの位置を維持している（アントノフスキー 2001）。健康破綻側に押し流す力の 1 つにストレッサーがある。しかし、たとえば同じような精神的ストレッサーがあったとしても、すべての人が健康破綻に向かうことはない。ある人は、ストレス対処力を発揮し、健康破綻側に押し流す力に対抗し、健康保持増進の方向へと向かう。

### 2）健康への力

　現在の日本における健康課題として「生活習慣病予防」が挙げられる。2023（令和 5）年度の人口動態調査によると、日本の死因順位は「1 位：悪性新生物」「2 位：心疾患」「3 位：老衰」「4 位：脳血管疾患」であり、三大生活習慣病による死亡原因が 45.6% を占めていた（厚生労働省「令和 5 年人口動態統計（確定数）の概況」）。生活習慣病は、死亡原因にもなるが、人々の QOL を低下させ生き生きと活動的な生活を送ることの妨げにもなる。そこで、生活習慣病の予防のために、自らの生活習慣を見直し改善することが重要となる。しかし、長年の生活習慣を変えることは難しく、「健康への力」の活用により、行動変容に結びつけることが求められる。

　**（1）　ストレングス**　　人は、健康に向かう過程の中で様々な力を発揮する。その健康への力の 1 つにストレングス（ラップら 2008）がある。ストレングスは、疾病モデルからライフモデルへの変

13

　生活習慣病予防をめざす保健指導においては、数値目標を強調しすぎたアウトカムだけでなく、個々人を社会の中で生活している人として全人的に捉え、主体性や個別性を活かす視点をもち、その過程を支援していくことが大切となる。一人ひとりのライフスタイルを踏まえ本人のもつ力（ストレングス）に働きかける保健指導は、対象者の全人性、主体性、個別性を包括的に理解することを可能にする。先行研究では、生活習慣変容過程におけるストレングスの内容が明らかにされ（岡久・多田 2015、岡久・多田 2014）、保健指導場面で対象者自身が自らのストレングスを振り返る指標として、【活用】【再構築】【つながり】【自己理解】の4因子36項目からなる Strengths Measurement Scale（Okahisa & Tada 2014）が開発されている。

　しかし、保健指導の場においては、対象者が自らのストレングスを振り返るだけではなく、保健指導者側もそのストレングスの内容・特徴を理解し、相互のコミュニケーションの中で対象者の行動変容へとつなげていくことが重要となる。対象者と保健指導者側双方がストレングス視点をもち、生活習慣の改善に結びつく新たな保健指導が期待される。

遷の中で生まれた概念であり、これまで障害や疾病をもつ人、高齢者を対象に主に社会福祉の領域において発展してきた。また現在では、疾病予防・健康増進への取り組みの中でのストレングスに関する研究もなされている（岡久・多田 2015、岡久・多田 2014、Okahisa & Tada 2014）。ラップら（2008）は、すべての人にはストレングスがあり、人が自分自身を回復させ、人として自分を定義しよみがえらせると述べている。また、狭間は、ストレングスを、変化を生み出す力と意味づけている（狭間 2001）。さらに、ストレングスは、人と人との間で相互に作用し、生活の質や達成、満足などに寄与し、エンパワメントの源ともなる（Cowger 1994）。

　**（2）　自己効力感**　　自己効力感（セルフ・エフィカシー）とは、バンデューラーによって提唱された概念（Bandura 1997）であり、「自分にはこのことができる」という"自信"のことを言う。健康行動を取ろうとする時、自己効力感が高い人は、自らやってみようと思い、行動に結びつけることができる可能性が高くなる。自己効力感は、4つの情報源がもととなり形成される。それらは、自分自身の「過去の成功経験」や、人がうまくやるのを見てできそうだと思う「代理的経験」、人からあなたならできると言われたことによる「言語的説得」、そして、行動に移す場面でこれなら無理なく楽しく取り組めそうだと感じるなどの「実際生理的・情動的状態」である（松本 2007）。

　尾崎ら（2009）は、壮年期男性勤労者の健康習慣に関する自己効力感尺度を開発し、好ましい生活習慣を実施している者は、実施していない者に比べて尺度得点が有意に高く、また、栄養バランス、身体活動、睡眠の自己効力感尺度と主観的健康管理能力尺度との間に有意な相関を認めたと報告している。この結果は、今後の保健指導において、対象者の自己効力感に働きかけることの有用性を示唆している。

　**（3）　セルフケア**　　健康管理においては、子どもから高齢者まですべての年齢層、また、あらゆる健康レベルにある人が対象となる。たとえ病気や障害があったとしても、今もっているそれぞれの形の健康を資源とし、日々の暮らしを充実させ、生活の質を維持、向上し、豊かな人生を送ることができるように支援する。そこでは、自らが主体となり健康管理を行うためにセルフケア力の向上が必要となる。

　宮本（2017）は、健康問題の自立に向かう行動をセルフケアと位置づけ、「自己決定に基づく健康

上の問題解決と自己管理」と定義している。そして、全身性障害者はケアの提供を受けることが不可欠であるが、「受けたいケア」についての自己決定権を行使することによって、QOL を犠牲にせず日常生活をより快適に送ることができ、それこそが自立であると主張している。また、飯野・小松（2002）は、化学療法を受けるがん患者のセルフケア促進のための動機となる要素の 1 つとして、自己効力感を高めることを挙げている。

　人は健康上の問題が生じた際に他者からケアを受ける。しかし、どのような健康レベルであっても、決して受け身のみではなく、ケア提供者との相互作用の中でセルフケア力を身につけ、健康への力として発揮していく。セルフケア力は、QOL の向上を可能にする力であるともいえる。

　**（4）　ヘルスリテラシー**　少子高齢化、核家族化が進む日本において、現在、重要視している健康課題として、「子育て支援」が挙げられる。警察庁自殺統計より、いのち支える自殺対策推進センター（JSCP）が作成した資料（2024）によると、産後の女性の自殺原因として、家庭問題の中では「子育ての悩み」、健康問題の中では「病気の悩み・影響（うつ病）」が最も多く、どちらも 79％であったと報告している。その背景の 1 つに、核家族化や人々のつながりの希薄化、ICT の発展による情報化社会があると考える。あふれる情報に振り回されないように、対象者の「ヘルスリテラシー」を向上させていくことが必要になる。

　ヘルスリテラシーとは、健康や医療に関する情報を入手し、理解し、評価し、活用する力である（中山 2016）。江口（2016）は、望ましい健康行動のためには、健康に関する知識や理解、情報に対する批判的な思考を含む能力であるヘルスリテラシーを向上させる教育が重要であると述べている。同時に、対象者が主体的に健康行動を起こすためには、「モチベーション」も大事であり、双方のバランスを考慮しながら支援する必要があると言える。

　多田ら（2021）は、乳幼児をもつ母親の育児に関するヘルスリテラシー（育児リテラシー）として、【子育て情報にアンテナを張る】【複数の子育て情報源にアクセスする】【子育て情報を理解する】【子育て情報の信頼性を判断する】【自分や子どもに必要な子育て情報であるか判断する】【子育て情報を自分の子育てに取り入れる】の 6 カテゴリを抽出している。今後、対象者の育児リテラシーを評価する尺度（Childcare Literacy Scale for Mothers with Infants and Children：CLMIC）（Tada & Okahisa, 2023）の活用による健康支援が期待される。

### 3）個人の健康度

　**（1）　主観的健康感**　個人の健康度評価の 1 つに、“主観的健康感”が挙げられる。2019（令和元）年の国民生活基礎調査（2019 年国民生活基礎調査の概況）によると、6 歳以上の者（入院者を除く）の健康意識は、図 2-2 の通りであった。性別に見ると、「よい」と「まあよい」を合わせた割合は、男 41.1％、女 38.1％であった。

　長谷川（2014）は、欧州 27 カ国の統計資料を解析し、健康寿命は、社会経済的な指標よりも主観的健康感との間に有意な関連をもつことを明確にした。また、栁澤ら（2018）は、主観的健康感を高める要因として、「生活の中で夢中に

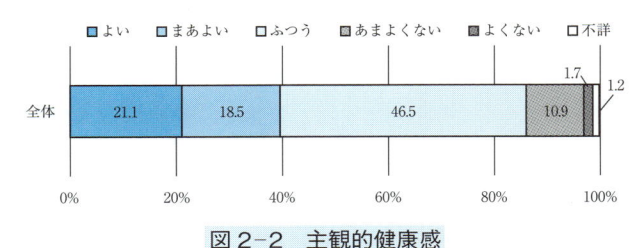

図 2-2　主観的健康感

出典）厚生労働省．健康意識　2019 年国民生活基礎調査の概況より作成

なれるものがある」「規則正しい生活をおくっている」「直接スポーツを観戦している」ことを明らかにした。これらのことから、健康意識が高まり主観的健康感が高まるような支援の必要性が示唆されている。

**（2）ストレスの評価**　WHO憲章の健康の定義から言えば、個人の健康度を考える時には、身体面のみでなく、精神面、社会面からの評価も重要となる。日本では、労働安全衛生法の一部改正を受け、2015年12月1日からストレスチェック制度が施行となった（厚生労働省「ストレスチェック制度導入マニュアル」）。「ストレスチェック」とは、ストレスに関する質問票に労働者が回答し、自分のストレス状態を振り返る簡単な検査である。労働者が50人以上いる事業所の事業者には、年に1回労働者に対してストレスチェックを実施することが義務づけられている。本制度の目的は、労働者のメンタルヘルス不調の未然防止をめざす一次予防と、労働者自身のストレスへの気づき、ストレスの原因となる職場の環境改善につなげることである（中央労働災害防止協会）。ストレスチェック制度は、個人の健康度の把握のみならず、集団・組織の健康度の把握と一次予防のための戦略であると言える。

**（3）客観的データ**　個人の健康度は、身体計測や健康診査などの数値データにより、客観的に把握することができる。具体的な指標として、身体計測では、身長、体重、Body Mass Index（BMI）、体脂肪率、腹囲などが挙げられる。これらは、「人々が自らの健康をコントロールし、改善することができるようにするプロセス」、いわゆるヘルスプロモーションの過程において活用できる項目である。普段の生活の中でのセルフモニタリングは、自らの健康状態の振り返り、生活習慣の改善へとつながる。個人の健康管理への支援においては、保健指導者側からの一方的な指導ではなく、セルフケアの視点が重要になる。このセルフケアの1つのツールとして、これらの数値データが挙げられる。

　BMIとは、WHOで定められた肥満判定の国際基準である。このBMIは、[体重（kg）]÷[身長（m）]$^2$で求められ、身長から見た体重の割合を示す体格指数である。日本肥満学会の肥満度判定基準では、BMIが、18.5以上25未満が普通体重、25以上が肥満と判定される。メタボリックシンドロームにおける腹囲の基準は、男性85cm、女性90cmとされており、これは内臓脂肪面積100cm$^2$にほぼ相当する（山門2013）。2023（令和5）年「国民健康・栄養調査」の結果によると、肥満者の割合は男性31.5%、女性21.1%である。また、2022（令和4）年度の「特定健康診査」の結果、メタボリックシンドローム該当者の割合は16.7%、予備群者の割合は12.4%であった。

### 4）集団の健康度

　集団の健康度を評価する指標として、罹患率と有病率、受療率、粗死亡率と年齢調整死亡率、標準化死亡比（SMR）、乳児死亡率、平均余命と平均寿命、死因別死亡率などがある（厚生労働省「厚生労働統計に用いる主な比率および用語の解説」）。

**（1）罹患率**　一定期間内に新たに発生した患者数と人口との比率を「罹患率」と言う。通常、感染症の場合、一定期間内とは1年間で、罹患率は人口10万人に対する比率で算出する。

**（2）有病率**　有病率とは、集団のある一時点における疾病を有する人の、単位人口（その集団の人口）に対する割合のことである。ある時点での患者数を算出できる。

**（3）受療率**　ある特定の日に疾病治療のために、すべての医療施設に入院あるいは通院、または往診を受けた患者数と人口10万人との比率を「受療率」と言う。患者調査によって、病院あ

> **コラム 3　おもてなしのまちでの「お茶だけ運動」**
>
> 　徳島県神山町は、四国山脈の東部に位置する人口 4673 人（2025 年 1 月 1 日現在）のまちである。神山町の 2000 年から 2004 年の 5 年間で見た糖尿病標準化死亡比（SMR）は 284 で、県内市町村の中でも高い位置にあった。そこでまちでは、健康増進計画の最優先課題を糖尿病対策とし、課題解決に向けた取り組みの一環として、2006 年から住民、地域・関係機関などと連携した「お茶だけ運動」を推進してきた。
>
> 　「お茶だけ運動」とは、来客時や集会・会合でお菓子を添えずお茶だけにする、無理に菓子を勧めないという運動である。当町には四国霊場があり、昔からおもてなし（お接待）文化が根づいており、来客時や会合では甘いお菓子を添える習慣が続いていた。もてなす側ももてなしを受ける側も断りやすくするための環境整備の取り組みを住民と行政が一体となり推進してきた結果、住民は糖尿病を意識し、糖質の少ない食品を選択するなどの行動変容も見られた。SMR は徐々に低下し、2006 年から 2010 年の 5 年間では 52 になり、以降低い状態が続いている。おもてなしのまちでの「お茶だけ運動」は、コミュニティエンパワメント[1] の一事例であると言える（佐々木ら 2016）。データヘルス計画においても、地域特性に応じた住民と一体となった取り組みが重要となる。

るいは診療所に入院または外来患者として治療のために通院した患者の全国推計患者数を把握し、算出する。

**（4）　粗死亡率**　　粗死亡率とは、一定期間の死亡数を単純にその期間の人口で割った値を言う。通常は人口 1000 人あたりの死亡数を用いる。高齢者が多い集団では粗死亡率は高くなる。人口動態統計では、通常分母に日本人人口（10 月 1 日現在）を用いている。

**（5）　年齢調整死亡率**　　年齢構成の異なる地域間で死亡状況の比較ができるように、年齢構成を調整しそろえた死亡率を言う。

**（6）　標準化死亡比（SMR）**　　基準死亡率（人口 10 万人対の死亡数）を対象地域にあてはめた場合に、計算により求められる期待される死亡数と実際に観察された死亡数とを比較するものである。わが国の平均を 100 とし、標準化死亡比が 100 以上の場合はわが国の平均より死亡率が高いと判断され、100 以下の場合は死亡率が低いと判断される。主に小地域の比較に用いる。

**（7）　乳児死亡率**　　乳児とは、生後 1 年未満の小児のことを指す。乳児死亡率は、1000 人出産あたりに死亡する乳児の人数である。乳児死亡数＝年間乳児死亡数／年間出生数×1000。乳児死亡率は、地域社会の環境衛生や保健医療水準、また社会経済や教育水準を反映する。

**（8）　平均余命・平均寿命**　　平均余命とは、ある年齢の人々がその後何年生きられるかという期待値である。平均寿命とは、0 歳における平均余命のことを言う。

**（9）　死因別死亡率**　　死因別死亡率＝年間のある死因の死亡数／10 月 1 日現在の日本人人口×100000。

### 5）集団・組織・地域の健康度

**データヘルス計画**　　超高齢化の進展に伴い、働き盛りの世代からの健康づくりの重要性が高まっている。このような中、健康寿命の延伸のために、予防・健康管理の推進に関する新たな仕組みづくりとして「データヘルス計画」の取り組みが進められている（厚生労働省保険局健康保険組合連合

---

1　コミュニティエンパワメント：　個人や地域・コミュニティのもっている潜在力を引き出し、潜在力が活躍できる条件・環境を整えることを言う。

会 2014、2017)。

　データヘルス計画とは、健診・レセプト情報等のデータの分析に基づいて保健事業を PDCA サイクル[2]で効果的・効率的に実施するための事業計画である。すべての健康保険組合に対し、レセプトデータの分析、それに基づく加入者の健康保持増進のための事業計画として「データヘルス計画」の作成・公表、事業実施、評価などの取り組みを求めるとともに、市町村国保が同様の取り組みを行うことを推進するものである。

　データをもとに、個人だけでなく、集団、組織、地域の健康度を評価し、科学的アプローチに基づく根拠のある取り組みを実施することで、事業の実効性を高めていく。市町村の保健活動は、国、都道府県、同規模地域の統計データとの比較・分析により各地域に合った計画策定のもと実施されている。第 1 期は、2015 年度から 2017 年度の 3 年間、第 2 期は 2018 年から 2023 年度の 6 年間、そして現在、2024 年度からの 6 年間の計画で、第 3 期データヘルス計画が進められている。

## 3　国民・諸外国の健康状態

### 1）人口と高齢化

　わが国の総人口は、すでに減少期に入っている（表 2-1）。将来推計では、2050 年頃には 1 億人を割り込むものと推計されている。世界の人口トップ 10（2024 年）を見ると、インドと中国は 10 億人以上と突出している（表 2-2）。日本の総人口に占める高齢者人口（65 歳以上）の割合は、29.3%（2024 年）と世界で最も高い（表 2-3）。先進国ではすでに高齢化が進展しているが、現在、人口増加が著しい発展途上国においても将来は急速に高齢化が進むと推測される。

表 2-1　日本の人口推移

| 年次 | 総人口（千人） | 男（千人） | 女（千人） |
|---|---|---|---|
| 1975 * | 111,940 | 55,091 | 56,849 |
| 1980 * | 117,060 | 57,594 | 59,467 |
| 1985 * | 121,049 | 59,497 | 61,552 |
| 1990 * | 123,611 | 60,697 | 62,914 |
| 1995 * | 125,570 | 61,574 | 63,996 |
| 2000 * | 126,926 | 62,111 | 64,815 |
| 2005 * | 127,768 | 62,349 | 65,419 |
| 2010 * | 128,057 | 62,328 | 65,730 |
| 2015 * | 127,095 | 61,842 | 65,253 |
| 2020 * | 126,146 | 61,350 | 64,797 |
| 2021 | 125,502 | 61,019 | 64,483 |
| 2022 | 124,947 | 60,758 | 64,189 |
| 2023 | 124,352 | 60,492 | 63,859 |

注）＊は、国勢調査による人口
出典）総務省統計局．人口推計の結果の概要　各年
　　　10 月 1 日現在人口より作成

表 2-2　世界の人口（2024 年）

| 順位 | 国名 | 人口（百万人） |
|---|---|---|
|  | 世界 | 8119.0 |
| 1 | インド | 1441.7 |
| 2 | 中国 | 1425.2 |
| 3 | アメリカ | 341.8 |
| 4 | インドネシア | 279.8 |
| 5 | パキスタン | 245.2 |
| 6 | ナイジェリア | 229.2 |
| 7 | ブラジル | 217.6 |
| 8 | バングラデシュ | 174.7 |
| 9 | ロシア | 144.0 |
| 10 | エチオピア | 129.7 |
| 11 | メキシコ | 129.4 |
| 12 | 日本 | 122.6 |

出典）UNFPA（国連人口基金）世界人口白書（State of World Population）2024 年版

---

2　PDCA サイクル：　保健事業を継続的に改善するため、Plan（計画）— Do（実施）— Check（評価）— Act（改善）の段階を繰り返すことを言う。

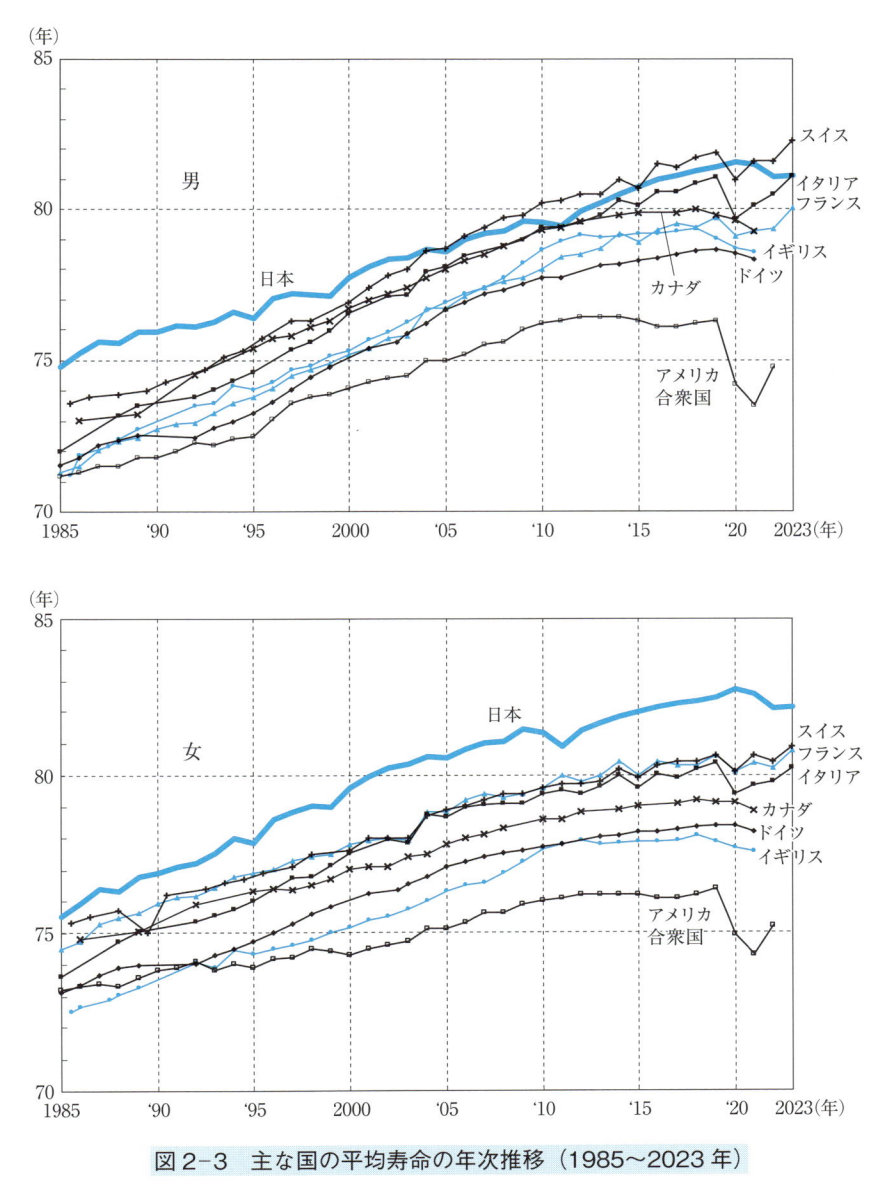

**図2-3　主な国の平均寿命の年次推移（1985〜2023年）**

出典）厚生労働省．令和5年簡易生命表の概況より引用

## 2）平均寿命と健康寿命

　わが国および諸外国の平均寿命は1985年からの年次推移では年々長くなってきており、日本人女性においては継続して世界第1位である（図2-3）。しかし、2023（令和5）年の日本人の平均寿命は、男性81.09年、女性87.14年とほぼ横ばいであった（表2-4）。日常生活に制限のない期間（健康寿命）は、2019（令和元）年時点で男性が72.68年、女性が75.38年となっており、それぞれ2013年と比べて、男性で1.49年、女性では1.17年延びている（図2-4）。さらに、同期間における健康寿命の延びは、平均寿命の延び（男性1.20年、女性0.84年）を上回っている。平均寿命と健康寿命との差は、日常生活に制限のある「健康ではない期間」を意味し、2013年では男性9.02年、女性12.40

表2-3　65歳以上人口の割合（2024年）

| 順位 | 国名 | 総人口に占める65歳以上の割合（%） |
|---|---|---|
| 1 | 日本 | 29.3 |
| 2 | マルティニーク | 25.3 |
| 3 | プエルトリコ | 24.7 |
| 4 | イタリア | 24.6 |
| 5 | ポルトガル | 24.5 |
| 6 | ギリシャ | 23.9 |
| 7 | グアドループ | 23.9 |
| 8 | フィンランド | 23.9 |
| 9 | ドイツ | 23.2 |
| 10 | クロアチア | 23.2 |

出典）総務省統計局．統計からみた我が国の高齢者—「敬老の日」にちなんで—より一部抜粋（https://www.stat.go.jp/data/topics/pdf/topics142.pdf）

表2-4　日本人の平均寿命

（単位：年）

| 年次 | 男 | 女 |
|---|---|---|
| 1990 | 75.92 | 81.90 |
| 1995 | 76.38 | 82.85 |
| 2000 | 77.72 | 84.60 |
| 2005 | 78.56 | 85.52 |
| 2010 | 79.55 | 86.30 |
| 2015 | 80.75 | 86.99 |
| 2019 | 81.41 | 87.45 |
| 2020 | 81.56 | 87.71 |
| 2021 | 81.47 | 87.57 |
| 2022 | 81.05 | 87.09 |
| 2023 | 81.09 | 87.14 |

出典）総務省統計局．日本の統計2025

図2-4　健康寿命と平均寿命の推移

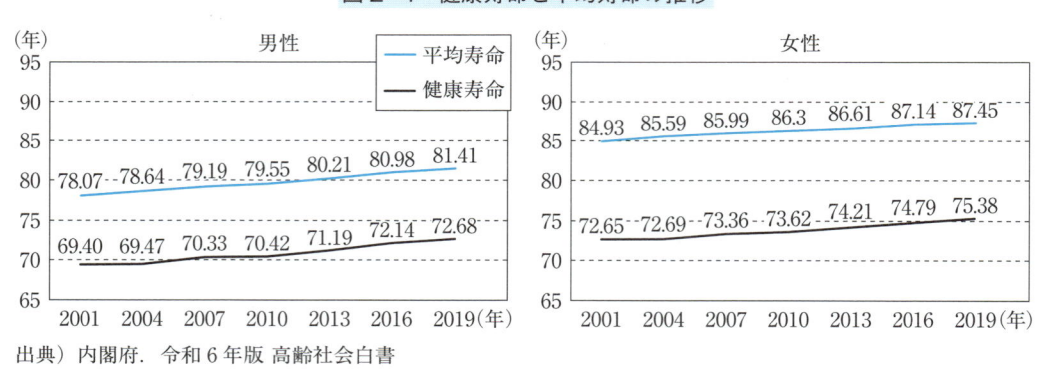

出典）内閣府．令和6年版 高齢社会白書

表2-5　死亡率の推移の国際比較（単位：1000人あたり）

| 国（地域） | 1985 | 1990 | 1995 | 2000 | 2005 | 2010 | 2015 | 2020 | 2025 |
|---|---|---|---|---|---|---|---|---|---|
| 世界 | 10.0 | 9.3 | 8.9 | 8.5 | 8.1 | 7.8 | 7.5 | 8.1 | 7.6 |
| 先進国 | 9.8 | 9.7 | 10.4 | 10.3 | 10.3 | 10.0 | 10.1 | 11.3 | 10.4 |
| 開発途上国 | 10.1 | 9.2 | 8.6 | 8.0 | 7.6 | 7.3 | 7.0 | 7.4 | 7.0 |
| 日本 | 6.5 | 7.0 | 7.8 | 8.1 | 9.1 | 10.1 | 11.0 | 12.1 | 13.0 |

出典）総務省統計局「世界の統計2024」

年2019年では男性8.73年、女性12.07年であった（図2-4）。地域住民の生活の質の低下を防ぐためにも、今後、健康寿命の延伸をめざす取り組みが必要となる。

### 3）死亡率・死因

　わが国の死亡率は低下傾向にあったが、1983年頃からは高齢化の影響により緩やかな上昇傾向を示している（表2-5）。2023（令和5）年の主要死因は、第1位は悪性新生物、第2位が心疾患、第

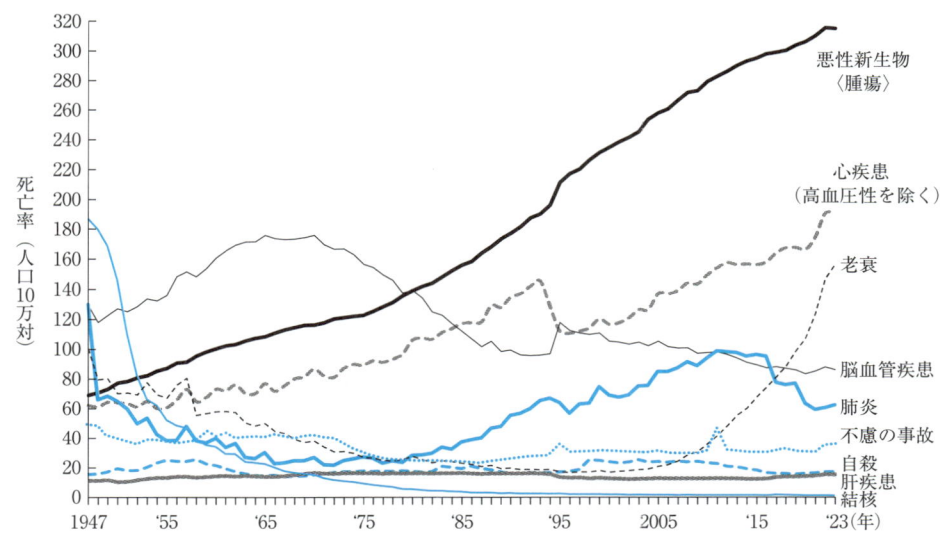

図 2-5　主な死因別に見た死亡率（人口 10 万対）の年次推移

出典）厚生労働省. 令和 5 年（2023）人口動態統計月報年計（概数）の概況

表 2-6　出生率と乳児死亡率の年次推移

| 年次 | 出生<br>（人口 1,000 対） | 乳児死亡率<br>（出生 1,000 対） |
|---|---|---|
| 1947 | 34.3 | 76.7 |
| 1950 | 28.1 | 60.1 |
| 1955 | 19.4 | 39.8 |
| 1960 | 17.2 | 30.7 |
| 1965 | 18.6 | 18.5 |
| 1970 | 18.8 | 13.1 |
| 1975 | 17.1 | 10.0 |
| 1980 | 13.6 | 7.5 |
| 1985 | 11.9 | 5.5 |
| 1990 | 10.0 | 4.6 |
| 1995 | 9.6 | 4.3 |
| 2000 | 9.5 | 3.2 |
| 2005 | 8.4 | 2.8 |
| 2010 | 8.5 | 2.3 |
| 2015 | 8.0 | 1.9 |
| 2019 | 7.0 | 1.9 |
| 2020 | 6.8 | 1.8 |
| 2021 | 6.6 | 1.7 |
| 2022 | 6.3 | 1.8 |
| 2023 | 6.0 | 1.8 |

出典）厚生労働省. 令和 5 年（2023）人口動態統計（確定数）の概況

3 位が老衰、第 4 位が脳血管疾患、第 5 位が肺炎の順であった（図 2-5）。

### 4）出生数・合計特殊出生率

　日本における出生数は、1991 年以降は増加と減少を繰り返しながら、緩やかな減少傾向となっており、2023 年の出生数は過去最少の 72 万 7288 人であった。合計特殊出生率とは、「15 歳から 49 歳までの女性の年齢別出生率を合計したもの」で、1 人の女性がその年齢別出生率で一生の間に生むとした時の子どもの数に相当する。日本における 2023 年の合計特殊出生率は、前年の 1.26 から 0.06 ポイント低下し、1.20 となり、8 年連続で前の年を下回った（厚生労働省「令和 5 年人口動態統計」）。

### 5）出生率・乳児死亡率

　日本の乳児死亡率（出生 1000 対）は、戦後間もない 1947 年では 76.7 と諸外国に比べて高い水準にあった。その後、高度経済成長により、地域社会の環境衛生や保健医療水準の向上と、母子健康手帳交付による効果も大きく、乳児死亡率は減少していった。1960 年で 30.7、2019 年で 1.9、2023 年で 1.8 と順調に減少し、現在では世界有数の低率国となっている（表 2-6）。

表 2-7　性・年齢階級別に見た有訴者率

（単位：人口 1,000 対）

| 年齢階級 | 2022 年 | | | 2019 年 | | |
|---|---|---|---|---|---|---|
| | 総数 | 男 | 女 | 総数 | 男 | 女 |
| 総　　数 | 276.5 | 246.7 | 304.2 | 302.5 | 270.8 | 332.1 |
| 9 歳以下 | 123.3 | 132.9 | 113.1 | 178.0 | 184.9 | 170.7 |
| 10〜19 | 119.7 | 112.1 | 127.6 | 157.1 | 154.6 | 159.7 |
| 20〜29 | 153.7 | 121.3 | 186.1 | 194.6 | 159.6 | 229.3 |
| 30〜39 | 199.7 | 168.9 | 230.4 | 249.3 | 206.2 | 291.3 |
| 40〜49 | 223.6 | 189.3 | 257.3 | 268.4 | 225.6 | 310.1 |
| 50〜59 | 268.8 | 225.4 | 309.6 | 309.1 | 260.6 | 355.2 |
| 60〜69 | 321.4 | 299.5 | 341.9 | 338.9 | 322.3 | 354.5 |
| 70〜79 | 408.4 | 389.0 | 425.5 | 434.1 | 414.1 | 451.5 |
| 80 歳以上 | 492.7 | 485.3 | 497.6 | 511.0 | 498.8 | 518.8 |
| （再掲）65 歳以上 | 418.2 | 397.6 | 435.2 | 433.6 | 413.2 | 450.3 |
| 75 歳以上 | 474.6 | 462.4 | 483.7 | 495.5 | 477.3 | 508.6 |

注 1）有訴者には入院者は含まないが、分母となる世帯人員数には入院者を含む。
　 2）「総数」には、年齢不詳を含む。
出典）厚生労働省．2022 年国民生活基礎調査の概況，2023

図 2-6　性別に見た有訴者率の上位 5 症状（複数回答）

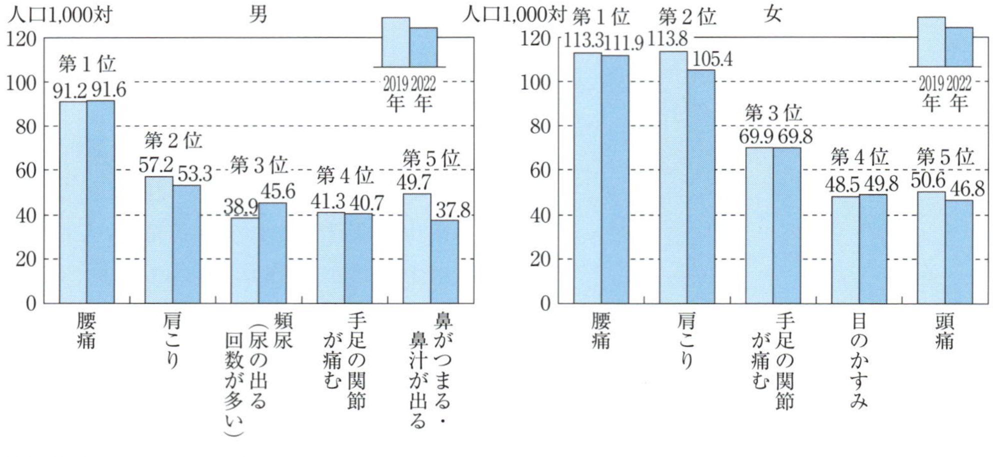

注）有訴者には入院者は含まないが、分母となる世帯人員数には入院者を含む。
出典）表 2-7 に同じ。

### 6）有 訴 者 率

　2022 年の有訴者率を見ると人口 1000 対 276.5 であり、性別で見ると男性より女性の方が高い。年齢階級別では、年齢が高くなるにつれ上昇していることがわかる（表 2-7）。同じく、2022 年国民生活基礎調査において、有訴者の自覚症状として多いものは、男女とも「腰痛」「肩こり」であった（図 2-6）。

### 7）要介護度別に見た主な原因

　2000 年 4 月から施行となった介護保険法は、2005 年 6 月の改正で予防重視型システムへの転換が行われた。また、2014 年の改正では、住み慣れた地域で生活を継続できるように地域包括ケア

表 2-8　現在の要介護度別に見た介護が必要となった主な原因（上位 3 位）

2022 年（単位：％）

| 現在の要介護度 | 第 1 位 | | 第 2 位 | | 第 3 位 | |
|---|---|---|---|---|---|---|
| 総　　数 | 認知症 | 16.6 | 脳血管疾患（脳卒中） | 16.1 | 骨折・転倒 | 13.9 |
| 要支援者 | 関節疾患 | 19.3 | 高齢による衰弱 | 17.4 | 骨折・転倒 | 16.1 |
| 要支援 1 | 高齢による衰弱 | 19.5 | 関節疾患 | 18.7 | 骨折・転倒 | 12.2 |
| 要支援 2 | 関節疾患 | 19.8 | 骨折・転倒 | 19.6 | 高齢による衰弱 | 15.5 |
| 要介護者 | 認知症 | 23.6 | 脳血管疾患（脳卒中） | 19.0 | 骨折・転倒 | 13.0 |
| 要介護 1 | 認知症 | 26.4 | 脳血管疾患（脳卒中） | 14.5 | 骨折・転倒 | 13.1 |
| 要介護 2 | 認知症 | 23.6 | 脳血管疾患（脳卒中） | 17.5 | 骨折・転倒 | 11.0 |
| 要介護 3 | 認知症 | 25.3 | 脳血管疾患（脳卒中） | 19.6 | 骨折・転倒 | 12.8 |
| 要介護 4 | 脳血管疾患（脳卒中） | 28.0 | 骨折・転倒 | 18.7 | 認知症 | 14.4 |
| 要介護 5 | 脳血管疾患（脳卒中） | 26.3 | 認知症 | 23.1 | 骨折・転倒 | 11.3 |

注）「現在の要介護度」とは、2022 年 6 月の要介護度をいう。
出典）表 2-7 に同じ。

システム[3] の強化が図られた。このような中、地域における介護予防の取り組みが重要性を増している。介護が必要となった主な原因を見ると、2022 年では、第 1 位が認知症、第 2 位が脳血管疾患、第 3 位が骨折・転倒となっている。要介護度別では、要支援者においては関節疾患や高齢による衰弱が、要介護者では認知症や脳血管疾患が主な原因であることがわかる（表 2-8）。また、地域によっても、要支援・要介護になる原因は異なることから、地域特性を把握し、地域全体で介護予防に取り組んでいく必要がある。

## 4　国民健康・栄養の現状と問題点

　国民健康・栄養調査は、健康増進法を根拠法律とし、国民の身体の状況、栄養素摂取量、および生活習慣の状況を明らかにし、国民の健康の増進の総合的な推進を図るための基礎資料を得ることを目的としている。毎年、基本項目に加えて、その年の重点項目について調査されており、平成 30 年「国民健康・栄養調査」の結果では、「所得により生活習慣等の状況に差があること」が報告された。所得の低い世帯では、所得の高い世帯と比較して、食塩、野菜、果物の摂取量やバランスのよい食事の割合、歩数の平均値が少なく、習慣的に喫煙している者の割合が高かった。また、健診の未受診者の割合が高く、歯の本数が 20 歯未満の者の割合が高いなど、世帯の所得の違いにより差が見られた（各項目ともに、性別、所得により一部有意差あり）。

　令和元年「国民健康・栄養調査」では、社会環境と生活習慣等に関する状況が調査された。その結果、食習慣や運動習慣を「改善するつもりはない」者が 4 人に 1 人であった。「改善するつもりである」者および「近いうちに改善するつもりである」と回答した者における、健康な食習慣や運動習慣定着の妨げとなる点では、「仕事（家事・育児等）が忙しくて時間がないこと」の割合が最も高かった。また、食生活に影響を与えている情報源は、「テレビ」と回答した者の割合が 52.3％と

3　地域包括ケアシステム：　住み慣れた地域で生活を継続することができるように、「医療・看護」「介護・リハビリテーション」「保健・予防」という専門的なサービスと、その前提としての「住まい」と「生活支援・福祉サービス」が相互に関係し、連携しながら在宅の生活を支えるシステム（厚生労働省「地域包括ケアシステム」）を言う。

　健康管理においては、発達段階ごとの健康課題に焦点をあて、生涯にわたる支援を行っていくことが重要となる。今日の食をめぐるライフステージごとのトピックスを挙げ、グループに分かれてディスカッションをしてみよう。まず、下記の 4 つのトピックス例から 1 つずつを選び、選んだライフステージごとの食育トピックスについて、グループメンバーでディスカッションしてみよう。グループワークの進め方としては、①各自、賛成か反対かを決める、②理由をつけてグループ内で意見を主張する（根拠）、③これまでに学んだ知識を使って論理的に主張する（論拠）、④メンバー同士の意見を踏まえてディスカッションを行い、グループとしての結論を出す。その後、各トピックスについて代表グループの発表と質疑応答を行い、全体で共有する。

　ライフステージごとのトピックス例：　乳幼児期……母乳栄養推進について、学童期・思春期……朝の学校給食について、青年期・壮年期……サプリメント・栄養補助食品について、高齢期……再形成食について。

　最も高かった。受動喫煙の機会を有する者の割合は、飲食店 29.6 %、路上および遊技場 27.1 % であり、2003 年以降有意に減少している。災害時に備えて非常食を用意している世帯の割合は、53.8 % であった。

　健康日本 21（第二次）では、その基本的な方向の 1 つに、健康格差の縮小を挙げ取り組んできた。しかし、2022 年における都道府県別の健康寿命の比較では、男性においては最長（静岡県 73.75 歳）と最短（岩手県 70.93 歳）の差が 2.82 年、女性では最長（静岡県 76.68 歳）と最短（岩手県 74.28 歳）の差が 2.40 年であり、地域による健康格差が見受けられる（厚生労働省「健康寿命の令和 4 年値について」）。このように、日本では地域や社会経済状況の違いによる集団間の健康状態の差が喫緊の課題であることがわかる。今後も、健康格差の縮小の実現に向けた根拠のある取り組みのために、さらなる研究活動の推進が求められる。

　毎年実施している基本項目については、以下、令和 5 年「国民健康・栄養調査結果の概要」で示す。

## 1）肥満症およびやせの状況

　肥満者（BMI $\geq$ 25kg/m²）の割合は、男性 31.5 %、女性 21.1 % であった。この 10 年間で見ると、女性では有意な増減は見られないが、男性では 2013（平成 25）年から 2019 年の間に有意に増加し、その後の有意な増減は見られない。また、やせの割合は男性 4.4 %、女性 12.0 % であり、20〜30 歳代女性のやせの割合は 20.2 % であった。

## 2）食塩摂取量の状況

　食塩摂取量の平均値は、9.8g であり、性別に見ると男性 10.7g、女性 9.1g である。この 10 年間で見ると、男女とも有意な増減は見られない。

## 3）野菜類摂取量の状況

　1 日の野菜類摂取量の平均値は、256.0g であり、性別に見ると男性 262.2g、女性 250.6g であった。年齢階級別では、男女ともに 20 歳代で最も少なく、年齢階級が高い層で多い。

## 4）運動習慣のある者の割合・歩数

　運動習慣のある者の割合は、男性 36.2 %、女性 28.6 % で、年齢階級別に見ると、男性では 30 歳代、女性では 20 歳代で最も低く、それぞれ 23.5 %、14.5 % であった。1 日の平均歩数は、男性

6628 歩、女性 5659 歩であった。

### 5）睡眠の状況

　ここ 1 カ月間、睡眠で休養がとれている者の割合は 74.9％であり、2009（平成 21）年からの推移で見ると有意に減少している。1 日の平均睡眠時間は 6 時間以上 7 時間未満の割合が最も高く、男性 35.2％、女性 33.9％であった。

### 6）飲酒・喫煙に関する状況

　生活習慣病のリスクを高める量を飲酒している者（1 日あたりの純アルコール摂取量が男性で 40g 以上、女性 20g 以上の者）の割合は、男性 14.1％、女性 9.5％であった。また、現在習慣的に喫煙している者の割合は、15.7％であり、性別に見ると男性 25.6％、女性 6.9％であった。禁煙意思のある者の割合は 20.7％で、性別では男性 19.7％、女性 23.9％であった。

### 7）歯・口腔の健康に関する状況

　過去 1 年間に歯科検診を受けた者の割合は 58.8％で、2009 年、2012 年、2016 年、2023 年の推移で見ると有意に増加している。

引用・参考文献

アントノフスキー，A. 著，山崎喜比古・吉井清子監訳．健康の謎を解く―ストレス対処と健康保持のメカニズム―　有信堂高文社，2001.

飯野京子・小松浩子．化学療法を受けるがん患者の効果的なセルフケア行動を促進する要素の分析　日本がん看護学会誌，2002；16（2）：68-78.

井原一成．高齢者の健康増進―日本の公衆衛生における健康増進行政の展開と超高齢社会における専門家―　行動医学研究，2013；19（2）：52-58.

岩本里織・岡本玲子・成瀬和子・山下正・名原壽子．住民の生存権を護る保健師の活動内容研究　四国公衆衛生学会雑誌，2016；61（1）：107-13.

江口泰正．ヘルスリテラシーと健康教育　福田洋・江口泰正編著．ヘルスリテラシー―健康教育の新しいキーワード―　大修館書店，2016.

岡久玲子・多田敏子．生活習慣変容過程における女性のもつストレングス　*The Journal of Nursing Investigation*，2014；12（2）：50-59.

岡久玲子・多田敏子．保健指導を受けた成人男性の生活習慣改善過程におけるストレングス　日本地域看護学会誌，2015；17（3）：41-50.

尾﨑伊都子・小西美智子・片倉和子．壮年期の男性勤労者の健康習慣に関する自己効力感尺度の開発：栄養バランス・身体活動・睡眠・節酒・禁煙　日本地域看護学会誌，12（1），35-43，2009.

厚生労働省．平成 30 年国民健康・栄養調査結果の概要，2020.

厚生労働省．令和元年国民健康・栄養調査結果の概要，2020.

厚生労働省．令和 5 年国民健康・栄養調査結果の概要，2023.

厚生労働省．2019 年国民生活基礎調査の概況，2020.

厚生労働省．令和 5 年人口動態統計，2024.

厚生労働省．令和 5 年人口動態統計（確定数）の概況，2023.

厚生労働省保険局健康保険組合連合会．データヘルス計画作成の手引き，2014.

厚生労働省保健局健康保険組合連合会．データヘルス計画作成の手引き（改訂版），2017.

厚生労働統計協会．国民衛生の動向 2022/2023.

佐々木由紀子・福田美紀・東城由紀・近藤直美・加藤千恵子．「お茶だけ運動」で住民と進めた糖尿病対策　四国公衆衛生学会雑誌，2016；61（1）：25.

事件を語りつぐ保健師・養護教諭・ソーシャルワーカーたち編．公害救済のモデル「恒久救済」―森永ひ素ミルク中毒事件から学ぶ―　せせらぎ出版，2014.

島内憲夫．ヘルスプロモーションの近未来―健康創造の鍵は？―　日本健康教育学会誌，2015；23（4）：307-17.

島内憲夫・鈴木美奈子．ヘルスプロモーション―WHO：バンコク憲章―　垣内出版，2012.

多田美由貴・岡久玲子・岩本里織・松下恭子．乳幼児をもつ母親の育児に関するヘルスリテラシーの明確化　日本地域看護学会誌，2021；24（3）：13−22.

津村智惠子・上野昌江編．公衆衛生看護概論　公衆衛生看護学，中央法規出版，2013.

中山和弘．ヘルスリテラシーとは　福田洋・江口泰正編著．ヘルスリテラシー―健康教育の新しいキーワード―　大修館書店，2016.

狭間香代子．社会福祉の援助観―ストレングス視点／社会構成主義／エンパワメント―　筒井書房，2001.

長谷川卓志．欧州連合における平均寿命，健康寿命と主観的健康感について　日本老年医学会雑誌，2014；51（2）：144−150.

福田吉治・今井博久．日本における「健康格差」研究の現状　保健医療科学，2007；56（2）：56−62.

松本千明．医療・保健スタッフのための健康行動理論の基礎―生活習慣病を中心に―　医歯薬出版，2007.

宮本眞巳．セルフケア支援の発展　日本保健医療行動科学会雑誌．2017；32（2）：1−6.

栁澤節子・小林千世・山口大輔・上原文恵・吉田真菜・鈴木風花・松永保子．主観的健康感とその要因についての検討―生活形態と健康維持への意識との関連　信州公衆衛生雑誌，2018；12（2）：107−113.

山門實．肥満症の診断―内臓脂肪型肥満の診断と「隠れ肥満」について―　人間ドック，2013；28：492−99.

山崎喜比古・朝倉隆司編著．生き方としての健康科学（第4版）　有信堂高文社，2007.

ラップ，C．A．，リチャード・J・ゴスチャ，R．J．著，田中秀樹監訳　ストレングスモデル―精神障害者のためのケースマネジメント―　金剛出版，2008.

ローレンス，W．，マーシャル，G．，クロイター，W．著，神馬征峰訳．実践ヘルスプロモーション PRECEDE−PROCEED モデルによる企画と評価　医学書院，2005.

Bandura, A., *Self−Efficacy：The Exercise of Control*. Worth Pub, 1997.

Cowger, C. D., Assessing Client Strngths：Clinical Assessment for Client. *Empowerment, Social Work*. 1994；39（3）：262−68.

Okahisa, R., Tada, T., Development of a Strengths Measurement Scale for the lifestyle transformation process. *The Journal of Medical Investigation*. 2014；61（1, 2）：84−93.

Tada,M., Okahisa,R., Development of Childcare Literacy Scale for Mothers with Infants and Children. *The Journal of Medical Investigation*, 2023；70：171−179.

いのち支える自殺対策推進センター（JSCP）．いのちを育む妊産婦の危機―新たな自殺統計項目が明かす自殺の実態―，2024．（https://jscp.or.jp/assets/img/maternalsuicide.pdf）

厚生労働省．厚生労働統計に用いる主な比率および用語の解説（https://www.mhlw.go.jp/toukei/kaisetu/index-hw.html）

厚生労働省．ストレスチェック制度導入マニュアル（https://www.mhlw.go.jp/bunya/roudoukijun/anzeneisei12/pdf/150709-1.pdf）

厚生労働省．第4回健康日本21（第三次）推進専門委員会資料　健康寿命の令和4年値について（https://www.mhlw.go.jp/content/10904750/001363069.pdf）

厚生労働省．2022年度特定健康診査・特定保健指導の実施状況について（https://www.mhlw.go.jp/content/12400000/001251421.pdf）

中央労働災害防止協会．ストレスチェック制度とは（https://www.jisha.or.jp/stress-check/about.html）

World Health Organization. WHO, The 1st International Conference on Health Promotion, Ottawa, 1986（http://www.who.int/teams/health-promotion/enhanced-wellbeing/first-global-conference）

# 第3章

# 健康づくり施策 ///

## 1 健康づくりと予防医学

### 1) 健康づくりの考え方

　健康づくりは、私たちの様々なライフステージの中で展開されている。その内容は、疾病の予防から、より積極的な健康増進（health promotion）までと幅広く、実施する主体も個人における健康づくりから行政が支援する場合もある。また、学校、職場における健康づくり、さらには地域の場面でも展開されている。

　健康増進については、疾病予防だけではなく、健康な者も含めたすべての人について健康水準を高める考え方が示されている。WHO は 1986（昭和61）年にオタワ国際会議で、健康増進に関するオタワ憲章を採択し、その中で「健康増進とは人々が自らの健康を管理し、改善できるようにするためのプロセスである。（中略）したがって、健康増進はただ単に保健の分野にとどまらず、健康なライフスタイルの問題であり、さらに良好な状態（well-being）の問題にまで至るのである」とうたっている。

### 2) 予防医学における予防の考え方

　予防医学（preventive medicine）とは、疾病の予防に関わる一分野である。疾病はその進行段階から感受性期、発症前期、臨床的疾病期に分けられ、これを「疾病の自然史」という。この疾病の自然史の各段階において、一次予防、二次予防、三次予防が展開されている（図3-1）。

　**（1）一次予防**　一次予防とは、感受性期における予防であり、宿主の感受性を変える、または危険因子の曝露を軽減・除去することによって疾病の発生を未然に防止することを目的としている。具体的には、生活習慣などにおいて積極的に健康状態を保持・増進することに努め、結果的に疾病の予防へとつなげることや、学校や職場における健康に関する知識の普及啓発、良好な生活環境の形成などが挙げられる。また、保健指導、性教育、生活相談、メディアを通じた健康教育、さらには特定の感染症の予防接種などの特異的予防が該当する。

　**（2）二次予防**　二次予防とは、疾病の早期発見・早期治療を目的として行われるものである。疾病に対して、症状が表れていない初期に発見することは、病気の進展を阻止し、合併症や機能障害の防止、早死などを防ぐ上で重要となる。具体的には、がん・結核・循環器疾患の検診などの集団検診が該当する。

　**（3）三次予防**　三次予防とは、発症した疾病の悪化や重症化を防止し、機能障害を残さないように臨床的な対策や社会復帰を図るためのリハビリテーションを行うものである。リハビリテーションの目的は、障害者に残された能力を最大限に活用させ、社会生活におけるノーマライゼーションを図ることにある。そのために、医師や看護師だけではなく、理学療法士[1]をはじめとする専門の医療従事者やソーシャルワーカーなどのチームワークが強く求められる。

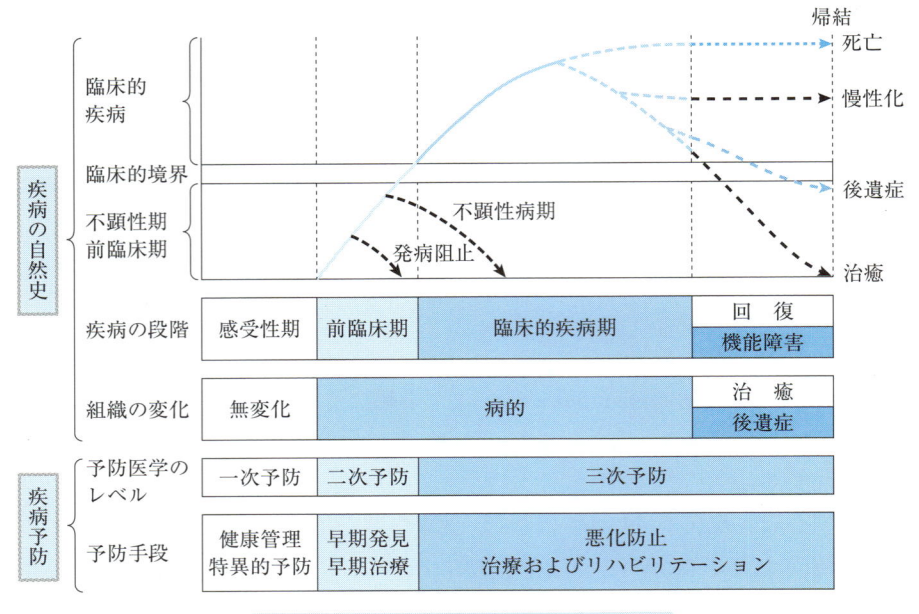

**図3-1 疾病の自然史と予防医学の段階**

出典）小山洋・辻一郎監修．シンプル衛生公衆衛生学 2024　南江堂，2024：56

## 2　わが国における健康づくり対策

### 1）現代における健康づくりの重要性

　医学や医療技術が進歩し，医療機関の整備や医師等のマンパワーが充足されてきたことにより，日本人の平均寿命は世界のトップクラスとなった。しかし，一方で，高齢化に伴う要介護・寝たきりになる高齢者が増加している。また，高齢者ばかりではなく，若年層においても肥満，高血圧や糖尿病などの生活習慣病，そして精神的ストレスの増加の問題などがあり，財政的にも国民医療費[2]は年々増加している（図3-2）。

　このように，様々な世代における個人による健康づくりは，個人ばかりの問題ではなく，周囲の環境や社会環境，そして，国や地方自治体による健康づくり施策，健康政策として積極的に展開されなければならないものとなっている。

### 2）わが国における健康づくり施策のあゆみ

　わが国においては，第二次世界大戦後から栄養改善のための施策が行われてきたが，疾病の予防だけではなく，より積極的な健康増進を図るための施策が講じられたのは，1964（昭和39）年に開催された東京オリンピックを受けて，健康・体力づくりのムードが高まったことに始まる。

---

1　理学療法士：　身体に障害のある者に対し，治療体操その他の運動を行わせ，電気刺激，マッサージ，温熱その他の物理的手段を加える理学療法を行う医療従事者である。

2　国民医療費：　厚生省（当時）が1954（昭和29）年度から公表しているもので，国民全体が1年間に保険医療機関などで治療などに要した費用を推計したものである（疾病予防や分娩などに関する費用は含まれない）。

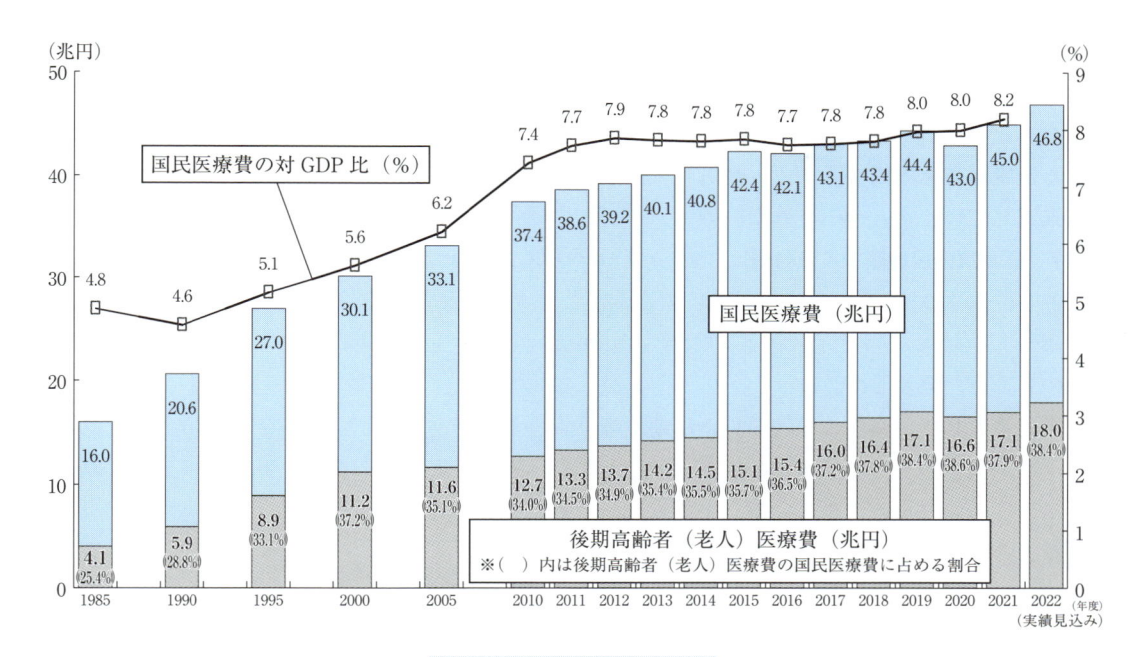

図 3-2　国民医療費の動向

出典）厚生労働省編. 厚生労働白書資料編（令和 6 年版）.

**（1）　第 1 次国民健康づくり対策**　　本格的な高齢化社会の到来に備え、健康で活力ある社会を構築していくために、厚生省（当時）は 1978（昭和 53）年から「国民健康づくり運動（第 1 次国民健康づくり対策）」を開始した。この国民健康づくり運動の意義は、従来、治療に重点が置かれていた保健医療行政に予防と健康増進を取り入れたもので、自分の健康は自分で守るという認識のもとに、行政はそれをサポートするという新たな視点を導入し、各分野で各種の健康診査や保健指導を体系的に行うことが重点項目とされた。

---

**コラム 1　国民医療費と一次予防**

　図 3-2 で示した通り、わが国の国民医療費は、高齢化の進展に伴い、常に社会保障における課題の 1 つとして取り上げられている。

　厚生労働省「2021（令和 3）年度 国民医療費の概況」によると、国民医療費は 45 兆 359 億円となり、国内総生産（GDP）に対する比率は 8.18％であった。また、年齢階級別に国民医療費を見ると、65 歳以上は 27 兆 3036 億円（構成割合 60.6％）であり、全体の約 6 割を占めている。そして、人口 1 人あたりの国民医療費は 35 万 8800 円であるが、年齢階層別では、65 歳未満は 19 万 8600 円、65 歳以上は 75 万 4000 円であり、65 歳以上の人口 1 人あたりの国民医療費は、65 歳未満と比較して、約 3.8 倍高くなっている。

　このように、高齢化と増加する国民医療費そのものを問題として「医療費の削減」を掲げる考え方もあるが、なぜ「国内総生産」と比較しているのか考えてみてほしい。それは「収入」としての国内総生産に対する「支出」としての医療費の問題ととらえている。医療は、私たちの健康の維持、増進にとっては大変重要な要素である。それを削減するというのは、必要な受診を控えさせ、健康を害することにもなりかねない。そこで「医療費の適正化」として、今後もさらに、一次予防を推進し、支出しなくてもよいものには、支出しないという考えになるのである。

一方、国際的な動きとしては、同年 9 月にアルマ・アタにおいて、WHO による国際会議が開催され、「アルマ・アタ宣言」が出された。この宣言の中で、プライマリヘルスケアの考えが打ち出された。そこでは、2000 年までに世界中の人々が、社会的、経済的に生産的な生活を送ることができる健康水準を達成するよう、地域での医療や保健活動に重点を置き、住民の積極的な参加によって推進していくことが示された。

**（2）　第 2 次国民健康づくり対策（アクティブ 80 ヘルスプラン）**　その後、わが国の平均寿命がさらに延伸し、人生 80 年をいかに有意義に生きるかという観点から、1988（昭和 63）年から「第 2 次国民健康づくり対策（アクティブ 80 ヘルスプラン）」が実施され、生活習慣の改善による疾病予防・健康増進の考え方が発展した。

　この対策として、疾病の早期発見、早期治療という 2 次予防から、疾病の発生予防、健康増進という 1 次予防に重点を置き、「栄養」「運動」「休養」という健康づくりの 3 要素のバランスの取れた生活習慣の確立を図ることに重点が置かれた。

### 3）健康日本 21（2000〜2012 年度）の概要

　わが国では、さらに高齢化が進展し、「第 3 次国民健康づくり対策」として、寝たきりや認知症などによる要介護状態でなく生活できる期間（健康寿命）を延伸し、すべての国民が健やかで、活力ある社会とするため、2000（平成 12）年に「21 世紀における国民健康づくり運動（健康日本 21）」が策定された。

　健康日本 21 の基本的な方針は、1 次予防にさらなる重点を置き、国民の健康増進、疾病予防などのために保健医療の見地から重要な課題となる対象分野を設定し、保健医療水準の指標となる具体的な数値目標を定めた。また、その数値目標を達成するための活動の評価などの導入、健康づくりに取り組む個人を社会全体で支援していく環境づくりの重視などを特徴としている。

　具体的には壮年期死亡の減少、健康寿命 [3]（健康で自立して暮らすことができる期間）の延伸と高齢期の生活の質の向上などを目的に、国民の健康に関わる 9 分野として、①食生活・栄養、②身体活動・運動、③休養・心の健康、④たばこ、⑤アルコール、⑥歯科、⑦糖尿病、⑧循環器病、⑨がんを選定し、具体的な数値目標を掲げ、2011（平成 23）年には、厚生労働省は最終評価として達成状況を取りまとめた。

### 4）健康日本 21（第二次）（2013〜2023 年度）

　日本における健康対策の現状や健康日本 21 の最終評価で提起された課題等を踏まえて、第 4 次国民健康づくり対策として「21 世紀における第 2 次国民健康づくり運動（健康日本 21〔第二次〕）」が策定された。計画期間は 2013（平成 25）年から 2022（令和 4）年度とされ、健康寿命の延伸と健康格差 [4] の縮小を目的として、生活習慣病の予防や心の健康など 5 分野 53 項目の目標が設定された（図 3-3）。なお、2021 年に医療費適正化計画等の期間と合わせるために、期間が 1 年延長することになり、2013 年度から 2023 年度までとなった。

　2022 年には、最終評価が公表され、目標値に達した項目は、健康寿命の延伸（日常生活に制限のな

---

3　健康寿命：　平均寿命と健康寿命との差は、日常生活に制限のある「不健康な期間」を意味する。厚生労働省は平均寿命と健康寿命の差は、2019 年で、男性 8.73 年、女性 12.06 年と発表した。

4　健康格差：　地域や社会状況の違いによる集団における健康状態の差を指す。例として、富裕層は貧困層に比べて平均寿命が長く、要介護リスクも低いなど、経済的格差が健康に影響するとされている。

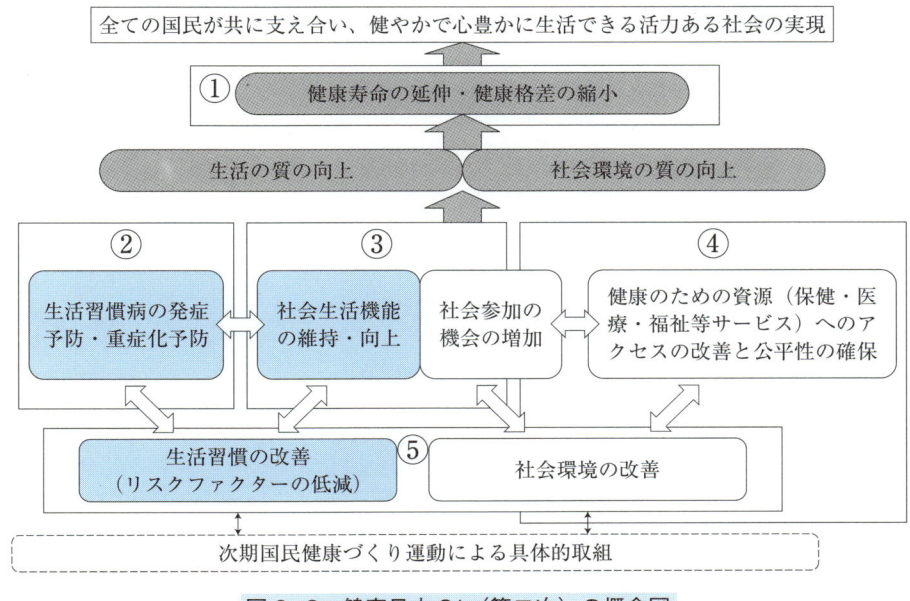

図 3-3　健康日本 21（第二次）の概念図

出典）厚生労働省. 健康日本 21（第二次）の概念図

い期間の延伸）、75 歳未満のがんの年齢調整死亡率の減少（10 万人あたり）、脳血管疾患・虚血性心疾患の年齢調整死亡率の減少（10 万人あたり）、血糖コントロール指標におけるコントロール不者の割合の減少（HbA1c が JDS 値 8.0％〔NGSP 値 8.4％〕以上の者の割合の減少）、小児人口 10 万人あたりの小児科医・児童精神科医師の割合の増加、認知症サポーター数の増加、低栄養傾向（BMI20 以下）の高齢者の割合の増加の抑制、共食の増加（食事を 1 人で食べる子どもの割合の減少）であった。

　一方で、悪化している項目は、メタボリックシンドロームの該当者および予備群の減少、適正体重の子どもの増加、睡眠による休養を十分とれていない者の割合の減少、生活習慣病のリスクを高める量を飲酒している者（1 日あたりの純アルコール摂取量が男性 40g 以上、女性 20g 以上の者）の割合の減少だった。

### 5）健康日本 21（第三次）（2024〜2035 年度）

　健康日本 21（第二次）の最終評価を踏まえて、2024（令和 6）年より、健康日本 21（第三次）に基づく健康づくり運動が展開されている。そこでは、人生 100 年時代を迎え、社会が多様化する中で、各人の健康課題も多様化しており、「誰一人取り残さない健康づくり」を推進することとしている。また、健康寿命は着実に延伸してきたが、一部の指標が悪化しているなど、さらに生活習慣の改善を含め、個人の行動と健康状態の改善を促す必要があるため、「より実効性をもつ取組の推進」に重点を置いている（図 3-4）。

　さらに、「全ての国民が健やかで心豊かに生活できる持続可能な社会の実現」のために、健康づくりの方向性も示された（図 3-5）。新たな視点として「女性の健康」などを明記し、主な目標として、睡眠時間が十分に確保できている者の増加、COPD（慢性閉塞性肺疾患）の死亡率の減少、「健康的で持続可能な食環境づくりのための戦略的イニシアチブ」の推進、健康経営の推進、骨粗鬆症検診受診率の向上が新たに加わった。

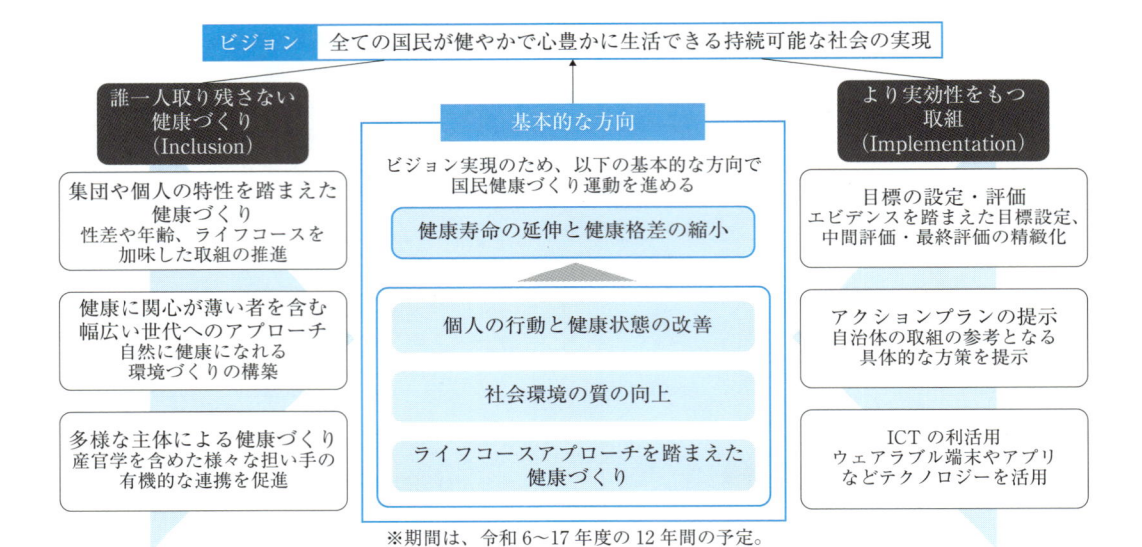

**図 3-4　健康日本 21（第三次）の全体像**

出典）厚生労働省健康・生活衛生局健康課. 健康日本 21（第三次）の概要. 2023：6

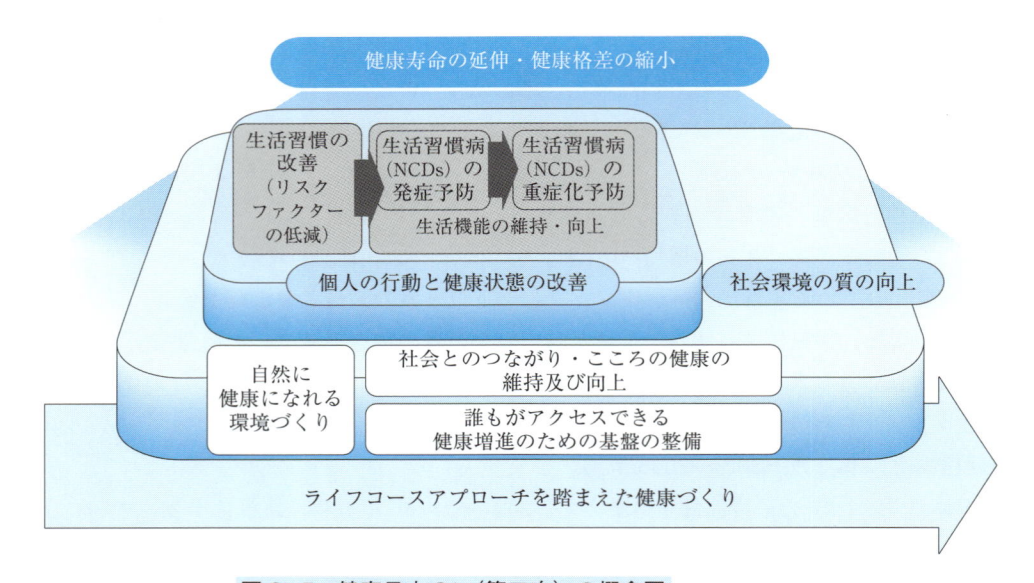

**図 3-5　健康日本 21（第三次）の概念図**

出典）厚生労働省健康・生活衛生局健康課. 健康日本 21（第三次）の概要. 2023：7

### 6）健康増進法

　2000（平成12）年から取り組みが始まった健康日本 21 を推進するとともに、健康づくりや疾病予防に重点を置いた施策を進めるにあたって、法的基盤の整備が必要であるとの認識が高まった。そこで、栄養改善法を発展的に廃止改正し、栄養改善を含めた国民の健康増進を図り、国民保健の向上を目的とした健康増進法が 2002（平成14）年の 8 月に制定され、2003（平成15）年に施行された。

　健康増進法は、急速な高齢化の進展および疾病構造の変化に伴って、国民の健康の増進の重要性

が著しく増大していることに鑑み、国民の健康の増進の総合的な推進に関して基本的な事項を定めるとともに、国民の栄養の改善その他の国民の健康の増進を図るための措置を講じて、国民保健の向上を図ることを目的としている（表3-1）。

**表3-1　健康増進法の主な内容**

① 国における国民の健康の増進の推進を図るための基本方針の策定
② 都道府県および市町村における健康増進計画の策定
③ 国民健康・栄養調査の実施および国民健康・栄養調査員の設置
④ 市町村、都道府県における栄養・保健指導
⑤ 栄養指導員制度
⑥ 特定給食施設の栄養管理
⑦ 公共施設等における受動喫煙の防止
⑧ 特別用途食品の特別用途表示制度
⑨ 健康保持増進効果等についての誇大広告の禁止

　健康増進法は、それまでの栄養改善法の内容を引き継ぎながらも、生活習慣病を防ぐために栄養改善の視点だけでなく食生活や運動、飲酒、喫煙などの生活習慣全体の改善を通じた健康増進の概念を取り入れている。そのために、法の内容には、国民の健康増進の総合的な推進を図るための基本方針の策定、健康診査の実施等に関する指針の制定、国民健康・栄養調査[5]の実施に関すること、受動喫煙の防止に関することなどが規定されている。

　なお、2006（平成18）年には、老人保健法が全面改正され、高齢者の医療の確保に関する法律が2008（平成20）年4月から施行された。これに伴い、これまで老人保健事業の一部として実施されてきた肝炎ウイルス検診、歯周疾患検診、骨粗鬆症検診等については健康増進法に基づく事業として市町村が引き続き実施することとされた。また1998年度から老人保健事業から外れて実施されてきた市町村のがん検診についても、2008年度から健康増進法に基づく事業と位置づけられた。

　さらに、2018年7月に健康増進法の一部を改正する法律が成立し、2020年4月1日より全面施行された。その結果、事業者だけではなく国民も、望まない受動喫煙を防止するための取り組みとして、多数の利用者がいる施設、旅客運送事業船舶・鉄道、飲食店等において、原則屋内禁煙となった。

## 3　健康管理の実践

### 1）健康管理と疾病予防

　健康管理の実践は、疾病の予防におけるそれぞれの段階（一次予防、二次予防、三次予防）に応じて、幅広く行われている。

　狭義の健康管理の内容としては、健康の保持・増進、疾病・災害予防、健康相談、健康教育、健康診断、救急措置、疾病管理などが挙げられる。

　わが国には、健康管理のモデルとして、結核の集団検診による予防および早期発見が例として挙げられる。国民が地域、学校、職域を問わず、どこでも検診が受けられる体制がつくられ、胸部間接撮影という経済的で簡便、高い精度で自覚症状のない患者を発見する方法が採用された。これらの対策により、わが国の結核による死亡率は著しい減少の成果が得られることとなった。

---

5　国民健康・栄養調査：　国民の健康の増進の総合的な推進を図るための基礎資料として、国民の身体の状況、栄養摂取量および生活習慣の状況を明らかにするため、毎年実施されている。具体的には、所得と生活習慣等に関する状況、健診の受診に関する状況、肥満、糖尿病・喫煙などの基本項目に関する状況などを調査している。

## 2）集団検診・スクリーニング

　集団の健康管理活動の１つに、疾病の早期発見を目的として行われる検診があり、これは二次予防に該当する。具体的には、わが国で実施されているがん検診や結核検診がある。また、ライフステージによって、乳児・１歳６ヵ月・３歳児・就学前・学童生徒・成人・老人・妊産婦健診として行われ、その他、職業病の防止、公害による健康被害の防止としても行われることがある。また、集団検診の目的とする疾病の疑いのある者を、一定の検査項目によって選び出すことをスクリーニング（screening）と言い、どの数値で正常と異常を振るい分けるのか、その水準を振るい分け水準（screening level）またはカットオフ値（cut-off point）と言う。

　1951（昭和26）年の慢性疾患予防に関する慢性疾患専門委員会（WHO）は、スクリーニングを「速やかに実施できる試験、検査、その他の手法を用いて、無自覚の疾病または欠陥を暫定的に識別することである」と定義している。このことは、症状がある者に比べて、異常が発見される可能性の小さい無自覚のスクリーニング対象者に時間的、身体的、精神的にも負担を与えることをできるだけ避けるべきであるという配慮が示されている。

　そして、スクリーニングは、本来、確定的な診断を目的とするものではなく、あくまで一定の基準で異常（陽性）・正常（陰性）を区分するものである。そのため、疾病を有していても陰性と判定（偽陰性）される場合や疾病を有していなくても陽性と判定（偽陽性）される場合がある。それは、図3-6に示す通り、例（a）のように正常な群と異常な群において、数値だけで明確に２つに分かれ、単純にAでカットオフ値を決めることができるものではなく、例（b）のように正常と異常の境界が混在しているケースがあるためである（図3-6）。

　スクリーニング検査の結果により、必要に応じて精密検査などにより診断が確定される。検査の実施に際しては、集団に実施可能であること、早期発見の効果があること、検査法が安全であること、費用対効果が高いことなどを考慮しなければならないが、その１つにスクリーニングの精度が高いことが挙げられる。

　スクリーニング精度を評価する指標としては、表3-2に示すように感度（sensitivity）と特異度（specificity）がある。感度とは、疾病を有している者が検査で異常（陽性）とされる真陽性の割合である。一方、特異度とは疾病を有していない者がその検査で異常なし（陰性）とされる真陰性の割合である。また、検査で異常と判定された陽性反応者のうち、疾病ありの者の割合を陽性反応的中度といい、異常なしと判定された陰性反応者のうち、疾病なしの者の割合を陰性反応的中度という。

　スクリーニングにおける感度と特異度、これら２つの数値がともに高いことが、精度の高さを表すことになる。しかし、感度と特異度は、一方を上げると他方が下がるトレードオフ関係にあり、両者の関係を図にするとROC（Receiver Operating Characteristic）曲線が描かれる（図3-7）。図3-6の例（b）において、感度を100％とするのであれば、Bにカ

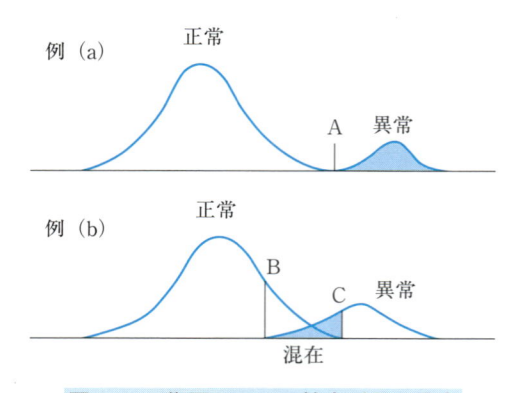

図3-6　集団における検査所見の分布

表3-2　スクリーニングの精度に関する指標

|  | 疾病あり | 疾病なし | 計 |
|---|---|---|---|
| 陽性 | 真陽性<br>a | 偽陽性<br>b | 陽性反応者<br>a＋b |
| 陰性 | 偽陰性<br>c | 真陰性<br>d | 陰性反応者<br>c＋d |
| 計 | a＋c | b＋d | 全体<br>a＋b＋c＋d |

$$感度 = \frac{a}{a+c} \qquad 特異度 = \frac{d}{b+d}$$

$$陽性反応的中度 = \frac{a}{a+b} \qquad 陰性反応的中度 = \frac{d}{c+d}$$

ットオフ値を置くことになるが、その反面、正常な群で偽陽性反応者を多く出し、特異度を下げてしまう。同様に、特異度を100％とするのであれば、Cにカットオフ値を置くことになるが、その反面、異常な群で偽陰性反応者を多く出し、感度を下げてしまう結果となる。このように、陽性と陰性を区別する振るい分けの水準をどこに設定するかについては、より慎重な検討が求められる。

### 3）特定健康診査・特定保健指導

　2008（平成20）年度から始まった医療制度改革の一環として、生活習慣病の予防は、国民の健康の確保の上で重要であるのみならず、国民医療費の適正化にも関係することから、老人保健法を2008年4月に全面改正し、高

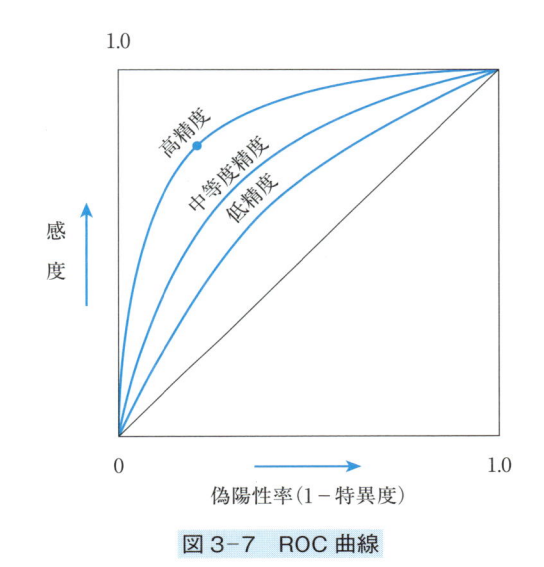

図3-7　ROC曲線

齢者の医療の確保に関する法律を施行し、医療保険者に対して、40歳から74歳までを対象とする特定健康診査・特定保健指導（特定健診・保健指導）の実施を義務づけた。市町村などの医療保険者は、血圧、血糖、脂質、腹囲などの健診結果をもとに、メタボリックシンドローム[6]（内臓脂肪症候群）に着目し、そのリスクの重複の程度に応じて動機づけ支援、積極的支援を行っている。

### 4）健康教育

　健康づくりは、目的とする健康問題に関する正しい知識が必要となる。また、その知識に基づいて、実際にどのような方法でそれを行うかも重要となってくる。実際の健康教育では、知識の普及啓発、そして健康づくりの進め方などが検討されている。

　健康教育は衛生教育と言われることもあり、公衆衛生活動の上で重要な要素である。また、学校においては、健康教育は保健学習を含め、保健教育とも言われる。健康教育の基本は、正しい知識に基づく一人ひとりの健康づくりに対する動機づけあるいはその促進を図り、健康づくりの開始や

---

[6]　メタボリックシンドローム：　日本肥満学会等の8団体が作成した診断基準（2005年）は、腹部肥満（男性85cm以上、女性90cm以上）のほか、血糖高値、脂質異常症、血圧高値のうち2つ以上に該当することが条件とされている。

表 3-3　行動変容ステージモデル

| 無関心期 | 喫煙が身体にとって有害である、健康問題として意識していない。<br>⇒知識・情報の提供、問題点の指摘を行う。 |
| 関心期 | 喫煙が身体にとって有害であるが、禁煙しようとまでは思わない。<br>⇒動機づけを行う。 |
| 準備期 | 何かを契機に禁煙を試みようと考え始める。<br>⇒行動案、目標設定などの計画的支援を行う。 |
| 行動期 | 実際に禁煙を始める。<br>⇒行動実践の意欲強化と報酬づけ、環境整備を行う。 |
| 維持期 | 禁煙を継続する<br>⇒実行のための障害について問題解決を行う。 |

維持、強化に結びつけることである。

　健康教育の1つとして、従来の生活パターンから自発的に行動を変える行動変容を促す情報共有や自信、動機の強化による働きかけがある。行動変容は、健康づくりにおいて人々が自らの健康をコントロールするためのプロセスとして、対象者の行動が変化する過程に段階があるとした行動変容ステージモデルが挙げられる。表3-3に禁煙指導を例にした行動変容のステージモデルを示す。

## 4　疫　　学

### 1）疫学の定義

　健康づくりをはじめ疾病予防の施策などを展開するにあたっては科学的根拠に基づき展開されなければならない。医療の分野においては、科学的根拠に基づく医療（Evidence Based Medicine；EBM）が一般的になっている。その中で、重要な役割を担っているのが疫学（epidemiology）である。

　疫学は、人間集団における疾病の分布とその発生原因を研究する科学、人間集団における健康状態とそれに関連する要因の分布を明らかにする学問などと定義される。いずれにせよ、医学の中でも患者個人の治療を目的とする分野とは異なり、健康な者も含めた集団を対象にして疾病や健康を測定・把握し、その原因を明らかにするという予防医学の研究と実践のための理論と方法と言える。

　疫学はもともと急性感染症の流行機序を明らかにし、その対策を考えることを目的としていたもので、「疫」は感染症を表している。現代では、予防接種の普及、抗生物質の開発、生活環境の改善などにより、多くの急性感染症の脅威は相対的に少ないものとなっている。そこで、疫学研究の対象は、時代とともに結核、性病などの慢性感染症に移り、最近はがん、脳卒中、心臓病などの生活習慣病や原因不明の難病へと広がり、「生活習慣病の疫学」「循環器疾患の疫学」「がんの疫学」などの領域を確立するに至っている。

表 3-4　疫学研究デザインの分類

| 観察研究 | 記述疫学<br>・横断研究（cross-sectional study）<br>・生態学的研究（ecological study） |
| | 分析疫学<br>・症例対照研究（case-control study）<br>・コホート研究（cohort study） |
| 介入研究 | 臨床試験<br>・ランダム化比較試験<br>　（Randomized Controlled Trial；RCT） |

### 2）疫学研究デザイン

　特定の曝露要因と疾病との関連について、疫学的に調査を行う研究方法は複数ある。疫学研究の分類体系は、一般的に表3-4に示す通りとなっている。

　観察研究は、研究対象になった集団の健康状態、

## コラム2　歴史の中の疫学の業績

　1854年の夏にロンドンにおいてコレラが大流行した。この当時、コレラはイギリス全土でたびたび大流行を起こし、合計10数万人もの死亡者を出している。この時、医師のジョン・スノウ（1813〜1858年）は、コレラによる患者と死亡者が出た家の場所と死亡日を詳細に調査し、患者がある1つの共同井戸のまわりに集中して発生していることに注目した（図参照）。そこで、原因が、その共同井戸であると推定し、その井戸を使用禁止にするよう上申し、コレラのさらなる流行を未然に防ぐことに成功した。この業績が、多くの疫学の著書で紹介されているのは、医師スノウが流行を阻止したコレラは、フランス人細菌学者ロベルト・コッホ（1843〜1910年）によってコレラ菌が発見される30年も前だったという点にある。原因が不明である症状であっても、その発生状況や分布を詳細に観察し、その観察データから発症の有無についての「違い」を検証し、対策へと実行に移すことは、現代の予防医学における疫学の大きな役割を示している。

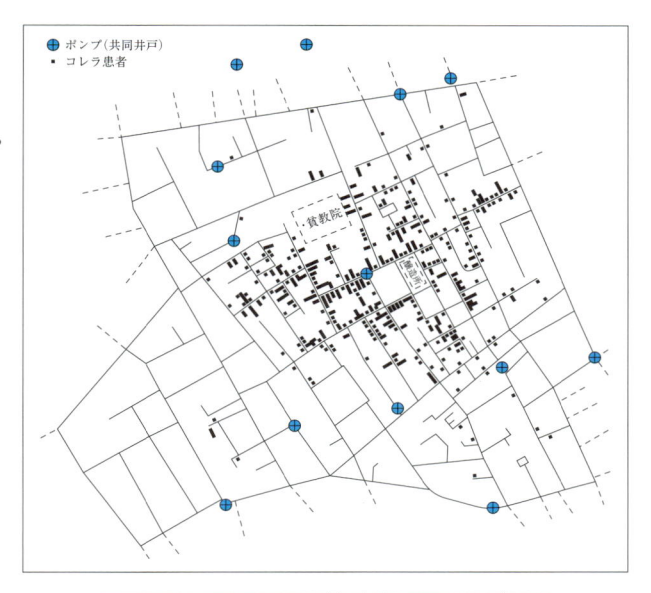

**コレラ患者の分布図（1854年8月、9月）**

出典）日本疫学会監修．はじめて学ぶやさしい疫学―疫学への招待（改訂第4版）― 南江堂, 2024；2

疾病の発生状況、生活習慣などを観察して、疾病の発生要因を明らかにしようとする研究方法である。介入研究は、研究対象である集団に対して、人為的に曝露要因を操作（治療法や予防法、サプリメントの投与など）して、疾病の発生や予後に変化があるかどうかを検証し、その要因を明らかにしようとする研究方法である。

### 3）横断研究と生態学的研究

　横断研究（cross-sectional study）は、問診、検診、既存資料などにより、曝露要因と疾病の有無を同時に調べる方法である。しかし、両者に関連が認められたとしても、その時間的な前後関係が正しく評価できない場合もある。

　生態学的研究（ecological study）は、人口集団ごと（国、都道府県、市町村など）を対象として、食品の摂取量・消費量の平均と疾病の罹患率や死亡率との関連、相関関係[7]を調べる方法である。この調査方法から地域相関研究とも言う。図3-8に示した生態学的研究は、国別に見た食塩摂取量と高血圧の頻度との関係を分析したものである。この結果から、食塩の摂取が高くなるにつれ高血圧の

---

7　相関関係：　一方の変化に対して、他方はどのように変化するのか、両者の関係を表すもので、その関係の強さは相関係数として表される。相関係数は−1から1までの値を取り、−1（または1）に近いほど負の（または正の）相関が強く、0に近いほど相関関係が弱いと判断される。

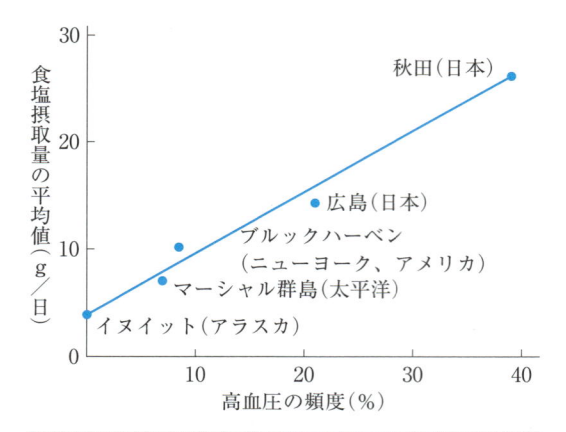

図 3-8 地域別に見た食塩摂取量と高血圧の頻度

出典）日本疫学会監修．前掲書；51（Dahl LK：Am J Cardiol 8：571, 1961）

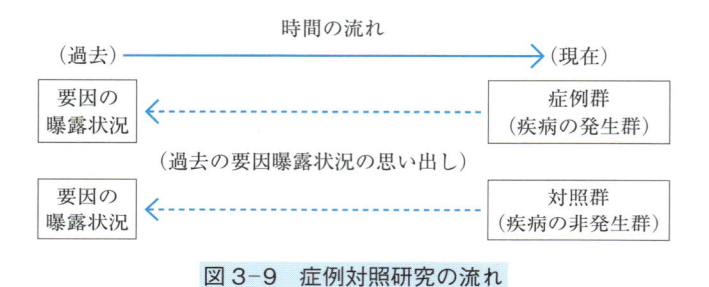

図 3-9 症例対照研究の流れ

表 3-5 スクリーニングの判定結果と指標

| | 症例群 | 対照群 |
|---|---|---|
| 要因あり | a | b |
| 要因なし | c | d |

**オッズ比の計算式**

$$\frac{症例群のオッズ}{対照群のオッズ} = \frac{(a/c)}{(b/d)} = \frac{ad}{bc}$$

頻度が高いということが示された。

### 4）症例対照研究とコホート研究

　症例対照研究（case-control study）は、疾病に罹患した者を症例（case）とし、この症例と性別や年齢などの基本特性をそろえた（マッチングした）罹患していない者を対照（control）とし、両群の過去における要因の曝露状況を比較する方法である（図3-9）。症例対照研究においては、要因と疾病との関連を示す指標としてオッズ比（odds ratio）が使用される（表3-5）。オッズ比とは、事象が起こる確率 p と起こらない確率（1-p）の比 p／（1-p）のことを指す。症例対照研究では、症例群における要因のオッズ（a／c）と対照群におけるオッズ（b／d）の比を求めることになる。

　コホート研究（cohort study）は、健康な者を対象にして、調査開始時に質問票などから、要因の曝露状況によって振り分け、その後、長期間追跡し罹患率や死亡率を比較する方法である（図3-10）。

　コホート研究においては、要因と疾病との関連を示す指標として相対危険（relative risk）、寄与危険（attributable risk）、寄与危険割合（attributable risk percent）が使用され

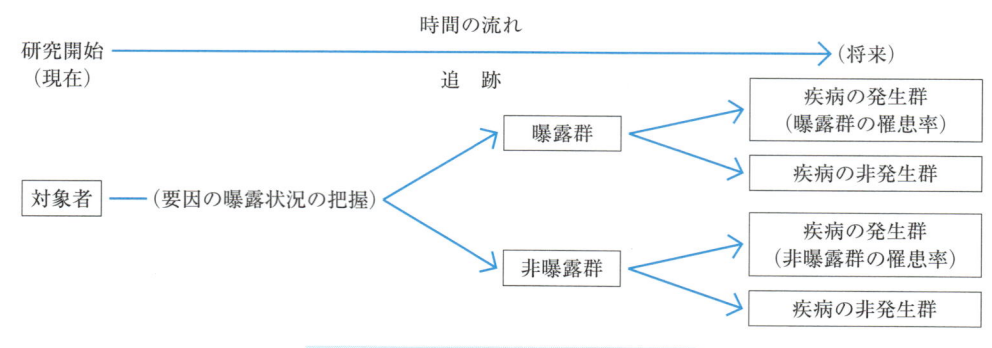

図 3-10 前向きコホート研究の流れ

る。

　相対危険とは、曝露要因がある場合とない場合（または、曝露量が多い場合と少ない場合）の罹患率や死亡率の比であり、曝露要因によって疾病発生のリスクが何倍になるかを示す。また、相対危険は罹患率や死亡率を算出できる無作為化比較試験でも用いられる。

$$相対危険 = \frac{要因曝露群の罹患率}{要因非曝露群の罹患率}$$

　寄与危険とは、要因曝露がある場合とない場合の罹患率や死亡率の差であり、曝露要因疾病の発生に、どの程度のリスクが増加するかの絶対量を示す。

$$寄与危険 = 要因曝露群の罹患率 - 要因非曝露群の罹患率$$

　寄与危険割合とは、要因曝露群における罹患率のうち、どのくらいの割合がその要因曝露によるものなのかの割合を示すもので、要因曝露群における寄与危険の割合である。

$$寄与危険割合 = \frac{要因曝露群の罹患率 - 要因非曝露群の罹患率}{要因曝露群の罹患率}$$

### 5）コホート研究と症例対照研究の比較

　コホート研究では、将来にわたり罹患率や死亡率を追跡調査しなければならないため、時間や費用がかかる。一方、症例対照研究では、現在の症例の有無によって対象を分けるため、追跡調査を行う必要はないが、過去の要因曝露についての情報が不正確である場合や、思い出しバイアス（recall bias）が生じる危険性があるため、エビデンスレベル[8]としては、コホート研究よりも低くなってしまう。

　さらに、要因曝露の効果の指標として、症例対照研究では、罹患率や死亡率が算出できないため、近似値としてのオッズ比を使用するなど、2つの疫学研究方法には、それぞれ長所と短所が存在しているため、研究に費やすことのできる時間、費用、疾病の発生率などを総合的に判断して実施されることになる。

### 6）ランダム化比較試験（無作為化比較試験）

　ランダム化比較試験（Randomized Controlled Trial：RCT）は、健康な者を対象にして、乱数表などによって無作為に介入群と対照群に割りつけ、その後、長期間追跡し罹患率や死亡率を比較する方法である（図3-11）。例として、ある栄養素について疾病の予防効果を評価する場合、介入群には栄養素を補給剤として投与し、対照群には補給剤と見かけだけが同じ偽薬（プラセボ：placebo）を投与する。通常、対象者に対して介入群か対照群かを教示することはなく、また対象者と接触する研究者にも教えない。この方法を二重盲検法と言い、対象者の期待による偽薬効果を制御するのみではなく、実験者の期待による評価の偏り（bias）も制御するためである。そのため、研究結果として

---

8　エビデンスレベル：　疫学研究において、同様の研究目的にもかかわらず、研究結果が異なった場合、どの研究結果が科学的根拠（エビデンス）が十分であるか、信頼性が高いかを表す。また、複数の研究結果を、統計的技術で統合し、よりエビデンスレベルを高くするメタ・アナリシスの手法もある。

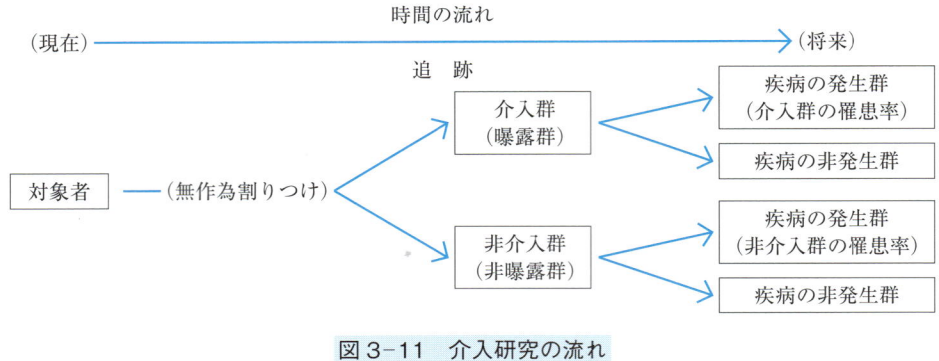

図3-11 介入研究の流れ

のエビデンスレベルは高いが、インフォームド・コンセント[9]の徹底など倫理的な配慮を特に必要とする。

## 5　地域保健

### 1）地域保健の概要

私たちの健康の維持・増進を考える時、「地域」との関係が重要となる。なぜならば、健康や疾病は、その地域の食習慣や文化、周囲の住民との関係やつながり（ソーシャルネットワーク）、社会環境（ソーシャルキャピタル）との関係が少なくない。そのため、地域保健活動を展開するにあたっては、地域住民の健康の維持、増進を図ることを目的とし、その地域特性を考慮し、実施されなければならない（表3-6）。

### 2）地域保健法

1937（昭和12）年に保健所法が制定され、翌1938（昭和13）年に厚生省が設置された。保健所は環境衛生、結核対策、母子保健の強化のため、公衆衛生を担う第一線の行政機関として都道府県や勅令で指定された市に設置された。その後、世界的に地域保健のあり方が提唱され、総合保健、包括医療としての健康増進をはじめとする疾病の予防、早期発見・早期治療までを体系的、組織的、計画的に展開することが提唱され、1978（昭和53）年にWHOがアルマ・アタ宣言においてプライマリヘルスケアを提唱し

表3-6　保健活動における「地域」

①近隣、集落等の小地域
　地域として最小単位となり、いわゆる「町内会」と呼ばれるものを含め、自治会長や区長を通じて、健康教室や運動教室などの活動が行われる。

②県・保健所管区、市区町村などの行政区域
　行政による保健医療福祉サービスを提供する基本単位となる。行政サービスとしてどのような展開をするかは、都道府県知事や市町村長などの首長の方針が大きく影響する。

③通勤・通学圏などの生活圏
　社会環境が強く反映する生活の場としての単位となる。通勤や通学をはじめ、医療機関への受療行動などであり、広域的な単位として、都道府県による医療計画の医療圏がある。

---

9　インフォームド・コンセント：　医療現場では医師が患者に対して、これから行う医療行為などの説明をし、患者が理解・同意することを指す。一方、疫学研究では研究の趣旨説明、個人情報の利用、研究からの中途離脱の自由など多岐にわたって説明することが必要となる。

た。

　同年、わが国でも「国民健康づくり」が提唱され、市町村保健センターが設置された。その後、少子高齢化や疾病構造の変化を背景に、住民に身近なサービスを提供すべく、1994（平成 6）年には保健所法が全面改正され、地域保健法が制定された。地域保健法は、国や地方自治体の責務、厚生労働大臣による地域保健対策の推進に関する基本的な指針（基本指針）の策定、保健所や市町村保健センターの設置に関することなどを規定している。

### 3）保健所の業務等

　保健所は、地域保健の円滑な実施、総合的な推進を図るための行政機関である。設置主体は都道府県、指定都市 10、中核市 11、その他政令で定める市、特別区である。地域保健法第 6 条および第 7 条は、保健所の行う事業を規定している（表3-7）。

　都道府県などが設置する保健所は、広域的・専門的な公衆衛生活動としての役割を担う。その内容は、住宅、水道、下水道などの対物保健をはじめ、難病や結核などの専門的な対人保健、市町村の健康情報の収集、分析、提供、調査研究などである。さらに、医療機関の開設や施設内容の変更についての届け出の窓口、感染症をはじめとする各予防法などに関する衛生行政上の手続機関としての役割も担っている。最近では、平常時の地域保健活動のほか、大規模な災害が発生した場合など、緊急時の業務としての健康危機管理も挙げられる。

### 4）市町村保健センターの業務等

　地域におけるニーズが多様化する中、保健所は広域的事項を取り扱うため、保健所のみで地域住民に対するより細かな地域保健活動が困難になってきた。そこで、1978（昭和53）年度から、住民

表 3-7　地域保健法における保健所の業務

（地域保健法第 6 条：企画、調整、指導、これらに必要な事業）
① 地域保健に関する思想の普及及び向上に関する事項
② 人口動態統計その他地域保健に係る統計に関する事項
③ 栄養の改善及び食品衛生に関する事項
④ 住宅、水道、下水道、廃棄物の処理、清掃その他の環境の衛生に関する事項
⑤ 医事及び薬事に関する事項
⑥ 保健師に関する事項
⑦ 公共医療事業の向上及び増進に関する事項
⑧ 母性及び乳幼児並びに老人の保健に関する事項
⑨ 歯科保健に関する事項
⑩ 精神保健に関する事項
⑪ 治療方法が確立していない疾病その他の特殊の疾病により長期に療養を必要とする者の保健に関する事項
⑫ 感染症その他の疾病の予防に関する事項
⑬ 衛生上の試験及び検査に関する事項
⑭ その他地域住民の健康の保持及び増進に関する事項
（地域保健法第 7 条：地域住民の健康の保持および増進を図るための任意事業）
① 所管区域に係る地域保健に関する情報を収集し、整理し、及び活用すること。
② 所管区域に係る地域保健に関する調査及び研究を行うこと。
③ 歯科疾患その他厚生労働大臣の指定する疾病の治療を行うこと。
④ 試験及び検査を行い、並びに医師、歯科医師、薬剤師その他の者に試験及び検査に関する施設を利用させること。

---

10　指定都市：　人口が 50 万人以上で、地方自治法の政令により、国からの指定を受けた市である。大阪市、名古屋市、京都市などの 20 市が指定されている。

11　中核市：　人口が 20 万人以上で、地方自治法の政令により、国からの指定を受けた市である。宇都宮市、金沢市、岐阜市など 62 市が指定されている。

により身近な行政区として市町村を単位とする市町村保健センターの整備が推進され、1994（平成6）年に地域保健法が制定されるに至った。

　市町村保健センターは、市町村によって設置・運営され、地域住民を対象に健康相談、健康診査、保健指導、その他の地域保健に関して必要な事業を行うことを目的としている。また、具体的な活動内容として、健康教育、母子保健法による健康診断、保健師や栄養士による訪問指導、歯科検診、予防接種、がん検診などの事業も行われている。また、2012年7月に改正された基本指針では、市町村保健センターは、保健所からの専門的かつ技術的な援助および協力を積極的に求めるとともに、地域のNPO、民間団体に係るソーシャルキャピタルを活用した事業の展開に努めることとなり、現在も続いている。

### 5）健康なまちづくり

　また、2023（令和5）年には「地域保健対策の推進に関する基本的な指針」が改正された。この改正の背景は、2024（令和6）年度の「健康日本21（第三次）」開始に合わせ、「国民の健康の増進の総合的な推進を図るための基本的な方針（令和5年厚生労働省告示第207号）」が改正されたため、健康なまちづくりとして、「健康日本21（第三次）」の理念および基本的な考え方を反映することとなったためである。具体的には、社会環境の質の向上として、就労、ボランティア、通いの場等の居場所づくりや社会参加の取り組みに加え、地域住民それぞれが、より緩やかな関係性も含んだつながりをもつことができる環境整備、こころの健康を守るための環境整備を行うことで、社会とのつながり・こころの健康の維持および向上を図ること、健康な食環境や身体活動・運動を促す環境をはじめとする自然に健康になれる環境づくりの取組を実施し、健康に関心の薄い者を含む幅広い対象に向けた健康づくりを推進することが示されている。

　現在、医療保険の主体としての市町村は、地域住民の健康寿命の延伸や医療費の適正化のため、効果的・効率的な地域保健活動を展開することが求められている。そこで、2014年6月に閣議決定された日本再興戦略を受けて、医療費や健診データの分析結果をはじめとする科学的根拠に基づき、データヘルス計画[12]を策定している（2024〜2029年は第3期）。そこでは、医療費データや健診

---

### コラム3　データ分析と EBPM

　2000（平成12）年からはじまった健康日本21（第一次）は、壮年期死亡の減少と健康寿命の延伸を最重要課題として一次予防が重視された。そのため、データヘルス計画の策定が求められ、健康課題の抽出、目標値の決定、そして評価をすることになった。これらは、まさに地域等における保健事業のPDCAサイクルのはじまりといってよい。

　現在、健康日本21（第三次）では、地域の様々なデータを分析し、それらをどのように保健事業に活用するか、どのように健康施策として反映させるかが求められている。そこで近年、エビデンスに基づく政策として、EBPM（evidence based policy making）の考えが注目を浴びている。

　地域における保健・医療・介護データの分析、そこで得られた疫学的な知見の活用は、より効率的で、かつ効果的な行政運営を推進するために、必要不可欠なものとなる。日本では、2001（平成13）年に「行政機関が行う政策の評価に関する法律（平成13年法律第86号）」が制定され、2016（平成28）年には「官民データ活用推進基本法（平成28年法律第103号）」が制定された。

　データ分析による行政課題の把握、施策効果の予測、評価のプロセスを統計等のデータを用いた根拠に基づいて行うことは、これからますます「必須」のものとなってくるが、それは、分析そのものが目的ではなく、地域住民および医療保険加入者の健康増進のための分析であることを忘れてはならない。

データの分析結果を活用しながら地域の健康課題や地域特性を把握し、PDCAサイクル（図3-12）に沿った保健事業の展開が求められている。

### 6）保健医療福祉サービス

　保健医療サービスは、医療では医療法や医師法などの法律による物的資源・人的資源の提供、医療保険を中心として提供されている。また、保健医療・福祉においても各法律によって規定され、地域保健と連携しながら、様々なサービスが提供されている（図3-13）。さらに、現在の地域における保健医療・福祉は、2014（平成26）年の医療法、介護保険法等の改正、2015（平成27）年の医療保険制度の改正を受け、地域医療ビジョン[13]や地域包括ケアシステムなどの構築が展開されている。また、健康

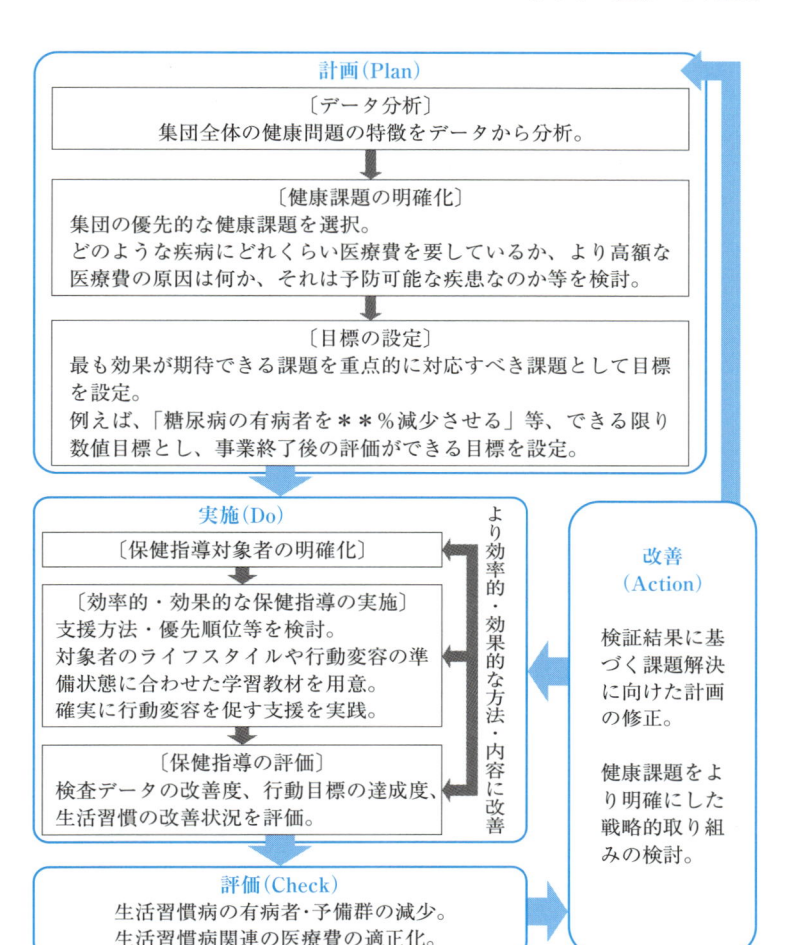

**図3-12　地域における保健事業のPDCAサイクル**

出典）厚生労働省健康・生活衛生局. 標準的な健診・保健指導プログラム（令和6年度版）. 2024：12

日本21（第三次）をはじめとする健康づくりは、国民生活を生涯にわたって支える社会保障制度になくてはならない位置を占めている。

---

12　データヘルス計画：　すべての健康保険組合に対し、レセプト等のデータの分析、それに基づく加入者の健康保持増進のための事業計画をいい、計画の作成・公表、事業実施、評価等の取組が求められている。

13　地域医療ビジョン：　都道府県が策定する計画の1つで、地域ごとの医療機能の現状や高齢化の進展を含む地域の将来的な医療ニーズの客観的データに基づく見通しを踏まえた上で、その地域にふさわしいバランスの取れた医療機能ごとの医療の必要量を示したもの。

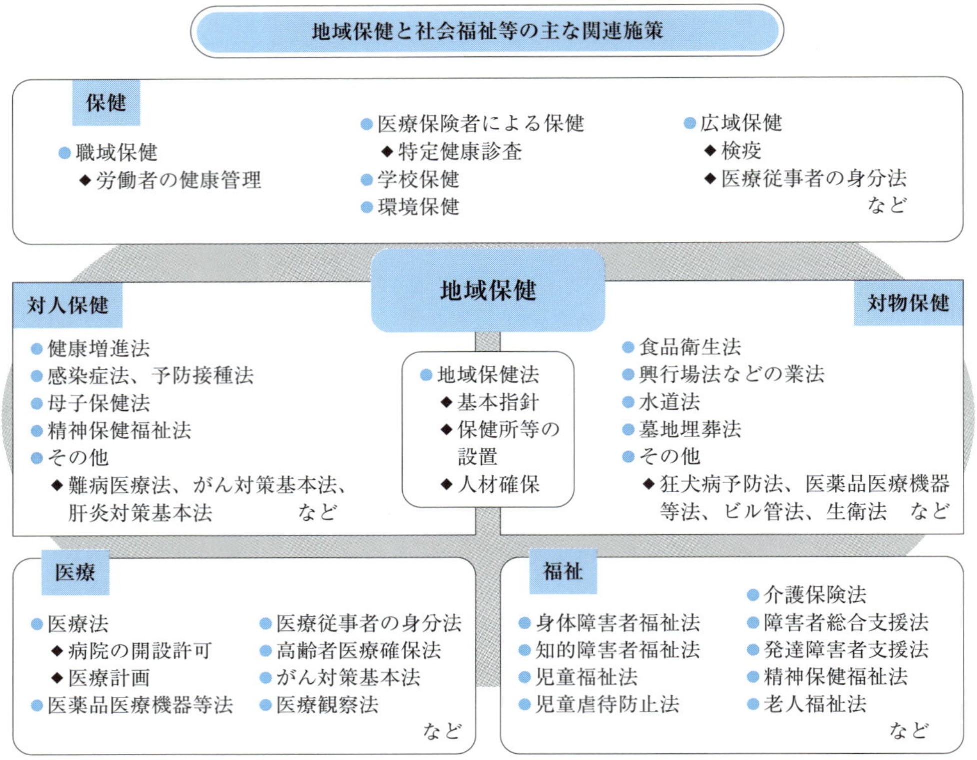

**地域保健と社会福祉等の主な関連施策**

**保健**
- 職域保健
  - ◆労働者の健康管理
- 医療保険者による保健
  - ◆特定健康診査
- 学校保健
- 環境保健
- 広域保健
  - ◆検疫
  - ◆医療従事者の身分法
  - など

**地域保健**

**対人保健**
- 健康増進法
- 感染症法、予防接種法
- 母子保健法
- 精神保健福祉法
- その他
  - ◆難病医療法、がん対策基本法、肝炎対策基本法　など

- 地域保健法
  - ◆基本指針
  - ◆保健所等の設置
  - ◆人材確保

**対物保健**
- 食品衛生法
- 興行場法などの業法
- 水道法
- 墓地埋葬法
- その他
  - ◆狂犬病予防法、医薬品医療機器等法、ビル管法、生衛法　など

**医療**
- 医療法
  - ◆病院の開設許可
  - ◆医療計画
- 医薬品医療機器等法
- 医療従事者の身分法
- 高齢者医療確保法
- がん対策基本法
- 医療観察法
- など

**福祉**
- 身体障害者福祉法
- 知的障害者福祉法
- 児童福祉法
- 児童虐待防止法
- 介護保険法
- 障害者総合支援法
- 発達障害者支援法
- 精神保健福祉法
- 老人福祉法
- など

**図3-13　地域における保健医療福祉サービス**

出典）社会保障入門編集委員会編. 社会保障入門 2024　中央法規出版, 2023：136

引用・参考文献
- 厚生労働省編. 厚生労働白書（令和6年版）　2024.
- 厚生労働省健康・生活局. 標準的な健診・保健指導プログラム（令和6年度版）, 2024.
- 厚生労働統計協会. 国民衛生の動向 2024／2025, 2024.
- 社会保障入門編集委員会. 社会保障入門 2024　中央法規出版, 2023.
- 小山洋・辻一郎監修. シンプル衛生公衆衛生学 2024　南江堂, 2024.
- 坪野吉孝・久道茂. 栄養疫学　南江堂, 2001.
- 中村好一. 基礎から学ぶ楽しい疫学（第4版）　医学書院, 2020.
- 日本疫学会監修. はじめて学ぶやさしい疫学—疫学への招待—（改訂第4版）　南江堂, 2024.
- 森山幹夫. 看護関係法令（第55版）　医学書院, 2023.

# 第4章

# 現代人が抱える疾患 ///

20世紀の中盤までの日本人の平均寿命は、およそ50歳程度であったが、抗生物質などの医薬品の開発や食生活、衛生状態の改善などで急速に平均寿命が伸び、最近では、男性約81歳、女性約87歳となっている（p.20の図2-4参照）。このような高齢化によって、動脈硬化性疾患ならびに悪性腫瘍、さらには認知症などが健康上の大きな問題となってきた。本章では現代人が抱える疾患について解説する。

## 1　生活習慣病

動脈硬化（表4-1）とは、動脈の壁が厚くなったり、硬くなったりして本来の構造が壊れ、働きが悪くなる病変の総称である。この血管の変化は、内膜や中膜が比較的よく発達した動脈に起きやすいので、冠状動脈、大動脈、さらに脳、頸部、腎臓、内臓、手足の動脈などによく生じる。

動脈硬化は、内膜の中に脂質であるコレステロールが蓄積し、血管が狭くなり、血栓、潰瘍をつくる原因になる。これが原因となり、狭心症、不安定狭心症、心筋梗塞、脳梗塞、大動脈瘤、腎梗塞、下肢の壊死などを生じる。

動脈硬化は、加齢に伴って血管に生じてくるが、以下のような生活習慣病があると、その進行が早くなり、心血管疾患が生じやすくなる。

①高血圧、②脂質異常症（高脂血症）、③喫煙、④肥満・運動不足、⑤糖尿病、⑥慢性腎臓病CKD、⑦高尿酸血症などの危険因子が重なることによって動脈硬化は進展しやすくなる。

表4-1　動脈硬化の進展

| | 正常 | 動脈硬化 | |
| --- | --- | --- | --- |
| | | 狭窄（血管が狭くなる） | 閉塞（血管が詰まる） |
| 血管の横断面 | 外膜 中膜 内膜 | アテローム | 血栓の生成 |
| 血管の縦断面 | | | |
| 解説 | 血管は「内膜・中膜・外膜」の3層から成り、血液が流れ全身に栄養や酸素を送っている。 | 加齢や生活習慣病などを患うと内膜にコレステロールなどがたまり、血管が狭くなり、血液の流れが悪くなる。 | 動脈硬化がさらに進むと、狭くなった血管に血栓（血の塊）ができ、血管が完全に詰まってしまう。 |

45

## 1）高 血 圧

　高血圧症は自覚症状がほとんどない。そのためサイレントキラーと呼ばれている。至適血圧（収縮期血圧 120mmHg 未満かつ拡張期血圧 80mmHg 未満）を超えて血圧が高くなるほど、全心血管病、脳卒中、心筋梗塞、心不全、慢性腎臓病、認知症などの罹患リスクおよび死亡リスクは高くなる。特に高血圧の影響が最も大きいのは脳卒中である。また、心房細動などの不整脈にも影響を与える。

　このような脳、心臓、腎臓が高血圧の影響を受けやすい理由は、太い血管から細い血管が直接出ているという解剖学的な理由がある。

　高血圧は、細小動脈の硬化を促すだけでなく、より太い動脈に生じる硬化も進める重大な危険因子である。

　動脈硬化が進みやすい血圧は、収縮期血圧が 140mmHg 以上、拡張期血圧が 90mmHg 以上の場合で、特に 40-64 歳の中壮年層では、血圧が高いほど脳卒中や心疾患などにかかるリスクは高くなる（図 4-1）。

　高血圧の原因は遺伝要因が挙げられる。一方、環境要因で最も重要なのが過剰な塩分摂取である。また、肥満があると内臓脂肪細胞からのアディポサイトカインの働きによって交感神経が緊張したり、血管が収縮する。さらに喫煙は血圧を上昇させる。しかしながら、高血圧の最大の要因は加齢である。

　現在、わが国の塩分摂取は依然として多く、平均 10.4g であるが、高血圧には、塩分の影響を受けやすいタイプ（食塩感受性高血圧）と、そうでないタイプ（食塩非感受性高血圧）とがある。日本人は食塩感受性高血圧のタイプが多い。食塩感受性タイプの人は、塩分を多く摂ると、腎臓の交感神経の活動が促進され、塩分の排出を担う遺伝子の働きが抑制され、血液中のナトリウム濃度が上昇す

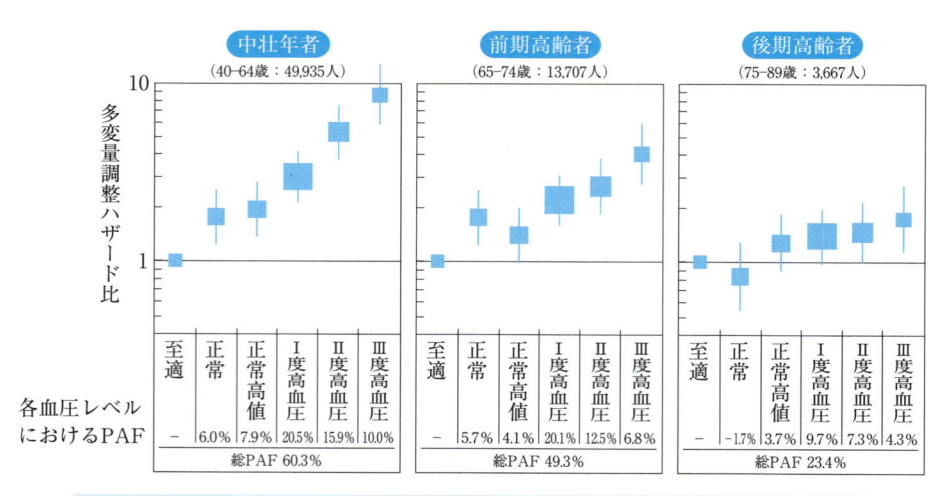

**図 4-1　血圧レベル別の心血管病死亡ハザード比と集団寄与危険割合（PAF）**

注 1）EPOCH-JAPAN、国内 10 コホート（男女計 7 万人）のメタアナリシス。年齢階層別。
　　2）ハザード比は年齢、性、コホート、BMI、総コレステロール値、喫煙、飲酒にて調整。
　　3）PAF（集団寄与危険割合）は集団すべてが至適血圧だった場合に予防できたと推定される死亡者の割合を示す。
出典）日本高血圧学会高血圧治療ガイドライン作成委員会編. 高血圧治療ガイドライン 2019　日本高血圧学会.

---

**コラム 1　塩 分 摂 取**

　人類の歴史の大半で、標準的な食事に含まれるナトリウムの量は現代よりも少なく、カリウムの量は現代よりも多かった。ブラジル北部のアマゾンに居住するヤノマミ族のような産業化を経験していない隔絶した集団では、ナトリウムを約 1g/日程度しか摂取していない一方、カリウムは約 5g/日程度摂取している。これは彼らが野菜と果物を豊富に摂取するが、加工食品は一切摂らない食生活を送っているためである。このような食事を摂っているヤノマミ族には加齢に伴う血圧上昇や心血管疾患が生じないとされる。

---

る。ナトリウムは水分と結びつきやすいため血液量が増え、血圧が上昇する。また、塩分過多が引き金となり、腎臓でナトリウムの排出が不十分になり、高血圧になる。この食塩感受性高血圧患者では常時輸入細動脈が拡張しているため全身血圧に依存して腎臓の糸球体血圧が上昇し、腎臓でのナトリウム排出機能に障害が生じるため、腎機能が低下し慢性腎臓病 CKD を起こしやすい。メタボリックシンドロームでは、食塩感受性高血圧を呈する。

## 2）脂質異常症

　血液中の脂肪が高い脂質異常症も動脈硬化の強い危険因子である。動脈硬化を促すのは、総コレステロール、LDL（いわゆる悪玉）コレステロール、高トリグリセリド（中性脂肪）血症などで、反対に減ると動脈硬化を進めるのは HDL（いわゆる善玉）コレステロールである（表 4-2）。

　これまでの疫学研究から、BMI（後述）が増加するほどトリグリセリド値は増加し、HDL コレステロール値が低下することが示されている。これは、内臓脂肪蓄積やインスリン抵抗性により肝臓から過剰なリポタンパクが産生され、また、リポタンパクリパーゼ作用の低下によりトリグリセリドを多く含むリポタンパクがうっ滞することによる。一方、LDL コレステロールと BMI との相関関係は弱い。

　低密度リポタンパク質 LDL と高密度リポタンパク質 HDL のバランスが乱れて LDL の比が高くなると、大動脈内皮の直下の間隙に LDL が蓄積するようになり、アテローム性動脈硬化が始まる。

　LDL の中でも粒子サイズが特に小さな亜分画は small dense LDL（スモールデンス LDL）と呼ばれる。スモールデンス LDL はサイズが小さいために通常サイズの LDL より容易に血管壁へ侵入でき、かつ、LDL 受容体との親和性が低いため、血中に長時間滞留することから、動脈硬化惹起性がきわめて強い "超悪玉" のリポタンパクとなる。この LDL の粒子サイズを規定する最も強力な因子はトリグリセリド濃度であり、LDL 小型化の 50% をトリグリセリド値で説明できる。糖尿病では LDL コレステロールが高くなくてもスモールデンス LDL が高頻度に出現して動脈硬化を進展させる。

## 3）喫　　煙

　喫煙は最も強力な動脈硬化促進因子である。1 日 20 本以上の喫煙者では、虚血性心臓病の発生が 50〜60% も高くなる。喫煙は、がん、肺や消化器などの悪性腫瘍だけでなく、狭心症、心筋梗塞、脳

**表 4-2　脂質異常症診断基準**

| | | |
|---|---|---|
| LDL コレステロール | 140mg/dL 以上 | 高 LDL コレステロール血症 |
| | 120〜139mg/dL | 境界域高 LDL コレステロール血症 |
| HDL コレステロール | 40mg/dL 未満 | 低 HDL コレステロール血症 |
| トリグリセリド | 150mg/dL 以上 | 高トリグリセリド血症 |

注）LDL コレステロール＝TC−HDL-C−TG/5（TG が 400mg/dL 未満の場合）。

梗塞、閉塞性動脈硬化症といった動脈硬化性疾患の発症を強力に促す因子である。また、喫煙は血液凝固を生じ血栓症を起こす危険も高まる。血管も収縮しやすい状態になる。

さらに、喫煙はほかの動脈硬化の危険因子にも影響し、LDL コレステロール値を高め、逆に HDL コレステロール値を下げるため、二重のリスクをもたらす。

### 4）肥　　満

肥満の判定には体格指数 BMI ［体重 （kg）］÷［身長 （m）］$^2$ が用いられ、わが国では疾病合併率が最も低い BMI＝22 を標準体重、BMI≧25 を肥満と定義している。しかし、肥満は直ちに病気に分類されるわけではない。肥満に起因ないし関連し、減量を要する 11 項目の健康障害を合併するか（表4-3）、100cm$^2$ 以上の内臓脂肪蓄積を有する場合に、肥満症と診断する。これは医学的に減量治療を必要とする疾患である。内臓脂肪は、消化管から肝臓に至る血管が通っている腸間膜や大網に付着している脂肪組織である。内臓脂肪は、皮下脂肪に比べて脂肪合成、分解活性が高く、絶食時や飢餓時に貯蔵しているトリグリセリドを分解し、遊離脂肪酸とグリセロールの形で門脈を介して肝臓に供給する。

肥満症では血液中の高中性脂肪血症や低 HDL 血症を認めることが多い。さらに高血圧、高尿酸血症、糖尿病などを合併しやすい。また、肥満が進むと収縮期、拡張期とも血圧が明らかに上昇する。

内臓脂肪蓄積があると、内臓脂肪の脂肪分解によって過剰に生じた遊離脂肪酸とグリセロールが肝臓に直接流入し、糖代謝異常、脂質代謝異常を引き起こす。このような内臓脂肪蓄積で見られるインスリン抵抗性による高インスリン血症により、腎臓のナトリウム再吸収促進や交感神経系の亢進が生じ、血圧上昇につながると考えられる。

さらに、脂肪組織はアディポサイトカインと総称される生理活性物質を産生する内分泌臓器であり、内臓脂肪が蓄積してくるとアディポサイトカイン産生異常が生じ、インスリン抵抗性や高血糖、脂質代謝異常、血圧高値などを引き起こして動脈硬化や血栓症を生じる。

ところで、メタボリックシンドローム（表4-4）は、このような内臓脂肪蓄積に加え、高血糖や脂質代謝異常、血圧高値などの心血管疾患の危険因子が重積した状態である。メタボリックシンド

#### 表 4-3　肥満症の診断に必須な健康障害

| | |
|---|---|
| 1 | 耐糖能障害（Ⅱ型糖尿病・耐糖能以上など） |
| 2 | 脂質異常症 |
| 3 | 高血圧 |
| 4 | 高尿酸血症・痛風 |
| 5 | 冠動脈疾患：心筋梗塞・狭心症 |
| 6 | 脳梗塞：脳血栓症・一過性脳虚血発作 |
| 7 | 脂肪肝（非アルコール性脂肪性肝疾患） |
| 8 | 月経異常、妊娠合併症（妊娠高血圧症候群、妊娠糖尿病、難産） |
| 9 | 睡眠時無呼吸症候群・肥満低換気症候群 |
| 10 | 整形外科的疾患：変形性関節症（膝、股関節）・変形性脊椎症、腰痛症 |
| 11 | 肥満関連腎臓病 |

#### 表 4-4　メタボリックシンドローム診断基準

| 腹腔内脂肪蓄積 | |
|---|---|
| ウエスト周囲径 | 男性≧ 85cm |
| | 女性≧ 90cm |
| （内臓脂肪面積　男女とも≧ 100cm$^2$ に相当） | |
| 上記に加え以下のうち 2 項目以上 | |
| トリグリセリド　　　　　and/or　HDL コレステロール | ≧ 150mg/dL　　　＜ 40mg/dL　男女とも |
| 収縮期血圧　　　　　and/or　拡張期血圧 | ≧ 130mmHg　　　≧ 85mmHg |
| 空腹時高血糖 | ≧ 110mg/dL |

ロームは、心血管疾患の発症リスクを増加させ、死亡率も上昇する。

閉塞性睡眠時無呼吸症候群は、肥満に伴い増加する。この疾患は動脈硬化性疾患の独立した因子である。

また、このような肥満は、大腸、食道、子宮体部、膵臓、乳房、肝臓などのがん罹患リスクが増大することが疫学的に知られている。

### 5）糖　尿　病

慢性の高血糖状態のため様々な合併症を引き起こす疾患を糖尿病という。このうち、Ⅱ型の糖尿病の発症には、遺伝的な素因、つまり、もともとインスリン分泌能が家族性に低いことに加え、生活習慣、とりわけ過食、運動不足、飲酒などによる肥満が生じて、脂肪細胞の大きさや、数が増加して、また肝細胞や骨格筋で中性脂肪の過剰な蓄積が起こり、インスリンの作用が低下するインスリン抵抗性の状態になることが要因である。また、糖を利用する側の骨格筋にもインスリン抵抗性が存在すると、糖がうまく骨格筋に取り込まれず、食後、急激に上昇した血糖値がなかなか下がらない食後高血糖の状態に陥る。この状態が長期間続くと、膵臓はインスリン分泌をさらに増やして高インスリン血症となり、血液中の糖の取り込みを促すが、その結果、膵臓にかかる負担が限度を超えると、膵ランゲルハンス島 β 細胞の数が減り膵臓からのインスリン分泌機能が急激に衰え、空腹時血糖値も上昇して、糖尿病と診断されることになる（図4-2）。

一方、Ⅰ型糖尿病は、インスリンを合成・分泌する膵臓ランゲルハンス島 β 細胞が破壊・消失するために生じる。Ⅰ型糖尿病は自己免疫疾患である。20 歳未満に発症することが多い。

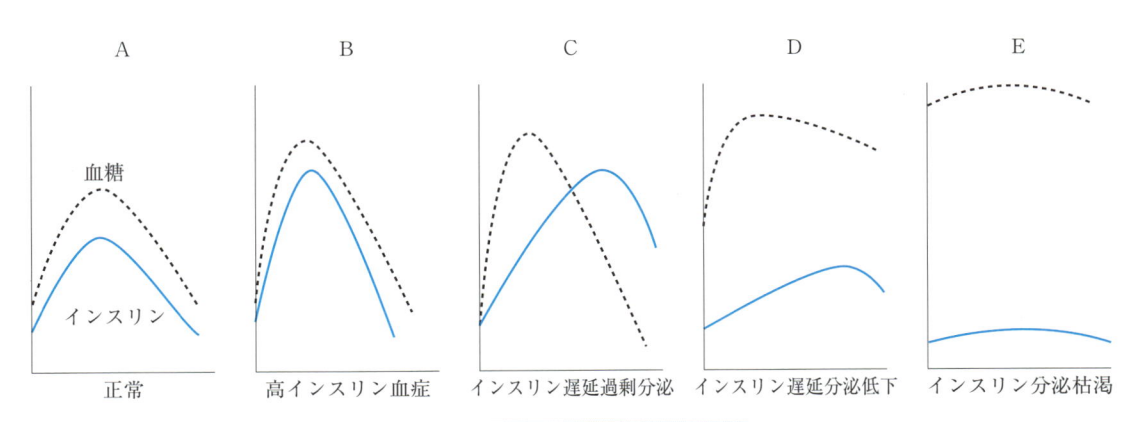

図 4-2　Ⅱ型糖尿病の病態の進展

---

### コラム 2　インスリン抵抗性

血液中に含まれているグルコースを血糖という。空腹時血糖値は正常で 70−110mg/dL という狭い範囲にコントロールされている。また、生理的に血糖は 1 日を通して 70−140mg/dL という狭い範囲に制御されている。インスリン抵抗性とは、血中のインスリン濃度に見合ったインスリン作用が得られない状態をいう。内臓脂肪肥満があると、脂肪細胞から分泌された炎症性サイトカイン TNF α や IL−6 などが細胞内のインスリン伝達機構を抑制し、インスリン抵抗性を引き起こす。当初は、インスリン分泌が亢進するが、次第に膵臓ランゲルハンス島 β 細胞が疲弊して数が減ってくる。その結果、インスリンの分泌が減少して糖尿病を発症する。

**表4-5　糖代謝異常判定区分と判定基準**

| | |
|---|---|
| ①早朝空腹時血糖値 126mg/dL 以上<br>②75g OGGT で 2 時間値 200mg/dL 以上<br>③随時血糖値 200mg/dL 以上<br>④HbA1c が 6.5％以上 | ①〜④いずれかが確認された場合は「糖尿病型」と判定する。 |
| ⑤早朝空腹時血糖値 110mg/dL 未満<br>⑥75g OGGT で 2 時間値 140mg/dL 未満<br>・上記の「糖尿病型」「正常型」いずれにも属さない場合は「境界型」と判定する。 | ⑤および⑥の血糖値が確認された場合には「正常型」と判定する。 |

　糖尿病では慢性的な高血糖により、細小血管に合併症を生じてくる。糖尿病の大事な治療の目標は合併症の進行を抑えることである。特に細小血管障害による、①糖尿病網膜症、②糖尿病腎症、③糖尿病神経障害への進行は代表的な合併症である。また、糖尿病は大型の血管に動脈硬化を引き起こす。糖尿病患者には、動脈硬化病変である頸部動脈の肥厚、脳血管障害、虚血性心疾患、大動脈硬化、下肢の閉塞性動脈硬化症などが、糖尿病でない人に比べ高頻度に、しかも全身にわたって起こりやすくなる。また、糖尿病になると、他の危険因子、特に高血圧、高トリグリセリド血症、低 HDL 血症などがしばしば起こるようになる（表4-5）。さらに、糖尿病では免疫細胞の働きが低下して、創傷治癒の遅延などが起こり、また、歯周病の発症・進展に影響を与える。このため、糖尿病は感染症を合併しやすく、たとえば糖尿病患者は新型コロナ致死率が約 3 倍と言われている。Ⅱ型糖尿病患者はインスリン抵抗性による筋肉の合成の低下が背景となり、非糖尿病者と比較してサルコペニアの発生リスクが高く、フレイルをきたしやすい。

### 6）慢性腎臓病（CKD）

　末期腎不全の予備軍で、心血管疾患が併発するリスクが高く、また、容易に末期腎不全に発展することから、より大きな概念として提唱されたのが慢性腎臓病（CKD）である（表4-6）。原疾患によらず腎臓の障害が慢性的に持続するものすべてを含む。腎機能は加齢とともに低下するが、それに加えて CKD は糖尿病、慢性腎炎、高血圧・動脈硬化、膠原病などの自己免疫疾患、薬の副作用などによって腎機能低下が促進する。腎臓を傷害する原因が異なっていても、CKD の患者の腎臓の働きを低下させる共通の仕組みがあることが、明らかになってきた。

　CKD が進行すると末期腎不全に至り、透析療法や腎移植術が必要となる。高齢者では CKD 有病率が高い。CKD の多くは自覚症状に乏しいが、血液・尿検査で診断が可能である。

　CKD は、末期に到るまでほとんど症状がないのが特徴である。尿も十分につくられる。しかし次第に乏尿となり、腎機能の低下により徐々に体液の恒常性の維持が困難となり、高窒素血症、水、

**表4-6　慢性腎臓病（CKD）の定義**

| |
|---|
| 　慢性腎臓病 CKD の定義は以下の通りであり、①、②のいずれか、または両方が 3ヵ月以上持続することで診断する。<br>①尿異常、画像診断、血液、病理で腎障害の存在が明らか、特に 0.15g/gCr 以上のタンパク尿（30mg/gCr 以上のアルブミン尿）の存在が重要。<br>②GFR＜60mL/分/1.73m²<br>　CKD の重症度は、原疾患（Cause）、腎機能（GFR）、タンパク尿・アルブミン尿（Albumin-uria）に基づく CGA 分類で評価する。 |

電解質代謝異常（代謝性アシドーシスやカリウム排泄低下による高カリウム血症、高リン血症　ビタミン D の活性化を抑制　それによる 2 次性副甲状腺機能亢進症）、エリスロポエチンの分泌低下による貧血、高血圧をきたし、尿毒症症状が出現するようになる。

### 7）高尿酸血症

　高尿酸血症は性別、年齢を問わず、血清尿酸値 7.0mg/dL を越える状態をいう。尿酸はプリン体[1]からつくられる。プリン体は体内で分解できないため、尿酸として排泄する。エネルギー物質 ATP はプリン体であり、常に体内でつくられている。また、私たちの細胞には遺伝情報を伝える役割をもつ核酸 DNA の構成成分もプリン体であるので、古くなった細胞を分解する新陳代謝の過程でこの核酸からプリン体が生じる。また、経口摂取された動物・植物いずれの食品からも体内に入る。これらのプリン体は主に肝臓で分解され尿酸となり、尿や便として排泄される。

　尿酸が高値の場合、関節に沈着して関節炎である痛風を引き起こすことがある。血清尿酸値を上昇させる要因は遺伝的要因と環境要因に分けられる。環境的要因としては、①食生活　肉食、肥満、②飲酒　アルコール飲料、③ストレスなどが挙げられる。本症は、肥満、脂質異常症、糖尿病、高血圧症と合併しやすく、動脈硬化を促進しやすい。

## 2　骨粗鬆症

　骨粗鬆症とは、加齢に伴い、骨の代謝バランスが崩れ、骨形成よりも骨破壊が上回る状態が続き、骨量減少（骨密度とも言う）し、骨がもろくなった状態のことである。骨の絶対量が減少しているため、骨折しやすくなる。骨粗鬆症では脊椎の圧迫骨折などにより身長低下の原因となる。また、骨折のリスクが高くなる。

　骨粗鬆症では、骨からリン酸カルシウムが溶け出すが、血清カルシウム値は正常である。原因としては、骨を形成するカルシウムやマグネシウムの不足や、カルシウムの吸収に必要なビタミン D などのビタミンがバランスよく摂れていないことが挙げられる。また適度な運動によって骨に一定以上の負荷をかけないと骨形成におけるカルシウムの利用効率が悪くなるため、運動不足も骨粗鬆症の要因となる。

　一般に高齢女性は発症リスクが高くなるが、閉経後、骨芽細胞を活発にする女性ホルモンであるエストロゲンが激減するためである。70 歳以上の女性は全員骨粗鬆症である。

## 3　高齢化に伴う呼吸器感染症ならびに新興感染症

### 1）慢性閉塞性肺疾患（COPD）

　慢性閉塞性肺疾患（COPD）はたばこ、大気汚染などが主な原因である。COPD は肺胞、気道の慢性炎症である。気道壁の肥厚、内腔狭窄が特徴的な呼気気流制限（一秒率の低下）を認める。肺の過膨張が特徴的である。

　COPD 患者では安定期においても、安静時エネルギー消費量の増大が認められ、健常者と比べて COPD では安静時エネルギー消費量が 120〜140％に増大すると言われている。安静時エネルギ

---

1　プリン体：　プリン体は、プリン環を基本骨格とする生体物質で、核酸などである。核酸塩基であるアデニン、グアニンなどはプリン体である。

ー消費量の増大は主として、閉塞性換気障害や肺過膨張（樽状胸郭）などによる呼吸筋酸素消費量の増大に基づいている。

COPD では、炎症性サイトカインやノルエピネフリンの血中濃度が上昇しており、呼吸困難、腹部膨満感などにより食欲不振となり、タンパク質エネルギー欠乏症（PEM）が出現する頻度が高くなる。COPD の患者の約半数は低体重を示す。一方、90％の症例では血清アルブミン値は正常値である。つまり、COPD の患者は PEM の中でも、骨格筋量の減少が著しいマラスムス型になることが特徴である。

### 2）気管支炎、肺炎

気管、気管支の炎症を気管支炎と言い、肺胞腔内に炎症が及んだものを肺炎という。気管支炎や肺炎は、ウイルス感染や細菌感染が原因となる。

通常の生活をしている健康人に見られる肺炎を市中肺炎という。入院中の患者が肺炎を発症した場合を院内肺炎という。肺炎は 65 歳をすぎると急速に発症数が増加する。これは誤嚥性肺炎が増加するためである。

市中肺炎は、肺炎球菌によるものが最も多い。また、若年者にはマイコプラズマ肺炎を認めるが、65 歳以上の高齢者には少ない。一方、院内肺炎の原因菌は、緑膿菌と黄色ブドウ球菌（MRSA）が起炎菌であることが多い。

### 3）誤嚥性肺炎

誤嚥性肺炎は、細菌が唾液や胃液とともに肺に流れ込んで生じる肺炎である。高齢者の肺炎の70％以上が誤嚥に関係している。誤嚥性肺炎を起こす細菌の多くは嫌気性菌である。再発を繰り返す特徴があり、それにより耐性菌が発生し、抗菌薬治療に抵抗性をもつことがある。そのため優れた抗菌薬治療が開発されている現在でも治療困難なことが多く、高齢者の死亡原因となっている。

原因として、（1）口腔や咽頭内容物による誤嚥、（2）胃逆流物による誤嚥が挙げられる。高齢者の場合、発熱、咳、喀痰など通常の症状を訴えないことも多く、何となく元気がない、倦怠感を訴えることもある。食事中のむせこみ、常に喉がゴロゴロ鳴っている、唾液が飲み込めない、食事に時間がかかる、痰が汚いなども疑わしい症状である。

### 4）新興感染症　新型コロナ感染症 COVID−19

2019 年末から大流行した新型コロナウイルス（SARS-CoV2）はコロナウイルスの 1 つ。コロナウイルスには、一般の風邪の原因となるウイルスや、「重症急性呼吸器症候群（SARS）」や 2012 年以降発生している中東呼吸器症候群（MERS）ウイルスが含まれる。

コロナウイルスは、ヒトの細胞表面のレセプターを介して細胞内に侵入し、宿主のタンパク質や

---

**コラム 3　誤　　嚥**

誤嚥とは食道に送り込まれるべき食塊や水分が何らかの原因で声門を越えて気管や気管支に入ってしまった状態である。特に高齢者で多く、脳血管障害、パーキンソン病などが原因となる。誤嚥をした場合、通常は激しくむせて誤嚥物を喀出しようとする防御機構が働くが、気管の感覚低下などにより誤嚥してもむせや咳嗽などの反応がない場合もある。このような不顕性誤嚥では誤嚥性肺炎のリスクが高くなる。

誤嚥性肺炎の予防のため、口腔ケアとともに、肺炎球菌ワクチン 23 価を接種する。さらに毎年のインフルエンザ予防接種が勧められる。

酵素を使って増殖し、細胞外に出て他の正常な細胞に感染を繰り返すことで広がっていく。また、重症化すると、サイトカインストームと呼ばれる過剰な免疫反応を起こしたり、間質性肺炎を起こして急性呼吸窮迫症候群（ARDS）という重度の呼吸不全を生じ死亡に至る場合があった。

## 4　悪　性　腫　瘍

### 1）腫　瘍　と　は

　ヒトの身体は約36兆個の細胞からなる。これらの細胞は、正常な状態では細胞数をほぼ一定に保つため、分裂・増殖しすぎないような制御機構が働いている。これに対して腫瘍は、生体の細胞の遺伝子（たとえばRas遺伝子[2]）に異常が起きて、正常なコントロールを受けつけなくなり自律的に増殖するようになったものである。悪性腫瘍は、正常組織との間に明確なしきりをつくらず、浸潤的に増殖し、転移を起こす（図4-3）。

　上皮性組織は体表を被っている扁平上皮組織や、消化管や腺組織等に見られる腺上皮組織がある。悪性腫瘍はこの上皮性組織から発生することが多い。扁平上皮がん、腺がんなどである。一方、非上皮性組織に含まれる細胞は線維芽細胞をはじめとして体幹をなしている筋肉、骨、軟骨など結合組織である。このような非上皮組織由来の腫瘍は肉腫と呼ばれる。また、白血病やリンパ腫はそれぞれ造血細胞や免疫系細胞が悪性化したものである。

### 2）胃　が　ん

　胃がんは、ほとんどの場合、胃の壁の内側の粘膜上皮細胞がヘリコバクター・ピロリ菌[3]を原因としてがん細胞となり、無秩序に増殖することによって発生する。がんが大きくなるに従い、徐々に粘膜下層、固有筋層、漿膜へと深く進行する（図4-4）。がんがより深く進むと、漿膜の外側まで達して、近くにある大腸や膵臓にも浸潤する。さらに、がん細胞がリンパ液や血液の流れに乗って、離れた臓器でとどまって増える転移が生じる。漿膜の外側を越えて、腹腔にがん細胞が散らばる腹膜播種が生じる場合がある。

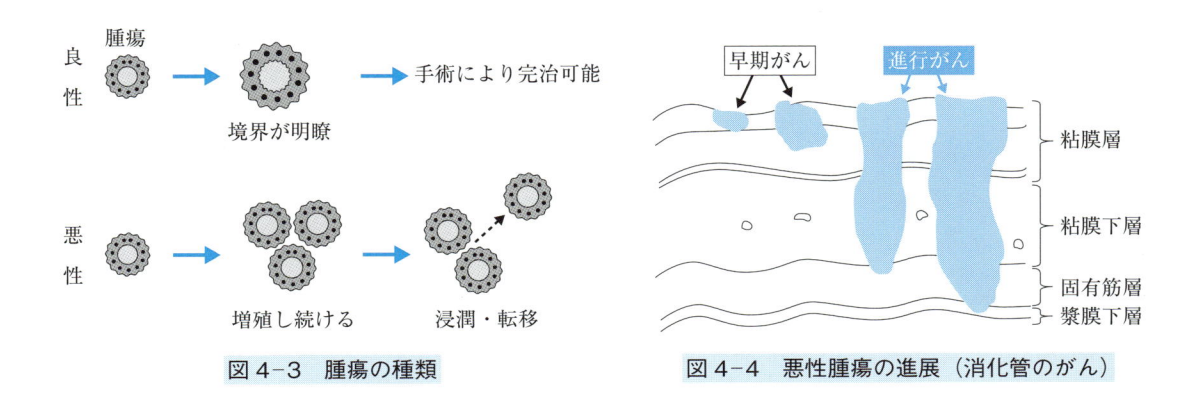

図 4-3　腫瘍の種類　　　　　　　　　図 4-4　悪性腫瘍の進展（消化管のがん）

---

2　Ras遺伝子：　Ras遺伝子とはがん遺伝子の1つである。細胞増殖を促進するシグナルを、細胞内で伝達するという役割をもつ。Ras遺伝子に変異が生じると、増殖因子が結合していなくても、増殖シグナルが出され続け、がん細胞の増殖が活性化され続ける。

### 3）乳 が ん

　ほとんどの乳がんは乳管の壁の上皮から発生し、乳管の中を広がる乳管内進展と、乳管の壁を破って乳管の外に広がる浸潤という、2パターンの発育をする。乳がんは、女性ホルモン（エストロゲン）が関与しているがんで、初潮が早い、閉経が遅い、初産年齢が遅いまたは高齢で未産、など、エストロゲンにさらされる期間が長いことが乳がんにかかりやすい条件として挙げられる。また、高脂肪食、肥満なども関与し、わが国では、BMI が大きくなると乳がんリスクは高くなるという傾向が見られる。肥満がある場合、脂肪組織でエストロゲンがつくられる量が多くなるためだと考えられる。

### 4）子宮頸がん

　子宮頸がんは、ヒトパピローマウイルス（HPV [4]）というウイルスの感染が主な原因となって発生することがわかっている。HPV は性交渉によって感染するので、性体験がある女性は年齢にかかわらず誰でも感染する可能性がある。特に、性交渉年齢が早い人、性交渉相手が多い人、性交渉相手が多い男性との性交渉がある人はリスクが高い。

　一方、HPV に感染しても、免疫機構が正常に働けば通常、ウイルスは除去、消滅して、子宮頸がんにはならない。つまり、ウイルス感染という外因に、免疫抵抗力の低下という内因が合わさり、ウイルスの持続感染に続き、子宮頸がんが発生する（図4-5）。

　日本ではこれまで、子宮頸がんになりやすいハイリスクな16型、18型 HPV への感染を防ぐ2価ワクチンと、それに加えて6型、11型を防ぐ4価ワクチンしか承認されていなかったが、2020年になり、さらに他の型の HPV を含む感染を防ぐ9価ワクチンの使用が承認された。

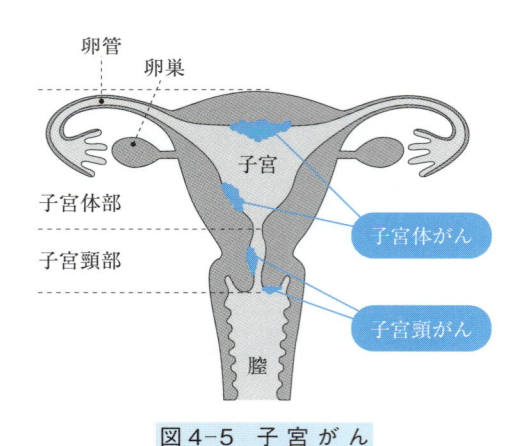

**図4-5　子宮がん**

出典）東京都予防医学協会ホームページ

### 5）がん細胞の代謝　悪液質

　正常の筋肉細胞や脂肪細胞はインスリン依存性のブドウ糖輸送体 Glut4 を細胞膜上に発現しているが、がん細胞ではインスリンに依存しないブドウ糖輸送体 Glut1 が発現して、大量のブドウ糖を取り込み解糖系が亢進している。がん細胞からは大量の乳酸が出され、肝臓でブドウ糖に変換するコリ回路が亢進している。

　また、がん細胞からは炎症性サイトカインが出されていて、骨格筋を崩壊させ、悪液質を生じている。

---

3　ヘリコバクター・ピロリ菌：　ヘリコバクター・ピロリ（ピロリ菌）は胃粘膜に生息する。ピロリ菌は、尿素分解酵素ウレアーゼを出して、自分の周囲にアルカリ性のアンモニアをつくりだすことで、胃酸を中和しながら、胃の中に存在する。免疫機能が十分ではない幼児期に感染する可能性が高く、免疫機能が確立している成人が新たに感染する可能性は低い。

4　HPV：　HPV は 100 種類以上の型がある。悪性腫瘍の発生と関係がある HPV は、ハイリスク HPV と呼び、主に HPV16、18、が関係している。HPV の感染者のうち、約 10％の人では HPV 感染が長期間持続する。ハイリスク HPV が長期間持続感染すると、子宮頸部の細胞に前がん病変を経て、数年〜数十年かけて子宮頸がんに進展する。年間約 1 万人が子宮頸がんを発生しており、予防のために HPV ワクチン接種が必要である。

このようながん細胞からの炎症性サイトカインは筋組織を崩壊させると同時にインスリン抵抗性を誘導して、正常細胞ではグルコース取り込みの低下を生じる一方、がん細胞はグルコースをどんどん取り込む。

　がん悪液質とは、従来の栄養サポートで改善することは困難である著しい筋組織の減少を特徴とする代謝障害症候群である。経口摂取の減少と代謝異常による負のタンパク・エネルギーバランスを特徴とする。

## 5　認　知　症

　認知症とは「生後いったん正常に発達した種々の精神機能が慢性的に減退・消失することで、日常生活・社会生活を営めない状態」を言う。

　認知症になると必ず現れる中核症状としては、記憶障害、失語、失行、失認、見当識障害、遂行機能障害などである。また、不安など環境により現れる症状を周辺症状（BPSD）と呼ぶが、徘徊、妄想、幻覚、易怒などがある。

### 1）アルツハイマー病

　アルツハイマー病の病因は不明であるが、病理学的な特徴とされる老人斑を構成するアミロイドβ[5]にその原因を求める考えが主流である。

　アルツハイマー病の初期とは、記憶に限定した認知障害を認める。生活面では「言いたい言葉が出てこない」「やる気がない」といった問題、あるいは仕事や家事における慎重さや注意の不足が指摘されがちである。その後、次第に記憶障害が明らかとなる。過去の記憶は保たれているのに、短期記憶の障害が特徴的である。2023年末からアミロイドβを除去する治療が試みられている。

　多くの例で最も問題になるのが周辺症状である。妄想、焦燥、不穏、うつ、食欲不振などの症状が徐々に現れてくる。また日常生活上の機能、たとえば運転、買い物、食事の支度などにおける障害が着実に進行する。記憶障害は、徐々に過去の重要な出来事にも及んでいく。

### 2）脳血管性認知症

　脳血管性認知症とは、動脈硬化の進展によって生じる脳の血管障害、脳梗塞や脳出血によって起こる認知症である。高血圧、糖尿病、心疾患など脳血管障害の危険因子をもっていることが多い。大脳深部の白質線維の連絡機能が断たれることで認知症症状が出現する。症状が突然出現したり、階段状に悪化したり、変動したりすることが特徴である。

　さらに、歩行障害、手足の麻痺、呂律が回りにくい、パーキンソン病症状、転びやすい、排尿障害、抑うつ、感情失禁、夜間せん妄などの症状が早期から見られる。脳血管性認知症に起こる症状である、記憶はかなり壊されているのに判断力、理解力等がある程度保たれている状態をまだら認知症と言う。

### 3）レビー小体型認知症

　レビー小体型認知症は、アルツハイマー病とパーキンソン病の特徴を併せもつ疾患である。レビ

---

5　アミロイドβ：　アルツハイマー病の病理学的特徴の1つである老人斑の主要構成成分は、アミロイドβタンパク質と呼ばれる40アミノ酸程度のペプチドである。アミロイドβの産生および蓄積の異常がアルツハイマー病の発症に深く関係しているという仮説が現時点では広く支持されている。

ー小体型認知症の脳に、レビー小体という異常なタンパク質（$\alpha$シヌクレイン）が、神経細胞内に多数認められる。

　レビー小体型認知症は、記憶障害や理解力・判断力の低下をきたすが、病初期から中期にかけては、記憶障害はあまり目立たず、むしろ、幻視・認知の変動・意識の変容・パーキンソン病症状・レム睡眠行動障害[6]・抑うつ・尿失禁などの自律神経症状・失神など、特徴的な症状が様々に出現する。

## 6　精神疾患（うつ病等を含む）、自殺など

### 1）適応障害

　強いストレスによって日常生活が困難になる。憂うつな気分で落ち込む、不安感で神経質になる、焦る気持ちになるなどがある。また行動面でも、涙もろくなる、わめくなどの行動が出ることがある。適応障害のある人は人口の2-8％ほどと言われている。女性は男性の2倍である。適応障害はストレスの原因がはっきりしている。

### 2）パニック症

　パニック症は、ある日突然始まるパニック発作から始まる。動悸、息苦しさ、めまい、冷や汗、震えなどが突然、発作的に始まることをパニック発作と言う。症状は数分以内にピークに達し強い恐怖や不安を感じる。そのような症状は10分ぐらいで収まるが、このまま死んでしまうのではないか、という恐怖や不安である。100人に1人ほどで、女性は男性より発症しやすい。パニック発作は繰り返す特徴があり、また起きるのではという予期不安、回避行動、広場恐怖などが起こる。

### 3）社交不安症

　社交不安症は、人と話すのが怖い、視線が気になるなど、人と関わる様々な状況で強い不安を感じ、日常生活に支障をきたす。社交不安症の有病率は高く、人口の約1.8％が一生に1回はこの病気を発症する。10代半ばから20歳代前半の若い人たちに多い特徴がある。社交不安症があると自分に注意が向きすぎて、人前で失敗するという悪い予想（予期不安）に捉われて不安を募らせる。

　このような不安は裏を返せば、よいところを見せたい、好かれたいという、対人関係を完璧にしたいという気持ちが、結果的に不安につながる。症状として人前で顔が赤くなる、人前で話すのが怖い、視線が怖い、人前で文字を書くと手が震えるなどがある。

### 4）うつ病

　「憂うつである」「気分が落ち込んでいる」などと表現される症状を抑うつ気分という。抑うつ状態とは抑うつ気分が強い状態である。このようなうつ状態がある程度以上重症で日常生活に差し支える時、うつ病と呼んでいる。思春期が始まる12歳頃から増加し、13-14歳頃から急増する。患者調査によると、近年、メンタルヘルス不調やうつ病などの精神疾患による長期休職者が増加していることが報告されている。

　うつ病の症状として、以下のようなものが挙げられる。

---

6　レム睡眠行動障害：　睡眠中に夢体験と同じ行動を取ってしまう行動異常。レム睡眠中には通常、骨格筋が弛緩して動かないが、レム睡眠行動障害では抑制機構が障害されるため、夢の中での行動がそのまま現実の行動となって現れ、大声で寝言を言ったり、殴る、蹴るなどの激しい動作が見られる。

**（1）　自分で感じる症状**　　憂うつ、気分が重い、気分が沈む、悲しい、不安である、イライラする、元気がない、集中力がない、好きなこともやりたくない、細かいことが気になる、悪いことをしたように感じて自分を責める、物事を悪い方へ考える、死にたくなる、眠れない。

**（2）　周囲から見てわかる症状**　　表情が暗い、涙もろい、反応が遅い、落ち着かない、飲酒量が増える。

**（3）　体に出る症状**　　食欲がない、体がだるい、疲れやすい、性欲がない、頭痛、肩こり、動悸、胃の不快感、便秘がち、めまい、口が渇く。

　一方、中学生高校生などの子どものうつ病は大人のうつ病とは異なり、イライラ怒りっぽかったり、過眠、過食、思考力集中力の低下などが出現する。

## 5）自　殺

　自殺の原因として最も多いのは、うつ病や身体的な病気である。さらに男性では、経済・生活問題が原因であることが多い。このような原因が複雑に絡み合って自殺に至っていると考えられる。警察庁によると 2020 年 1～6 月の自殺者数は前年同月を下回っていたが、7 月に増加に転じ、8 月には同 18％増、9 月も同 10％増の 1828 人となった。さらに 10 月には 2153 人を超えてきている。新型コロナ禍が人々の生活に重大な打撃を与えていると考えられる。女性が多いパートやアルバイト、派遣で働く人たちが仕事を失い、女性の 8 月の自殺者数は前年同月に比べて 40％増に跳ね上がった。無職の女性や同居人がいる女性が全体の自殺死亡率を押し上げている。また、一斉休校や在宅勤務の広がりでストレスが高まり、家庭内暴力が増加して、若年者の自殺者も増加している。人気俳優の死去報道が影響した可能性が高いという。

## 6）発達障害

　発達障害は病気ではなく、生まれつきの個性や特性に近いものと考えられている。日常生活に障害がある時に問題となる。発達障害はいくつかのタイプに分類されており、主に注意欠如・多動症（ADHD）、文字の読み書きなどが苦手な限局性学習症（LD）、自閉症スペクトラム症（ASD）の 3 つがある。

**（1）　注意欠如・多動症（ADHD）**　　自分の行動をコントロールする力が弱く、注意力を維持できなかったり、物をよくなくすなどの注意の欠如や、落ち着きがなくおしゃべりをしたり、思い立ったら後先考えずに行動するといった多動性・衝動性が特徴である。

**（2）　限局性学習症（LD）**　　学習障害は、読み、書き、計算などの特定の分野の学習が困難である。LD が疑われる子どもは 4.5％と言われている。LD ではディスレクシアと呼ばれる文字を読むことが困難なことがある。ディスレクシアでは形の似た文字を読み違えたり、文章をどこで区切って読めばよいのか困難なことがある。また、書くことが困難な場合は、「はし」を「ほし」と書くことがある。また、読み書きはできるのに話すことが不得意なことがある。また、数字や記号の概念の理解が難しいことがある。

**（3）　自閉症スペクトラム症（ASD）**　　自閉症、高機能自閉症、アスペルガー症候群が含まれている。ASD では①社会性の欠如、②コミュニケーション・対人関係の障害、③イマジネーションの障害、④感覚過敏がある。コミュニケーションの障害は、会話が噛み合わず、人の言葉をオウム返しにしたり、独特な言葉遣いをしたりすることがある。またイマジネーションの障害により会話の流れや文脈を理解しづらく、その言葉の意味だけを理解することがある。相手の表情や感情を読み

取ることが不得意で、周囲から「空気が読めない」などと思われることもある。幼少期から興味があることや自分の行動に強いこだわりがある。このような状態が続くとトラブルが増え、引きこもりや不登校、自尊心の低下、不安感、意欲低下などが生じる。

### 7）大人の発達障害

　成人の発達障害の症状は、社会のルールや対人関係の中で経験を積むことで目立たなくなるが、症状そのものは大人になってからも残っている。大人になって気づく症状は、注意欠如・多動症 ADHD や自閉症スペクトラム症 ASD によるものがほとんどである。

　大人の ADHD では、注意の欠如が目立つ。大事な書類をなくす、約束の時間に遅刻する、スケジュール管理ができない、机の整理ができないなどである。ASD では、たとえば皮肉などがわからず字義通りに受け取る傾向がある。このような症状に気がつくのは大学進学や就職した後の 20 歳代前半である。軽度の ADHD や ASD は幼少期では周囲の手助けや本人の頑張りで学校生活に適応している場合がある。しかし保護者から離れた生活が始まり社会人として要求されるルールや仕事が増えると、ADHD や ASD による症状がトラブルとして表面化して社会生活に問題が生じることがある。

### 8）統合失調症

　統合失調症は、脳の様々な働きをまとめることが難しくなるために、幻覚や妄想などの症状が起こる病気である。幻覚とは実際にはないものをあるように感じる知覚の異常で、中でも自分の悪口やうわさなどが聞こえてくる幻聴は、しばしば見られる症状である。妄想とは明らかに誤った内容を信じてしまい、周りが訂正しようとしても受け入れられない考えのことで、いやがらせをされているといった被害妄想、テレビやネットが自分に関する情報を流していると思い込んだりする関係妄想などである。

　世界各国の報告をまとめると、生涯のうちに統合失調症を発症する人は全体の人口の 0.7％と推計される。100 人に 1 人弱である。

　統合失調症の症状としては、主に陽性症状と陰性症状の 2 つに分けられる。

　統合失調症で表れる陽性症状は、本来、心の中にないものが存在することである。幻聴や被害妄想などが表れる。脳内の神経伝達物質に異常が起こっているため、正常な人にはないものが存在するようになる。幻覚、妄想、他人に支配されやすい、考えがまとまらない、衝動的な行動などがあげられる。

　陰性症状では、本来、心の中にあるはずのものが存在しない、と考えることができる。正常な人では感情や意欲があるが、これらが失われた状態となる。そのため、社会的引きこもりや無関心などの症状が表れる。

　脳で判断する認知機能としては記憶や注意、思考、判断などがある。統合失調症では陽性症状や陰性症状を発症しているため、これら認知機能に対しても機能障害が起こる。注意力が散漫になり作業能力が低くなる。

### 9）アルコール摂取と健康

　アルコールは適度な摂取でリラックス効果をもたらす一方、過剰摂取は深刻な健康リスクを伴う。厚生労働省が「節度ある適度な飲酒」を 1 日あたり純アルコール量 20g 程度と定めている。これはビール（5％）なら約 500ml、日本酒（15％）なら約 1 合（180ml）、ワイン（12％）なら約 2 杯

（200ml）に相当する。しかし、アルコール過剰摂取は脂肪肝や肝硬変、がん（特に肝臓、食道、口腔がん）リスクの増加に加え、アルコール依存症の発症につながる。

アルコール依存症は精神疾患の１つで、飲酒のコントロールが困難となり、生活や健康に深刻な影響を及ぼす。日本では約 100 万人がアルコール依存症の可能性があると推定されており、発症リスクを高める要因には遺伝的要因やストレス、環境要因が挙げられる。依存症が進行すると、断酒が難しくなるだけでなく、うつ病や不安障害、社会的孤立も引き起こす。

## 7　健康への未来像

未来の健康は、個々のライフスタイルや価値観に合わせた「個別化医療」や「予防医療」が中心となると考えられている。遺伝子検査や AI 技術を活用し、一人ひとりに最適な栄養管理や運動プログラムを提供することが可能となり、疾病の早期発見や予防が進むと考えられる。また、高齢化社会の進展に伴い、健康寿命を延ばすためのアプローチも重要である。地域や家庭での支援体制を整え、身体だけでなく心の健康にも配慮したケアが求められる。加えて、持続可能な食環境や栄養の確保も課題となる。食材の選択や供給方法を見直し、地球環境と調和した健康づくりが求められる。このように、未来の健康は「科学」「社会」「環境」の調和によって成り立つものであり、管理栄養士には多分野との連携が期待されている。

引用・参考文献

日本腎臓学会編. CKD 診療ガイド 2024　東京医学社.

骨粗鬆症の予防と治療ガイドライン作成委員会編. 骨粗鬆症の予防と治療ガイドライン 2015 年版　ライフサイエンス出版.

日本動脈硬化学会編. 動脈硬化性疾患予防のための脂質異常症診療ガイド 2023 年版　日本動脈硬化学会.

日本高血圧学会高血圧治療ガイドライン作成委員会編. 高血圧治療ガイドライン 2019　日本高血圧学会.

日本呼吸器学会 COPD ガイドライン第 6 版作成委員会編. COPD（慢性閉塞性肺疾患）診断と治療のためのガイドライン第 6 版 2022　日本呼吸器学会.

日本痛風・核酸代謝学会ガイドライン改訂委員会. 高尿酸血症・痛風の治療ガイドライン（第 3 版）診断と治療社　2018.

日本糖尿病学会. 糖尿病診療ガイドライン 2024　南江堂.

日本動脈硬化学会. 動脈硬化性疾患予防ガイドライン 2022 年版　日本動脈硬化学会.

日本肥満学会. 肥満症診療ガイドライン 2022　ライフサイエンス出版.

Harman, D., Free radical theory of aging：an update：increasing the functional life span. *Ann N Y Acad Sci.* 2006；1067：10−21.

Ruiz−Torres, A., Beier, W., On maximum human life span：interdisciplinary approach about its limits. *Adv Gerontol.* 2005；16：14−20.

# 第5章

# 環境と健康 ///

## 1 人間の環境と生態系

### 1）人間の環境

**主体─環境系**　「環境」とは生物やヒトを取り巻くすべてのものである。ヒトを含む生物は環境からの資源を利用して生命や生活を維持しており、また反対に生物は生活を維持することによって絶えず環境を変化させている。生物が成長・生活をする過程において環境によって影響を受けることを「環境作用」と言う。逆に生物が環境の中で生活することで環境を変えていくことを「環境形成作用」と言う。このように生物は環境に「適応」[1] して生命を営んでおり、両者は切り離すことができない1つの系（system）として存在している。このことを主体─環境系（host-environmental system）と呼んでいる。

　ヒトを取り巻く環境については、それらを要因別に理解すること（環境の要因別理解）が重要であり、それらは物理的要因、化学的要因、生物的要因、心理・社会・文化的要因などに整理することができる。物理的環境としては、温熱、騒音、振動、赤外線・紫外線・放射線、電磁波、気圧などがある。化学的環境としては、生存に不可欠な物質（酸素、水、栄養素など）、生存に不必要な物質（一酸化炭素、環境汚染物質、発がん物質、内分泌かく乱物質、放射性物質など）、健康に対して間接的影響をもつ物質（二酸化炭素、フロンなど）、健康にほとんど影響のない物質（窒素、アルゴンなど）などがある。生物学的環境として、微生物（ウイルス、細菌、真菌など）、原虫（マラリア、クリプトスポリジウムなど）、寄生虫、動植物などがある。心理・社会・文化的環境としては、政治・経済、保健・医療・福祉、文化、人間関係、ストレスなどが考えられる。

### 2）生態系の成り立ち

　地球上の生態系（ecosystem）としては、海洋生態系、河川・湖沼生態系、草原・森林生態系など多様な生態系が存在している。生物は個体のみで生活することは稀で多くは集団で生活しており、これら個体の集団を個体群（ヒトの場合は人間集団）と呼んでいる。個体群はその中で増殖することによって個体数を増加させているが、それぞれの個体群は他の個体群との摂食関係（食べる─食べられる）をもち、食物連鎖あるいは食物網を形成している。食物連鎖の出発は植物（生産者）から始まり、草食動物（1次消費者）、草食動物を捕食する肉食動物（2次消費者）、さらに肉食動物を捕食する上位肉食動物（3次〜高次消費者）と続いている。生産者から高次消費者に至る関係はピラミッド状となっており（生態系のピラミッド：図5-1）、その段階が1つ上がると個体群の重量は約10分の1となることから、「10%の法則」と呼ばれている。つまりピラミッドの1つ上の消費者が1つ下の生

---

1　適応：　生物の環境への適応の概念には様々あるが、環境の連続的な変転によって招来される生物反応の短期間の変化を順化（Acclimatization）と呼び、その変化がその生物にとって合目的であり、生涯および世代に渡って永続的に及ぶものを適応（Adaptation）として区別することがある。

物を摂食する量は 10 倍となるので、摂取された有害物質も 10 倍に濃縮される（生物濃縮）ことになる。

### 3）環境の認知と評価

**（1）　環境と恒常性（ホメオスタシス）の維持**　　健康なヒトの血液中の血糖、タンパク質、体液の電解質や pH、体温などの内部環境は外部環境が変化してもほぼ一定に保たれており、これを恒常性（ホメオスタシス）の維持と言う。内部環境が定常状態から外れた時には、それをすばやく感知して元の状態に復元する機能が働くが、これはネガティブフィードバックと呼ばれている。生体の恒常性の維持のためには自律神経

生態系「ピラミッド」モデル

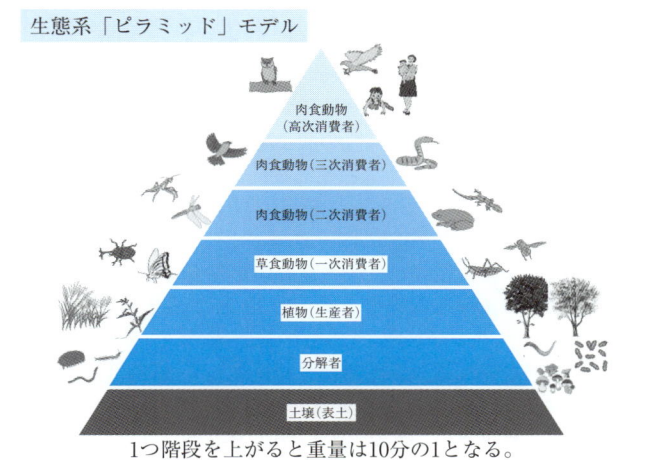

1つ階段を上がると重量は10分の1となる。

**図 5-1　生態系のピラミッド（10％の法則）**

出典）日本生態系協会編著. 環境を守る最新知識（第 2 版）信山社，2006；6：陸の生態系ピラミッドの改変

系（交感・副交感神経系）や内分泌系が重要な役割を果たしている。生体が外部の環境要因に曝されることを曝露（exposure）と呼ぶが、曝露量がそれほど大きくない場合は、生体の内部環境への負荷が少なく、内部環境の恒常性は保たれる。外部環境からの曝露量が大きくなると、過大な負荷が内部環境にかかることで、生体は恒常性を維持することが困難となり、遂には恒常性の破綻をきたす。

**（2）　化学物質の移動と生体への影響**　　生体が環境中の有害化学物質などへ曝露された際は、その物質の性状によって、経気道（ガス状物質、浮遊粒子状物質などの気道からの吸収）、経口（消化管からの吸収）、経皮（有機溶剤など脂溶性の高い物質の皮膚からの吸収）などの経路によって生体内に取り込まれる。取り込まれた物質は一部が吸収され生体内に分布し、その後は代謝され体外に排泄されるが、その一部は標的臓器[2]に蓄積し、生体に悪影響を与えることがある。外部環境あるいは内部環境における負荷量と個体への影響の関係を量—影響関係（dose-effect relationship）と呼び、負荷量と集団における生体反応の関係を量—反応関係（dose-response relationship）と呼んでいる。一般に量—反応関係は S 状曲線を描くことが知られている（図 5-2）。

**（3）　環境基準・環境リスクの考え方と環境リスク対策**　　環境要因と生体影響について、量—影響関係や量—反応関係について評価してまとめたものを環境の判定条件（クライテリア；criteria）といい、これをもとにして、環境の指針（ガイドライン；guideline）がまとめられる。さらに、社会、経済、技術、政治的判断をもとにして勧告が出され、健康障害の発生を防止するための政策的な目安である基準（スタンダード；standard）が決められる。一般に指針値、勧告値、基準値などを満たせば、健康への影響はほぼないと考えられるが、発がん性物質のように微量の曝露でも健康障害を発生す

---

2　標的臓器（target organ）：　決定臓器とも言う。生体内に取り込まれた物質の性質によって、主に分布したり影響を与える臓器が異なる。たとえば 6 価クロムは皮膚潰瘍、鼻中隔穿孔を起こし、カドミウムは腎臓での尿細管障害、有機水銀は中枢神経系に蓄積して障害を起こす。

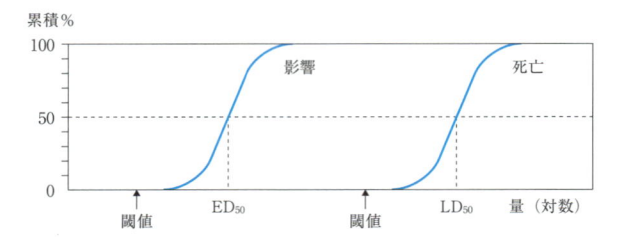

負荷量と集団における生体反応（影響の発現や死亡）の関係を量―反応関係（dose–response relationship）と呼び、一般に S 状曲線を描く。閾値（しきい値）以上で影響が出現し、半数が影響を示す量を半数影響量（$ED_{50}$）、半数が死亡する量を半数致死量（$LD_{50}$）と言う。

**図 5-2　量―反応曲線（dose–response relationship）**

　る化学物質も多数存在している。これらの化学物質の健康影響については、これまでの科学的知見からリスク[3]評価（リスクアセスメント；risk assessment）を実施することが重要であり、そこで用いられる考え方が環境リスクの概念である。環境リスク対策はリスク研究（モニタリングやサーベイランス）の結果を用いて、リスク評価を実施し、さらに政策的なリスク管理を行う。また、リスクを伝えて情報を共有し、有識者、行政、一般市民の相互理解を図るリスクコミュニケーションも重要である。環境リスク管理の原則はリスクをゼロとする「ゼロリスクの原則」、リスクを一定レベル以下とする「リスク一定の原則」、リスクを上回る便益性があること「リスク・ベネフィットの原則」などがあり、これらの原則に従って環境リスク低減のための方策が決定、実施される。

**（4）　環境影響評価**　　環境破壊や被害を未然に防ぐために開発事業などによって生じる環境影響について、事前に調査、予測、評価を行い、その結果に基づいて環境保全措置を検討することが環境影響評価（環境アセスメント）である。1997（平成 9）年に環境影響評価法が成立し、環境アセスメント制度が強化された。対象となる事業は、道路、ダム、鉄道、飛行場、発電所、廃棄物処分場などの大規模事業である。また、2008（平成 20）年には生物多様性基本法が成立することで地球規模の生物多様性条約に協調し、さらに 2011（平成 23）年には環境影響評価法が改正され、環境アセスメントへの取り組みの強化がなされている。

---

3　リスク（risk）：　　リスクとは確率的な危険度のことであり、具体的な危険（ハザード：hazard）とそれが起こる確率の積（リスク＝ハザード×頻度〔発生する確率〕）で表される。

## 2　環境の要因別理解

　環境がヒトの健康に与える影響については、環境の把握や測定の方法によって、環境を「物理的環境」「化学的環境」「生物的環境」「社会・文化的環境」などに分類して理解することが重要である。ここでは主として物理化学的環境および生物学的環境要因について取り上げる。

### 1）温　　熱

　ヒトの温熱感覚には主として温度が関連しているが、湿度が低く風がある時は涼しく感じるなど、湿度や気流の影響によって温熱感覚は異なる。快適温熱条件は、個人差や人種差などがあり、一般に冬は20℃、夏は22℃程度が快適とされている。温熱感覚に影響する要因としては、気温のほかに、湿度、気流、輻射熱[4] が重要であり（温熱の4要素）、感覚的な温度指標として、有効温度（ET）のほかに、新有効温度（ET*）、修正有効温度（CET）、湿球黒球温度[5] 指数（WBGT）、不快指数（DI）などが使用される（表5-1）。近年、WBGT は産業現場や運動時の熱中症の指標として重要視されている。

　高温環境における生体の障害は熱中症として総称され、近年急増している。高温多湿な環境中で、多量の発汗に伴う塩分（NaCl）の喪失性の脱水が生じて発症する。熱中症は従来、熱けいれん（塩分の喪失によって生じる筋けいれん）、熱疲労（脳への血流が減少して集中力が低下した状態）、熱射病（体温調節中枢が障害され、体温は40℃以上に達し、意識障害、ショックを生じ死亡する危険が高い状態）などに分類されてきた。近年は、治療の必要性に応じて、Ⅰ度（現場での応急処置で対応できる軽症）、Ⅱ度（病院への搬送を必要とする中等症）、Ⅲ度（入院して集中治療の必要がある重症）に分類されている。地球温暖化や都市部のヒートアイランド現象などの複合的影響によって熱中症が増加しており、2024（令和6）年の5月～9月の熱中症による救急搬送者数は9万7578人（65歳以上の高齢者が過半数）で過去最高

### 表5-1　主な温熱指標の特徴

| 有効温度（ET） | 湿度100％で無風の時のヒトの感覚を基準として、湿度と気流の条件が変化した時の温熱感覚を評価する |
|---|---|
| 新有効温度（ET*） | 湿度50％でのヒトの感覚を基準として、気温、湿度、気流、着衣、作業量などの変数から、温熱感覚を総合的に評価する |
| 修正有効温度（CET） | 乾球温度の代わりに黒球温度を用いて輻射熱の影響を考慮して求める |
| 湿球黒球温度指数（WBGT） | 気温、湿度、気流、輻射の値から、有効温度の近似値を求める<br>暑熱作業やスポーツにおける熱中症予防の指標となる<br>日射あり：WBGT ＝ 0.7WB ＋ 0.2GT ＋ 0.1DB<br>日射なし：WBGT ＝ 0.7WB ＋ 0.3GT |
| 不快指数（Discomfort Index：DI） | 暑さに対する不感を示すもので、気温と湿度から有効温度の近似値を求める<br>DI ＝ 0.72×（DB ＋ WB）＋ 40.6 |

DB：乾球温度　　　WB：湿球温度　　　GT：黒球温度　　　　　　　　　　　　　　（筆者作成）

---

4　輻射熱：　遠赤外線などの熱線により直接伝わる熱を言う。太陽の自然な暖かさや、電気ストーブの熱なども輻射熱によるものである。

5　黒球温度：　黒球温度計（globe temperature）を用いて測定した温度のことである。使用する黒球（直径が15cm と7.5cm の2種類がある）に棒状の水銀温度計を挿入した構造で、作業時や運動時の輻射熱の測定に用いられる。

　2011（平成23）年3月11日に発生した東日本大震災と、その後に発生した東京電力福島第1原子力発電所の炉心溶解を伴う事故によって、近隣地域一帯に放射能汚染が発生した。特に放射性ヨウ素131（甲状腺がんに関連）、セシウム137（白血病などに関連）などの放射性物質による健康障害の発生が懸念され、様々なデータの蓄積と分析、健康調査が実施されてきた。2013年5月に原子放射線の影響に関する国連科学委員会（UNSCEAR）が、「2011年東日本大震災後の原子力事故による放射線被ばくのレベルと影響」についての報告書をまとめた。報告書では、福島第1原発から大気中へ放出されたヨウ素131とセシウム137の総量は、チェルノブイリ事故における推定放出量のそれぞれおよそ10％および20％程度と推定され、公衆への健康影響としては、甲状腺がん、白血病ならびに乳がん発生率や他の健康影響が今後増加することは予想しにくいとしていた。食品中の放射性物質については、2012年より放射性物質を含む食品からの被ばく線量の上限を、年間5ミリシーベルトから、1ミリシーベルトに引き下げ、これをもとに食品中のセシウム137の新基準値が設定された。震災後10年となる2022年に出された UNSCEAR 2020/2021年報告書では、公衆の被ばく線量は2013年報告書と比較して減少または同程度であり、放射線被ばくが直接の原因となるような将来的な健康影響は見られそうにないとしている。また対象としたいずれの年齢層においても甲状腺がんの発生増加は見られず、作業者に関しても、白血病と全固形がんの発生の増加はありえそうにないとしている。放出された放射性物質の陸域、淡水域、海洋域環境への移行・拡散に関する評価では、2012年までに、福島第1原発沖の沿岸域の海水でも、セシウム137の濃度は事故前のレベルを超えることはほとんどなかったとしている。当委員会は、福島原発事故による放射線被ばくによる野生生物集団に対する地域限定的な影響はありえそうにないとみなしているが、放射線レベルが増加した地域では、有害な影響が見られた植物や動物も観察されており、ヒト以外の生物相への放射線被ばくの影響を、今後も調査することは有益であるとしている。

に達し、死亡者数は120人となった。熱中症予防対策として、2021（令和2）年度から WBGT に基づく熱中症警戒アラートが運用されている。寒冷による健康障害としては低体温症がある。冬山での遭難、泥酔や服薬下での寒冷曝露（10℃以下で危険）などによって、体温下降、疲労感、眠気が生じ、体温が30℃以下で意識消失から凍死に至る。近年、体温調節機能の低い高齢者を中心として登山中の死亡事故が多発しており、その多くは低体温症によるものである。

### 2）騒音と振動

　騒音とは音声、音楽などの伝達を妨げたり、生活に障害や苦痛を与える望ましくない音である。音の要素には、周波数（音の高低）、強さ（波の振幅）、音色（波型）があり、ヒトが聞き取れる周波数（可聴域）は 20Hz～20kHz 程度である。音の物理的な強さは音圧（C特性：dB〔C〕）で表されるが、感覚として感じる音の大きさ（A特性：dB〔A〕）は、同じ音圧（dB〔C〕）であっても周波数が異なると違ってくる。80～85dB 以上の騒音に慢性的に曝露されることにより次第に進行する難聴が騒音性難聴[6]であり有効な治療法がないため、耳栓などによる予防が重要である。騒音の健康影響としては自律神経系と内分泌系への影響が大きく、疲労・イライラ感の増大、胃液・唾液分泌液の減少、血圧上昇、睡眠障害などがある。

　振動は全身振動と局所振動に分けられ、全身振動による障害は 1～80Hz の周波数が対象となる。

---

6　騒音性難聴：　騒音に慢性的に曝露されることで生じる内耳の有毛細胞の消失に伴う感音性難聴であり、4000Hz を中心とした高音域の聴力損失（C5-dip）から始まる。日常会話の音域は 500-2000Hz が中心であるため早期の騒音性難聴は自覚に乏しい。

発生源として、自動車、電車、船舶、航空機、工作機械などがある。1Hz 以下の振動は動揺と言い、船酔いなどの動揺病を生じる。振動の健康影響としては、自律神経障害、末梢血管の収縮、血圧・心拍数の上昇、胃腸障害、睡眠障害などがある。局所振動障害として、チェンソー、削岩機などの使用により末梢循環障害を生じることで、手指の発作的蒼白化（レイノー現象）が発症する。

### 3) 放 射 線

　放射線には、地球上に存在する自然の放射線と人工の放射線が存在し、大きく、電離放射線（狭義の放射線）と非電離放射線に分けられる。

**（1）　電離放射線**　電離放射線の種類は、電磁波（エックス線、$\gamma$ 線など）および粒子線（$\alpha$ 線、$\beta$ 線、中性子線、電子線、陽子線、重陽子線など）があり、エックス線診断やがん治療などに用いられる。電離放射線による健康障害は照射組織の原子が電離・励起されるために引き起こされるが、特に放射線感受性が高い細胞（骨髄、リンパ組織、生殖腺、皮膚）や胎児、小児の被ばくが問題となる。健康障害としては身体的障害と遺伝的障害がある。身体的障害は、早期障害としての急性放射線症（悪心、嘔吐、急性死）、造血臓器障害（白血球減少、貧血、出血傾向）、生殖障害（無精子症、不妊）、皮膚障害（放射線皮膚炎、脱毛、潰瘍）があり、晩発障害には白血病、皮膚がん、甲状腺がん、白内障の発生などがある。遺伝的障害としては、遺伝子突然変異や染色体異常などがある。電離放射線の健康影響は障害発生のしきい線量[7]が存在すると想定される非確率的影響（早期障害など）と、しきい線量がない確率的影響（がんや遺伝的障害の発生など）に分けられる。電離放射線の単位[8]として、国際単位系 SI が定められている。電離放射線の管理としては、発生源の遮蔽、管理区域の設定、個人被爆モニタリング（フィルムバッジ）、特殊健康診断の実施などがある。

**（2）　非電離放射線**　非電離放射線は生体組織に電離作用を起こさない放射線であり、波長の短いものから、紫外線（100-380nm）、可視光線（380-760nm）、赤外線（760-1000nm）、マイクロ波（1mm-1m）およびレーザー光線などがある。紫外線は波

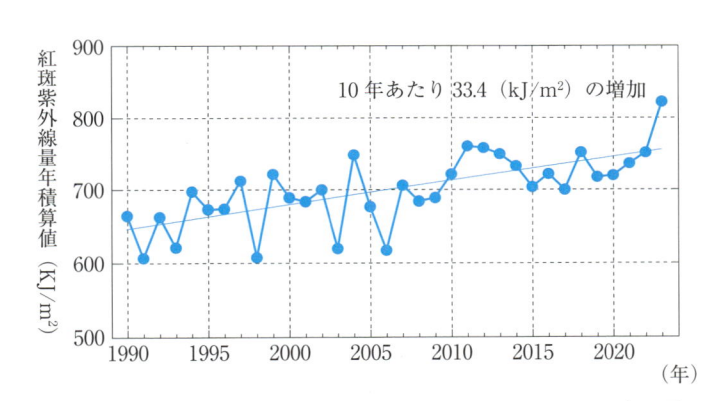

気象庁の観測では、国内の紫外線量は、観測を開始した 1990 年以降、長期的な増加傾向を認める。

**図 5-3　つくばにおける紅斑紫外線量年積算値の経年変化**

出典）気象庁ホームページ（https://www.data.jma.go.jp/gmd/env/uvhp/diag_cie.html）

---

7　しきい線量：　一般的にある値以上で効果が現れ、それ以下では効果がない境界の値を「しきい値」と言う。放射線影響の分野では、皮膚紅斑、脱毛、不妊など、放射線の非確率的影響（確定的影響）には、効果を生ずる最小の線量が存在するとされ、これをしきい線量と言う。

8　電離放射線の単位：　国際単位系 SI が定められており、放射能の強さの単位のベクレル（Bq）、吸収線量（単位質量あたりの吸収エネルギー量）の単位であるグレイ（Gy）、実効線量（実際の生体影響の大きさ）の単位であるシーベルト（Sv）が使用されている。X 線、$\gamma$ 線は 1Sv＝1Gy であるが、$\alpha$ 線の場合は 1Gy＝20Sv となる。

長によって、UV−A（近紫外線：320-380nm）、UV−B（ドルノー線：280-320nm）、UV−C（遠紫外線：200-280nm）に分けられ、殺菌作用やビタミンDの活性化作用をもつ。健康障害として紅斑、皮膚炎、色素沈着、皮膚がん、角膜炎（電気性眼炎）などがある。オゾン層の破壊による有害紫外線の増加が懸念されているが、近年ではオゾン層の減少は認めないものの、紫外線量は増加傾向にある（図5-3）。赤外線は主に高温の物体から発生し、温熱作用、紅斑、白内障などを生じる。マイクロ波は赤外線より長波長の電磁波で、テレビ、ラジオ、携帯電話などから発生し、深部への熱作用、白内障、無精子症などを起こす。レーザー光線は紫外線から赤外線の波長領域で、単一波長で強いエネルギー密度をもっている。

### 4）気　　　圧

　気圧は、通常 mmHg またはヘクトパスカル（hPa）で表され、1気圧＝760mmHg（1013hPa）である。高度の上昇とともに気圧は低下し5800mでは約1/2気圧となり酸素分圧も半減する。一方、水中における圧力（水圧）は水深が10m増すごとに約1気圧ずつ増加する。低気圧（低酸素）による健康障害として、高所へ移動した場合や、呼吸不全、心不全、貧血などがある場合には低酸素血症を生じ、頭痛、呼吸・脈拍の増加、めまい、吐き気などの症状が出現する。高所へ移動した際の低酸素障害を急性高山病と言い、2500m以上の高度に短時間に到達した際に頭痛、睡眠障害、呼吸困難、めまい、吐き気などの症状が出現し、重症の場合は肺水腫や脳浮腫に進展し死亡する場合もある。高気圧による健康障害は、潜函作業などの高気圧作業の際に認められる。加圧時の障害として、耳、鼻、歯などの締めつけ障害（スクイーズ）、酸素、窒素、二酸化炭素などの分圧上昇による、肺酸素中毒、脳酸素中毒、窒素酔い（愉快な気分）、頭痛などがある。減圧時の健康障害として、減圧によって脂肪組織に溶解していた窒素が気泡化し、微小血管を閉塞することで発症する減圧症（潜函病）があり、急性症状としては、皮膚掻痒感、呼吸困難や胸内苦悶（チョークス）、関節痛（ベンズ）、慢性症状としては骨の壊死性変化（無菌性骨壊死）が見られる。

### 5）生物的環境要因

　ヒトに感染し健康を脅かす生物的環境要因としては、寄生虫、原虫、細菌、ウイルスなどがある。2019年に新たに出現しパンデミック[9]（世界的流行）をもたらした新型コロナウイルス（COVID−19）やAIDSなどの新興感染症、いったんは制圧されたように考えられたが近年に再び増加してきた感染症である再興感染症（マラリア、結核など）がある。

　ウイルス感染症としては、主として気道感染を主とする、アデノウイルス、インフルエンザウイルス、コロナウイルス、RSウイルスなどがある。神経系へのウイルス感染症としては、単純ヘルペスウイルス、日本脳炎ウイルスなどによる急性脳炎、エンテロウイルス、ムンプスウイルスなどによる髄膜炎、感染後脳炎、クロイツフェルト・ヤコブ病などの遅発性ウイルス感染症などがある。肝臓へ感染する肝炎ウイルスは、A、B、C、D、E型が区別されている。慢性持続性感染で問題となるのは、B型およびC型の肝炎ウイルスで、放置すれば肝硬変や肝がんに進行する可能性が高い。B型肝炎については感染予防のためのワクチン接種が実施されており、抗ウイルス治療として、

---

9　パンデミック（pandemic）：　同一感染症が短期間に世界的に流行することである。また、特定の集団・地域内で、特定の一時期、感染症が広がることをエピデミック（epidemic）、特に突発的に規模が拡大し集団で発生することをアウトブレイク（outbreak）と呼ぶ。

---

### コラム 3　新興感染症（新型コロナウイルス：Covid-19）と再興感染症

　世界保健機関（WHO）の定義では、新興感染症は「かつては知られていなかった、この 20 年間に新しく認識された感染症で、局地的あるいは国際的に公衆衛生上の問題となる感染症」とされ、世界的な感染拡大（パンデミック）によって、多くの人の生活や生命を脅かす危険があり、多くは動物由来感染症である。主な新興感染症として、エボラ出血熱、MERS（中東呼吸器症候群）、SARS（重症急性呼吸器症候群）、重症熱性血小板減少症候群（SFTS）、新型インフルエンザ（H5N1）、ヒト免疫不全ウイルス（AIDS）などがある。2019 年に中国の武漢市で発生したとされる、新型コロナウイルス（COVID-19）感染症は瞬く間に全世界に拡大し、2020 年 3 月 11 日、WHO は新型コロナウイルス感染症がパンデミックの状態にあると宣言した。2023 年 3 月時点での世界における感染者数は 6 億 7000 万人を超え、死者も 680 万人以上が報告されたが、実数はこれをはるかに上回ると考えられており、人的影響に加えて、社会・経済に大きな打撃を与えた。わが国では 2023 年 5 月に新型コロナウイルス感染症は感染症法の 2 類相当から「5 類感染症」に変更され人々の行動制限が緩和されたが、現在も様々な変異ウイルスが出現してその流行は継続している。再興感染症とは「既知の感染症で、既に公衆衛生上の問題とならない程度まで患者が減少していた感染症で、再び流行し始め患者数が増加したもの」と定義されている。いったん制圧した感染症が再度増加する原因として、耐性菌の増加、地球温暖化による生態系の変化、交通手段の発達、病原性の強毒化などが考えられる。主な再興感染症としては、結核、マラリア、デング熱、狂犬病、黄色ブドウ球菌感染症などがある。

---

インターフェロンや核酸アナログ製剤が使用される。C 型肝炎については、かつて輸血による感染が拡大したが、1990 年代に抗体検査が導入されて新たな感染は減少している。抗ウイルス治療として、インターフェロンや直接作用型抗ウイルス薬などが使用されている。その他のウイルスとしては、麻疹ウイルスや風疹ウイルスには生ワクチンの定期接種が実施されている。またムンプスウイルスは流行性耳下腺炎（おたふくかぜ）を起こす。ウイルス性の下痢症の主な起因ウイルスとしては、ノロウイルス[10] による急性胃腸炎（下痢症）が最も多く、主に冬季に流行する。その他、ロタウイルスによる乳幼児の下痢症がある。AIDS ウイルスはレトロウイルスに属しており後天的免疫不全を発症する。子宮頸がんの発症ウイルスであるヒトパピローマウイルス（HPV）はその副作用によって一時積極的接種が中止されたが、2022（令和 4）年から接種勧奨が再開されている。

　細菌性あるいは原虫性感染症には多くの種類が挙げられるが、主な感染症として、循環水の汚染源であるレジオネラ症、O157（腸管出血性大腸菌）、MRSA、VRE[11]、コレラ、結核症などがあり、原虫症ではマラリアや耐塩素性病原微生物であるクリプトスポリジウム症などがある。

　その他の感染症の起因要因として、マイコプラズマ、クラミジア、リケッチア、スピロヘータ、真菌、寄生虫などによる感染症がある。

---

10　ノロウイルス：　主に冬場に多発し、乳幼児から高齢者までの幅広い年齢層に急性胃腸炎を引き起こし、腹痛・下痢・吐き気・嘔吐を生じる。ウイルスは、乾燥や熱にも強く、感染力が非常に強く少量のウイルス（10〜100 個）でも感染・発症する。患者の嘔吐物や排泄物にウイルスが多量に含まれており、塩素系漂白剤を用いた消毒が効果的である。

11　MRSA、VRE：　MRSA とはメチシリン耐性黄色ブドウ球菌（methicillin-resistant Staphylococcus aureus）のことで、抗生物質のメチシリンに対する薬剤耐性を獲得した黄色ブドウ球菌で、抗生物質の乱用によって出現する。主な治療薬はバンコマイシンである。VRE とはバンコマイシン耐性腸球菌（vancomycin-resistant Enterococci）のことで、バンコマイシンに対する薬剤耐性を獲得した腸球菌である。

## 3 生活環境と健康

### 1）空気と健康

**（1）空気の正常成分**　正常空気の主な成分として、0℃、1気圧下で、窒素（$N_2$）：78.10％、酸素（$O_2$）：20.93％、二酸化炭素（$CO_2$）：0.04％、アルゴン（Ar）：0.93％などがある。$N_2$ は不活性ガスであり、ヒトの生命への直接影響はほとんどない。$O_2$ は生体にとって必要不可欠であり、16％以下で、脈拍・呼吸数の増加、頭痛、吐き気などを生じ、10％以下では意識消失、けいれんなどを生じて死に至る。$CO_2$ は呼気中に約4％含まれるが、空気中の濃度が3〜4％になると、頭痛、めまい、血圧の上昇などが出現する。室内の空気汚染の指標であり、建築物環境衛生管理基準は0.1％以下である。

**（2）空気の異常成分**　空気の異常成分としては、一酸化炭素（CO）、硫黄酸化物（SOx）、窒素酸化物（NOx）、浮遊粒子状物質（SPM）、光化学オキシダントなどがある。CO は無色、無臭の気体で酸素よりも血液中ヘモグロビンと250倍結合しやすく、生体の酸素利用を阻害する。10ppm で精神活動の低下、100ppm で頭痛やめまいを生じ、5000ppm では1時間以内に死に至る。SOx（主に $SO_2$ および $SO_3$）は化石燃料の燃焼により発生し、無色で刺激臭があり水に溶けやすい。上気道の刺激作用が強く、慢性気管支炎、喘息を引き起こす。近年では $SO_2$ は0.005ppm 以下となり環境基準（0.04ppm 以下）をクリアしている。NOx（主に NO および $NO_2$）は主として自動車などの移動発生源より発生し、無色で刺激性が強く、肺の深部に達して慢性気管支炎や肺気腫を起こす。近年、$SO_2$ は0.005ppm 以下となり環境基準（0.04ppm 以下）を達成しており、$NO_2$ についても低下傾向であり、環境基準（0.04〜0.06ppm 以下）を達成している。

浮遊粒子状物質（SPM）は大気中に浮遊する粒径が10μm 以下の微粒子で、煙、粉塵、アスベスト（石綿）、ディーゼル排気粒子（DEP）など多種類がある。直径が0.1〜5μm のものが肺胞に到達しやすく、近年では粒径が2.5μm 以下の PM2.5 [12] の健康影響が懸念されている。大気中の窒素酸化物や炭化水素が紫外線を受けることで、光化学反応により2次的汚染物質が生成されるが、そのうち刺激性の強いオゾン、アルデヒド類を総称して、光化学オキシダントと呼んでいる。

### 2）水と健康

成人の体重の約60％を占める水は、体内における化学反応に必要不可欠な物質である。正常成人の1日水分排出量は約2500mL であり、その量は生命維持に必要な水の生理的必要量に相当する。また、ヒトは生命維持以外にも、日常生活を営む上で生活用水の使用が不可欠であり、日本人の水の平均給水量は約332L/日/人（2020〔令和2〕年）に達している。一般に水は、上水、中水（再生水）[13]、下水の3種類に分類される。

---

12　PM2.5：　大気中に浮遊する粒子径が概ね2.5μm 以下の微粒子のことで、従来の浮遊粒子状物質（SPM：直径10μm 以下の粒子）よりも小さなもの。PM2.5 は非常に小さく（髪の毛の太さの1/30程度）、肺の奥深くまで入りやすく、呼吸系への影響に加えて循環器系への影響も懸念される。環境基準は日平均値で35μg/$m^3$ 以下、年平均値で15μg/$m^3$ 以下である。

13　中水（再生水）：　一度使用した水道水や下水処理水の再処理水（再生水）であり、水洗トイレの用水や公園の噴水など、飲用には適さないが、雑用、工業用として使用される。再生水とも呼ばれ、水の再利用、水道料金の削減などの観点から注目を集めている。

①　上水　　ヒトが飲用するために供給される水を上水と言う。日本における上水道の普及率は高く、2022（令和4）年度末で98.3％に達している。19世紀末にアメリカおよびドイツで観察された「水を濾過して供給すると消化器系伝染病死亡率が低下するだけでなく心臓病、結核、腎臓病などの一般の死亡率も低下する」現象を、ミルス・ラインケの現象と言う。健康な生活を営むための上水の条件として、人体に安全であること、使用上不便がないこと、不快感がないこと、美味しいことなどがある。日本では水道法で上水の水質基準が定められており、2020（令和2）年に改正された水質基準では、水質基準項目51項目と、水質管理上留意すべき項目である水質管理目標設定項目および要検討項目が定められている。また、クリプトスポリジウムなどの耐塩素性病原性微生物対策の強化のための濾過など、病原性微生物の除去措置が義務づけられている。水質基準項目の中でも大腸菌、塩化物イオン、硝酸態窒素、亜硝酸態窒素は、し尿汚染の指標として重要である。

上水道は水源からの取水、導水、浄水場での浄水、送水、配水などの施設により構成される。浄水は、沈殿、濾過、消毒の順に実施される。濾過法には緩速濾過と急速濾過があり、急速濾過では薬品沈殿を用いることで、微粒子の沈殿・濾過速度を上げることができ、日本では大半が急速濾過を採用している。濾過された水は消毒および再汚染防止の目的で、給水栓末端での遊離残留塩素を0.1ppm以上に保つよう塩素（$Cl_2$）消毒を行う。添加された塩素は一部が有機物と反応し、残りの塩素は HOCl（次亜塩素酸）および OCl⁻（次亜塩素酸イオン）など、強い殺菌力をもつ遊離残留塩素となる。遊離塩素と水中の有機物質（フミン質）が反応することで、変異原性や発がん性をもつトリハロメタン[14]が生成される。他の消毒法として、オゾンや紫外線を用いた殺菌、煮沸、重金属を用いた殺菌などがある。

②　下水　　下水道は、都市部の雨水や生活排水、産業排水を地下水路に集めて、公共用水域へ排水するための施設である。未処理の汚水が環境中へ排出されることで生じる環境汚染や大雨による浸水などを防ぐため、下水道が整備されている。日本における下水道の整備は上水道に比較して遅れており、2022（令和4）年度末の普及率は81.0％である。下水の処理方法には、汚水と雨水を同

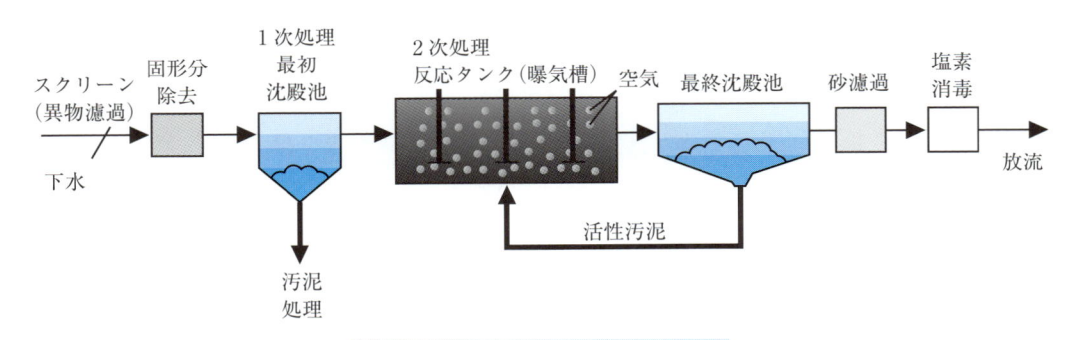

**図5-4　活性汚泥法による下水処理**

出典）ウィキペディア「膜分離活性汚泥法」の図より改変

---

14　トリハロメタン：　メタン（$CH_4$）の4個の水素のうち、3個がハロゲン元素（フッ素、塩素、臭素など）に置換されたものがトリハロメタンで、トリクロロメタン、トリブロモメタンなどがある。有機物が多く含まれる水を塩素で殺菌する時に発生し、発がん性、変異原性を有する。

表 5-2　主な水質汚濁の指標と意義

| 指　標 | 内　容 |
|---|---|
| 水素イオン濃度（pH） | 酸性、アルカリ性の指標。都市下水は 7.0 前後 |
| 浮遊物質（SS） | 水に溶けない懸濁性の物質（直径 2mm 以下）。水の濁りの原因 |
| 溶存酸素（DO） | 水に溶解している酸素量。DO が小さいと硫化鉄が発生し水が黒色となる |
| 生物化学的酸素要求量（BOD） | 水中の有機物が、好気性菌によって酸化分解されるのに必要な酸素量。BOD 高値は水の汚れの程度が大きい |
| 化 学 的 酸 素 要 求 量（COD） | 水中の有機物が酸化剤で酸化されるのに必要な酸素量。COD 高値は水の汚れの程度が大きい |

じ下水管で流す合流式と汚水と雨水を別々の下水管に流す分流式がある。合流式は大雨の時には、雨水と汚水の混合水の一部を未処理のまま河川に放流することがあるため、近年では主に分流式が採用されている。下水処理の過程は嫌気性処理と好気性処理に大別される。好気性処理の代表として活性汚泥[15]法（図 5-4）があり、1 次処理した下水に活性汚泥（好気性を多数含む泥状物）を加えて空気を送り込んで攪拌し、好気性菌による分解を行う（2 次処理）。その後下水は沈殿池に送られ、上澄みは塩素消毒後に放流し、沈殿物は再び活性汚泥として再利用される。活性汚泥法は大量の下水を短時間に処理でき、大規模処理に広く用いられる。近年、富栄養化の防止、下水処理水再利用のために、オゾン酸化、イオン交換などを用いた高度処理（3 次処理）が行われることも多い。

　汚染された水が環境中に排出されると健康障害に加えて、広範囲にわたる環境破壊が引き起こされる。水質汚濁の原因としては工場排水、生活排水や都市下水の直接排水、廃棄物の河川や海洋などへの投棄、タンカー、海底油田の事故による海洋汚染などがある。水質汚濁による健康障害や環境破壊の発生を防ぐために、水質汚濁に関する環境基準が定められている。これは公共用水の水質について達成し維持することが望ましい基準を定めたもので、ヒトの健康の保護に関する項目（健康項目）と生活環境の保全に関する項目（生活環境項目）がある。健康項目の 2022（令和 4）年度の達成率は 99.1％と高い。生活環境の保全に関する環境基準は河川、湖沼、海域の別に定められており、水素イオン濃度（pH）、浮遊物質（SS；Suspended Solid）、溶存酸素（DO；Dissolved Oxygen）、生物化学的酸素要求量（BOD；Biochemical Oxygen Demand）、化学的酸素要求量（COD；Chemical Oxygen Demand）、大腸菌群数、全窒素、全リンなどの項目が定められている（表 5-2）。近年、有機物による汚染の指標である BOD または COD の達成率は横ばい状態で、2022 年度では全体で 87.8％であり、河川での達成率は高い（93.1％）が、湖沼（50.3％）、海域（79.8％）では依然として低い。

### 3）住居と健康

　住居はヒトの主に生活活動を行う場所であり、健康で快適な居住環境を保つためには、換気、防音、清掃、採光などの室内環境の適切な維持・管理が必要である。室内環境の中で特に健康に大きな影響を与えるのは空気環境であるが、主な汚染物質として、一酸化炭素（CO）、二酸化炭素（$CO_2$）、浮遊粒子状物質、ハウスダスト、家ダニなどが挙げられる。ハウスダストや家ダニなどは、喘息などの呼吸器系疾患やアレルギーの原因となるので、室内空気汚染の対策として十分な換気が

---

15　活性汚泥：　人為的・工学的に培養・育成された好気性微生物を含む「生きた」浮遊性有機汚泥のことで、排水・汚水の浄化手段として下水処理場、し尿処理場などで広く利用されている。

重要である。

**シックハウス症候群**　　シックハウス症候群とは、欧米諸国で問題となったシックビル症候群から転じた和製英語で、住宅の新築や改装後に建材から発生するホルムアルデヒドなどの揮発性有機化合物 [16]（VOC：Volatile Organic Compounds）やダニ、カビなどが原因で体調不良または健康障害を引き起こすこととされるが、その定義は明確ではない。症状としては頭痛、喉や眼の痛み、鼻炎、嘔吐、呼吸器障害、めまい、皮膚炎など多様な症状を呈する。発症のメカニズムや治療法はいまだ不明な点が多いが、2006（平成 18）年の労働安全衛生法の改正では、VOC を含めて特定の化学物質の有害性・危険性の提言のための自主的な取り組みの促進が示された。シックハウス症候群の予防対策は室内のダニ、カビ対策と VOC の低減であるが、そのためには湿度を適正に保つこと、VOC 発生量の少ない建材や家具を用いることや、換気を十分に行うことなどがある。また新築の住宅への入居前には室内温度を 35℃程度に上げて、その後に換気を繰り返すことで、VOC の除去を促進することができる。また、ヒト側の対策としては、生活習慣や体質の改善、禁煙、ストレスの軽減、原因化学物質への減感作などが重要である。

## 4）廃　棄　物

　日常生活や産業活動に伴って生じる廃棄物は、国民生活の向上と産業活動の拡大に伴って膨大な量に上っており、廃棄物の適切な処理は大きな課題である。近年、廃棄物の不適正な処理、不法投棄などの問題が多発し、1970（昭和 45）年に制定された廃棄物処理法が数次にわたり改正され、廃棄物の発生抑制（reduce）、再利用（reuse）、再生利用（recycle）の推進、排出者責任の強化、不適正な処理に対する罰則強化などの措置が講じられている。

**（1）　一般廃棄物と産業廃棄物**　　廃棄物は、一般廃棄物（ごみ）と産業廃棄物 [17] に分類される。近年における一般廃棄物の排出量は減少傾向にある。ごみの排出割合では、生活系ごみが約 70％、事業系ごみが約 30％である。ごみの資源化の促進が図られているが、ごみのリサイクル率は、2022（令和 4）年度では 20.3％と横ばいとなっている。

　産業廃棄物の排出量は近年横ばい傾向にあり、「汚泥」の排出量が最多で、次いで「動物のふん尿」「がれき類」となっている。処理については、2021（令和 3）年度で産業廃棄物全体の 54.2％が再生利用されている。下水道事業で発生する汚泥（下水汚泥）は全産業廃棄物発生量の約 20％を占めるが、中間処理による減量化や再生利用化が進んでいる。廃棄物のリサイクルの推進を目的とした法律としては、容器包装リサイクル法、家電リサイクル法、建設リサイクル法、食品リサイクル法、自動車リサイクル法、パソコンリサイクル法、小型家電リサイクル法などがあり、それぞれ対象となる廃棄物の適正処理についての規則が定められている。

**（2）　産業廃棄物の不法投棄と越境移動**　　産業廃棄物の処理コストの高騰や処理方法の複雑化に

16　揮発性有機化合物（VOC）：　VOC は Volatile Organic Compounds の略で、WHO は、大気中に気体で存在する有機化合物のうち沸点が 50℃〜260℃の物質の総称と定義している。現在、ホルムアルデヒド（0.08ppm）、トルエン（0.07ppm）など 13 物質の濃度指針値と総揮発性有機化合物（TVOC）の暫定目標値が定められている。

17　一般廃棄物と産業廃棄物：　産業廃棄物は事業活動に伴って生じた廃棄物のうち、汚泥、動物のふん尿など法律で定められた 20 種類と「輸入された廃棄物」がある。一般廃棄物は産業廃棄物以外の廃棄物で、し尿のほか、主に家庭から発生する家庭系ごみと事業所から発生する事業系ごみがある。

| 赤色 | オレンジ色 | 黄色 |
|---|---|---|
| 液体または泥状の感染性廃棄物 | 血液や汚染物が付着した固形物 | 血液や感染物が付着した鋭利なもの |

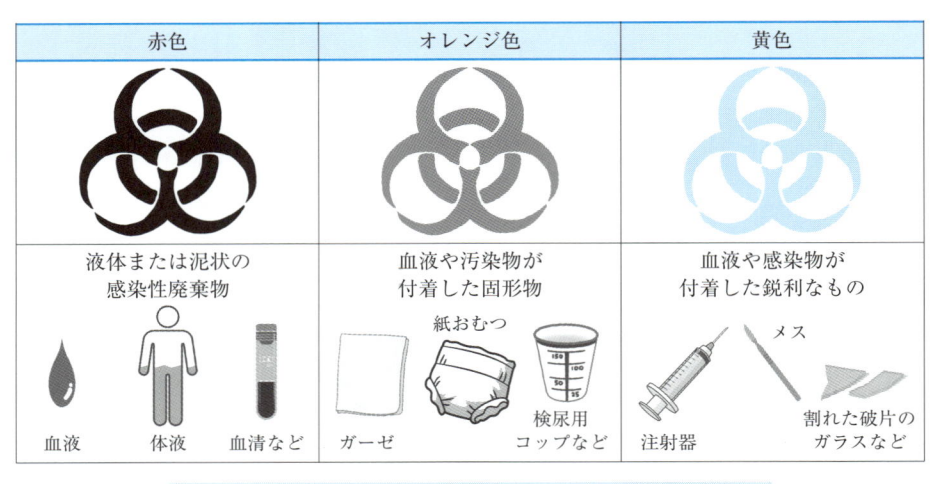

図5-5　バイオハザードマークの色と感染性廃棄物の種類

出典）株式会社山本清掃ホームページに掲載の図をもとに作成

よって、不法投棄などの増加が懸念されるが、廃棄物処理法の改正による廃棄物処理の許可要件や罰則の強化によって、産業廃棄物の不法投棄は減少傾向にある。不法投棄対策としては、未然防止、早期発見、拡大防止、不法投棄後の原状回復などがあり、特に公的・私的基金による原状回復のための経費支援が行われている。近年では、経済活動のグローバル化に伴って、有害廃棄物の越境移動の管理が重要となってきており、日本でも1992（平成4）年に特定有害廃棄物等の輸出入等の規制に関する法律（バーゼル法）が制定され、廃棄物の輸出入を規制している。

**（3）医療廃棄物**　医療廃棄物とは、医療機関などにおける医療行為に関連して排出される廃棄物である。感染症の汚染源となる可能性が高く、適切に処分する必要がある。医療廃棄物は、廃棄物処理法上は感染性廃棄物とされており、特別管理廃棄物に区分される。排出される内容物によって「感染性一般廃棄物」と「感染性産業廃棄物」に分けられている。「感染性一般廃棄物」としては、一般廃棄物のうち、血液などの付着した包帯・脱脂綿・ガーゼ・紙くずなどに感染性病原体を含む、または付着している恐れのあるものが挙げられる。「感染性産業廃棄物」としては、産業廃棄物のうち、汚泥（凝固した血液など）、廃油（アルコールなど）、廃酸（レントゲン定着液など）、廃アルカリ（凝固していない血液など）、廃プラ（合成樹脂の器具など）、ゴム（ディスポ手袋など）、金属（注射針など）、ガラス（アンプルなど）などがある。感染性廃棄物を入れた容器には、関係者が一目で感染性廃棄物であることを識別できるように「バイオハザードマーク」（図5-5）を添付することが奨励されている。

## 4　環境汚染と健康問題

　公害とは、事業活動や生活活動の増大などによって、エネルギーや資源の消費が増大することで環境中への排出物が増加し、広範囲にわたってヒトの健康や生活環境に被害が生じることである。日本では、1967（昭和42）年の公害対策基本法で「大気汚染、水質汚濁、土壌汚染、騒音、振動、地盤沈下、悪臭」が典型7公害に選定され、環境基準が設定されている。1972（昭和47）年には自然環境保全法が制定されたが、その後、環境政策の対象は国際的に広がり、さらに環境汚染の未然

防止や自然環境の積極的な保全を図ることが必要となり、1993（平成 5）年に環境基本法が制定された。また 2001（平成 13）年に環境庁は環境省となり、新たに廃棄物の処理および清掃に関する法律を所管することとなった。2022（令和 4）年度の典型 7 公害の公害苦情件数は 5 万 723 件で、近年は横ばい傾向にある。内訳としては、騒音が最多で 38.2％、次いで大気汚染 27.0％、悪臭 19.9％、水質汚濁 9.6％、振動 4.8％の順となっている。

## 1）日本における公害問題

　日本における公害の歴史としては、江戸時代に愛媛県別子銅山鉱毒事件、明治時代には栃木県足尾銅山鉱毒事件が発生し、多数の住民に健康障害が生じたことが有名である。戦後の 1950 年代からは経済の高度成長に伴って、大量生産・消費・廃棄が始まり、環境汚染の防止対策が後手に回った結果、いわゆる 4 大公害病が発生し多くの住民に多大な健康障害を招いた。

　**（1）　水俣病および新潟（第 2）水俣病**　1950 年代に熊本県の水俣湾沿岸の住民が、工場排水に含まれるメチル水銀の生物濃縮を受けた魚などを長期間摂取したことで、四肢末端の感覚障害、運動失調、求心性視野狭窄、中枢性聴力障害を主要症候とする神経系疾患を発症した。濃厚汚染によって短期間に死亡する者や、出生児に知能障害、運動機能障害が現れる胎児性水俣病も発生した。1960 年代には新潟県阿賀野川流域で同様の患者が多発し、新潟（第 2）水俣病と呼ばれた。2022 年 11 月末までの認定患者は熊本と新潟を合わせて 3000 人となっている。2004（平成 16）年の関西水俣病訴訟では、水俣病の被害拡大に関する行政責任が認定されており、未認定患者を含めて神経症状などを有する者を対象にした医療手帳や保健手帳の交付や、医療費支給などの総合対策医療事業が実施されている。2009（平成 21）年には水俣病特別措置法が成立し、未認定患者への一時金が支給された。

　**（2）　イタイイタイ病**　第二次大戦後から富山県神通川流域で発生した全身の激痛を主訴とする疾患である。原因は鉱山の排水中に含まれるカドミウム（Cd）による水質汚染および米の汚染であり、汚染された水や米を長期間摂取したことで腎障害や骨軟化症による骨折を発症した。認定患者は 2022 年 12 月末現在で、201 人となっている。

　**（3）　四日市喘息**　1960 年頃から三重県四日市市の石油コンビナートからの二酸化硫黄などを多量に含んだ重油燃焼ガスが原因で、地域住民に気管支喘息や慢性気管支炎が多発した。患者は若年層と 40 歳以上の中高年層に多発し、住民訴訟の結果、1972（昭和 47）年に住民が全面勝訴した。

　**（4）　慢性ヒ素中毒**　1970 年代に宮崎県土呂久地区および島根県笹ケ谷地区において鉱山から排出された亜ヒ酸によって、地域住民に慢性ヒ素[18]中毒を生じたもので、皮膚障害（皮膚がん、色素沈着、角化症）、末梢神経障害、脱力感などを発症した。認定患者は 2022 年 12 月末現在で、232 人となっている。

## 2）地球規模の環境問題とその対策

　産業革命以降、地球上の人々は物質を大量消費し、また新しい物質を大量につくりだすことで、身近な生活環境だけでなく、地球温暖化、酸性雨、砂漠化、オゾン層の破壊など、地球規模の環境

---

[18]　ヒ素（As）：　毒性が強く、農薬、木材防腐に使用される。単体ヒ素およびほとんどのヒ素化合物は、人体に非常に有害である。飲み込んだ際の急性症状として、吐き気、嘔吐、下痢、激しい腹痛などを認め、ショックから死に至ることもある。慢性症状として、皮膚炎や色素沈着、骨髄障害、末梢神経炎、黄疸、腎不全などがある。

　地球温暖化対策の国際的推進のために、1992 年のブラジルのリオデジャネイロにおける国連環境開発会議（地球サミット）で気候変動枠組条約が締結され、1994 年に発効した。この条約を締結した国（締約国）が毎年集まって「締約国会議（COP）」を開催しており、1997 年には京都で第 3 回締約国会議（COP3）が開催され、京都議定書（Kyoto Protocol）が採択された。京都議定書では、先進国を対象にして、2008～2012 年の温暖化ガスの平均排出量について、1990 年の排出量を基準にした削減量を数値目標として設定し、その目標達成を義務づけた（日本は 6% 削減が目標）。しかし、国際社会が長期目標として合意した、工業化以前と比べて気温上昇を 2℃ 未満に抑えるという "2℃ 目標" を達成することが難しいことが明らかになり、2015 年 12 月、パリで開催された第 21 回締約国会議（COP21）において「パリ協定（Paris Agreement）」が採択された。パリ協定は、京都議定書以来 18 年振りに合意された地球温暖化問題に対処する国際条約であり、2020 年以降は先進国も途上国もすべての国が 1 つの土俵で削減目標を設定して、目標達成のための国内措置を実施することを義務とした。2023 年 11 月、UAE のドバイにおいて開催された COP28 において、パリ協定の長期目標の達成に向けて世界全体の進捗状況を評価した結果、まだ軌道に乗っておらず、パリ協定の 1.5℃ 目標達成のための緊急的な行動の必要性が強調された。具体的な行動として、2025 年までの世界全体の排出量ピークアウト、全ての温室効果ガスを対象とした排出削減目標策定、2030 年までの世界全体での再エネ 3 倍・エネルギー効率改善率 2 倍、エネルギーシステムにおける化石燃料からの移行、持続可能なライフスタイルへの移行等が合意された。

にも深刻な悪影響を及ぼしつつある。これらの地球規模の環境問題への対応は、単一の国では困難であり、世界的な協力体制が必要である。地球規模での環境問題の認識や環境保護活動の支援のために、1972（昭和 47）年に国連人間環境会議、1973 年には国連環境計画（UNEP）が発足した。また、1992（平成 4）年にリオデジャネイロで国連環境開発会議（地球サミット）が開催され、地球環境保全のための行動原則であるリオ宣言が採択、2002（平成 14）年にはヨハネスブルグサミットで持続可能な開発に関するヨハネスブルグ宣言が採択された。わが国では 1993（平成 5）年に制定された環境基本法において、地球環境保全を「人の活動による地球全体の温暖化又はオゾン層の破壊の進行、海洋の汚染、野生生物の種の減少その他の地球の全体又はその広範な部分の環境に影響を及ぼす事態に係る環境の保全であって、人類の福祉に貢献するとともに国民の健康で文化的な生活の確保に寄与するものをいう」としている。

**（1）　地球温暖化**　　人間活動の拡大に伴って、二酸化炭素（$CO_2$）、メタン（$CH_4$）やフロン（クロロフルオロカーボン；CFC）などの温室効果ガスが大気中へ大量に排出されることで、地球全体の気温が上昇する現象である。特に $CO_2$ の温暖化への寄与度は最も大きく、2023（令和 3）年の世界の平均濃度は、前年と比べて 2.3ppm 増えて 420.0ppm となっており、その排出削減が緊急の課題である（図 5-6）。気候変動に関する政府間パネル（IPCC）の 2007 年の報告によれば、将来的には 2100 年までの地球全体の平均気温は 1.1～6.4℃ 上昇すると予測されており、日本の年平均気温も 100 年あたり約 1.40℃ の割合で上昇している（図 5-7）。

**（2）　酸性雨**　　大気汚染物質である窒素酸化物（NOx）および硫黄酸化物（SOx）が雨水に溶解することで、硝酸（$HNO_3$）や硫酸（$H_2SO_4$）などに変化し、pH が低下することで酸性雨となる。酸性雨の定義は国によって異なるが、日本では pH5.6 以下の雨を言う。酸性雨はヒトに対する影響だけでなく、環境への影響として土壌の酸性化による樹木の被害や湖沼や河川の酸性化による水産資源への被害、建築物や文化財の腐食などの問題を起こしている。雨以外にも、霧、雪、エアロゾル

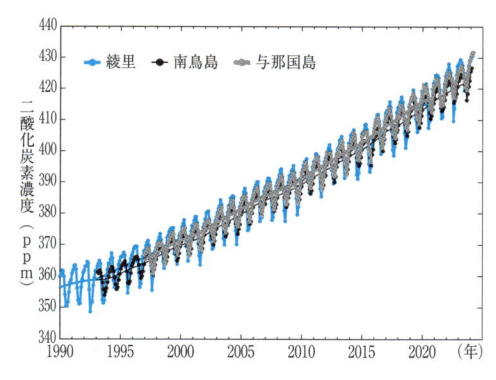

植物活動の影響による季節変動（夏季に減少、冬季に増加）を繰り返しながら、$CO_2$濃度は上昇を続けている。綾里（岩手県大船渡市）は与那国島や南鳥島に比べて高緯度に位置するが、北半球では高緯度ほど陸上生物圏活動の季節変動が大きいため、$CO_2$濃度の季節変動も大きくなる。

**図 5-6　大気中の二酸化炭素（CO₂）濃度の経年変化**

出典）気象庁ホームページ（https://ds.data.jma.go.jp/ghg/kanshi/ghgp/co2_trend.html）

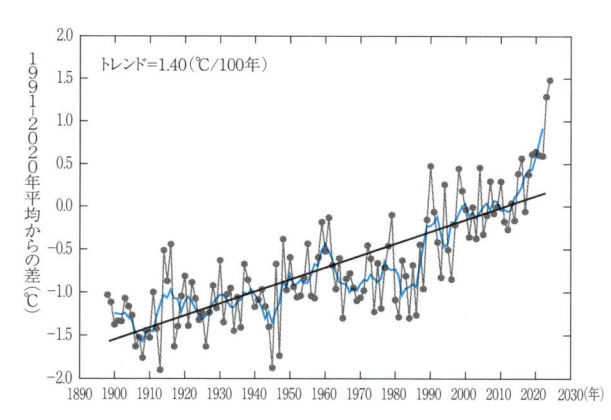

日本の年平均気温は、様々な変動を繰り返しながら、長期的には 100 年あたり 1.40℃の割合で上昇している。特に 1990 年代以降、高温となる年が頻出している。太線（青）：偏差の 5 年移動平均値、直線：長期変化傾向。基準値は 1991～2020 年の 30 年平均値。

**図 5-7　日本の年平均気温偏差の経年変化（1898～2024 年）**

出典）気象庁ホームページ（http://ds.data.jma.go.jp/ghg/kanshi/ghgp/co2_trend.html）

の酸性化もある。現在、東アジア諸国での酸性雨を監視するために、1993（平成 5）年から 13 ヵ国が参加した東アジア酸性雨モニタリングネットワーク（EANET）が稼動しており、2015（平成 27）年のバンコクにおける会合で、PM2.5 やオゾンのモニタリングの推進を含む、対象範囲を拡大した中期計画（2016～2020 年）が採択された。さらに、続く中期計画（2021-2025 年）の中で、2021（令和 3）年には EANET の活動範囲を、従来の酸性雨から、CO、VOCs、DSS（黄砂）等の、より広範な大気汚染問題に対応していくことが承認された。

**（3）砂漠化と森林資源の減少**　世界の陸地の約 27％を占めている森林は、樹木の伐採や開発、酸性雨の影響などで急速に破壊が進んでいる。一方で、地球の陸地の約 25％を占める砂漠は面積の拡大が続いており、特にアフリカにおいて深刻な問題となっている。砂漠化の要因として、過放牧、過耕作、薪炭材の過剰採取などが挙げられるが、背景として、貧困、人口の増加や移動、食糧問題などがあり、その結果深刻な干ばつと飢餓をもたらしている。アフリカなど砂漠化が深刻な地域における干ばつや砂漠化に対処するため、1996（平成 8）年に「砂漠化対処条約」が発効し、日本は 1998 年に批准している。

**（4）オゾン層の破壊**　地上 10～50km の成層圏に存在するオゾン層は、有害な紫外線を吸収する役割をもつが、冷蔵庫やエアコンの冷媒剤やスプレーなどに含まれるフロンなどにより破壊される。特に高緯度地方においてオゾンの減少が著しく南極上空ではオゾン層が希薄となるオゾンホールが観測されている（図 5-8）。オゾン層の破壊によって、地表に到達する有害紫外線が増加すると、皮膚がんや白内障などの健康障害が増加する。オゾン層保護のためのウイーン条約が 1985（昭和 60）年に、オゾン層の破壊物質規制のためのモントリオール議定書が 1987（昭和 62）年に採択されている。フロンの使用はすでに禁止されており、2001（平成 13）年にフロン回収・破壊法が施行さ

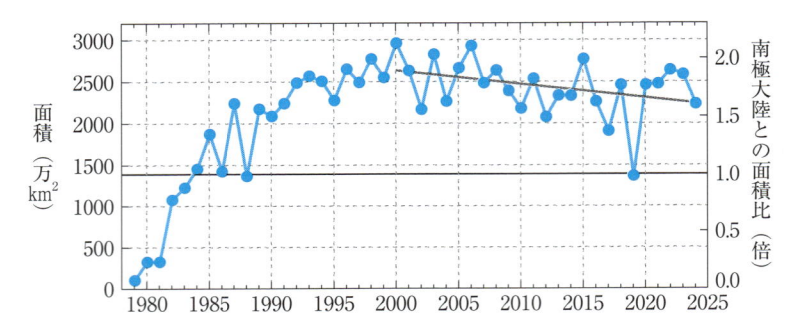

黒い横線は南極大陸の面積で、オゾンホールは1980年代から1990年代半ばにかけて急速に拡大したが、オゾン層破壊物質（フロン等）の濃度は、1990年代以降ピークを過ぎ緩やかに減少しており、オゾンホールも2000年以降は有意に縮小している。

**図5-8　オゾンホール面積の年最大値の推移**

出典）気象庁ホームページ（https://www.data.jma.go.jp/gmd/env/ozonehp/link_hole_areamax.html）

れ、その回収・破壊が義務づけられ、その後2015（平成27）年にはフロン排出抑制法として改正施行された。

**（5）　海洋汚染とマイクロプラスチック**　環境汚染物質の海洋投棄や船舶からの油や有害物質の流出、海底油田の開発などに伴う海洋汚染が問題となっている。1975（昭和50）年に廃棄物などの投棄による海洋汚染の防止に関するロンドン条約が発効し、日本は1980（昭和55）年に批准している。1994（平成6）年に発効した国連海洋法条約では、海洋環境保全について必要な措置を講じることが定められた。また、2015年に国連で採択されたSDGs[19]（持続可能な開発目標）のターゲットの1つとして、「2025年までに、海洋ごみや富栄養化を含む、特に陸上活動による汚染など、あらゆる種類の海洋汚染を防止し、大幅に削減する」が掲げられた。近年、プラスチック廃棄物が海に漂流し、雨や波等によって直径5mm以下のマイクロプラスチックに刻まれ、それが食物連鎖を通じて様々な生物に取り込まれることで、生態系に及ぼす影響やヒトへの健康影響（内分泌かく乱作用等）が懸念されている。わが国でも海岸漂着物処理推進法が2018（平成30）年に改正され、国際的な連携を通じたマイクロプラスチック対策が推進されている。

## 5　最近の環境問題

　環境中に放出される化学物質は多種多様であり、ヒトの健康や生態系に有害な影響を及ぼす可能性が大きい。近年では高濃度の化学物質への急性曝露による健康障害は減少している一方で、多種類の微量の化学物質に長期間曝露されることで様々な健康影響が発生している。例として、ダイオキシン類や内分泌かく乱化学物質（環境ホルモン）、石綿や発がん性が疑われる化学物質、有機フッ

---

19　SDGs：　Sustainable Development Goals の略。2001年に策定されたミレニアム開発目標（MDGs）の後継として2015年9月の国連サミットで採択され、2030年までに持続可能でよりよい世界をめざす国際達成目標のこと。17のゴール・169のターゲットから構成され，地球上の「誰一人取り残さない」ことを理念とし、発展途上国だけでなくすべての国が取り組む普遍的な目標である。

---

**コラム 5　化学物質と発がん性**

　2012（平成 24）年、塩素系有機溶剤を洗浄剤として使用していたオフセット印刷会社の従業員および元従業員に胆管がんが多発し、大きな社会問題となった。使用されていた洗浄剤には化学物質の 1,2–ジクロロプロパン（DCP）およびジクロロメタン（DCM）が含まれていたが、これらの物質は当時、法律による規制の対象外であった。しかし、専門家による検討の結果、使用量や使用方法しだいで労働者の安全や健康に害を及ぼす可能性があると判断され、労災認定がなされ、その後発がんのおそれがある物質として特定化学物資に追加された。また、2015（平成 27）年には、芳香族アミン（オルト–トルイジン）を扱う工場の従業員において膀胱がんが多発した。労働者の作業内容や作業環境測定の結果から、オルト–トルイジンへの長期間にわたる曝露が懸念された。芳香族アミンは膀胱がんを引き起こす化学物質として古くから知られており、オルト–トルイジンについては、IARC（国際がん研究機構）がグループ 1（ヒトに対して発がん性がある）に分類している。これらの災害の発生を受けて、2014（平成 26）年に労働安全衛生法が改正され、化学物質管理の仕組みが強化された。さらに特定化学物質障害予防規則の対象となっていない多数の化学物質への対策の強化を目的とした改正法が 2022 年に公布され、ラベル表示・SDS（安全データシート）交付による情報伝達、リスクアセスメントの実施などの仕組みが整備されている。

---

素化合物などによる環境汚染や健康障害が挙げられる。

## 1）ダイオキシン類

　ダイオキシン類とは、ポリ塩化ジベンゾ–パラ–ジオキシン（PCDDs）、およびポリ塩化ジベンゾフラン（PCDFs）に加えて、同様の毒性を示すコプラナーポリ塩化ビフェニル（コプラナーPCB）の総称である。合成化学物質の中で最も毒性が強く、重度の先天奇形、死産、流産、胞状奇胎、新生児死亡などの生殖障害の増加が報告されており、動物においては催奇形性、発がん性、胎児毒性などが明らかになっている。廃棄物焼却施設等から排出されるダイオキシン類による汚染が全国的に大きな問題となったが、1999（平成 11）年に「ダイオキシン類対策特別措置法（ダイオキシン法）」が公布され、規制と監視が進められた。また同年に「特定化学物質の環境への排出量の把握および管理の改善の促進に関する法律（PRTR 法）」が制定され、その後はダイオキシン類の排出量は急激に減少し、排出削減目標はほぼ達成されている。

## 2）内分泌かく乱化学物質

　内分泌かく乱化学物質（環境ホルモン）については、化学物質と内分泌系との相互作用が必ずしも明らかでないことから、その定義は明確でない。1998（平成 10）年に環境庁が策定した「環境ホルモン戦略計画 SPEED '98」においては、「動物の生体内に取り込まれた場合に、本来、その生体内で営まれている正常ホルモンの作用に影響を与える外因性の物質」とされている。疑われる化学物質として、ダイオキシン類やポリ塩化ビフェニル（PCB）、DDT などの有機塩素系物質、ジエチルスチルベストロール（DES）、ビスフェノール A、ノニルフェノール、フタル酸エステル類、有機スズ、植物性エストロゲンなど 67 物質群が挙げられている。内分泌かく乱化学物質の人体への影響については、野生動物やヒトに関する疫学調査などから、生殖器系、甲状腺、視床下部や下垂体などへの様々な影響が指摘されている。

## 3）石　　　綿

　石綿（アスベスト）は、繊維状のケイ酸塩鉱物の総称で、主として防音、断熱、保温材などに使用されてきたが、その健康障害としてじん肺（石綿肺）、胸膜中皮腫 [20]、肺がんなどを引き起こすこと

が明らかにされている。石綿による健康被害は、たとえば胸膜中皮腫については 35 年前後の潜伏期間があるなど、曝露後に長期間を経て出現する。2006（平成 18）年には石綿の製造は全面禁止となったが、石綿が原因とされる悪性中皮腫で死亡した人は増加傾向にあり、2021（令和 3）年には過去最高の 1635 人に達し、肺がんおよび悪性中皮種などの労災認定件数も毎年 1000 件を超えている。健康障害防止対策として、2005（平成 17）年に石綿障害予防規則（健康診断の実施）、2006（平成 18）年に石綿による健康被害者を救済するための石綿健康被害救済法（医療費や給付金の支払い）が施行され、石綿健康対策に向けた法整備が進められている。また、近年は建築物の解体工事に伴う石綿の飛散が問題となっており、2021 年に建築物の解体等に係る石綿の有無の調査など、石綿対策の規制（改正石綿障害予防規則）が強化された。

### 4）有機フッ素化合物

　有機フッ素化合物（PFAS）中でも、PFOS（ペルフルオロオクタンスルホン酸）や PFOA（ペルフルオロオクタン酸）は幅広い用途で使用されているが、「残留性有機汚染物質に関するストックホルム条約」（POPs 条約）において規制対象物質とされている。国内で実施された調査では比較的高濃度の PFOS、PFOA が検出された地域が確認され、住民の不安や対策を求める声が上がっている。PFOS、PFOA は、難分解性、高蓄積性、長距離移動性であり、環境や食物連鎖を通じてヒトの健康に影響を及ぼす可能性が指摘されているが、知見はまだ十分でない。これまで PFOS、PFOA については、製造・輸入等の禁止、廃棄物の適正処理の推進、水環境中の暫定目標値（50ng/L）の設定、曝露防止に係る「PFOS 及び PFOA に関する対応の手引き」の策定等の対応（2020 年）がなされてきた。水道水については、2020（令和 2）年に PFOS、PFOA を水質管理目標設定項目に位置づけ、PFOS と PFOA の合算値で 50 ng/L 以下とする暫定目標値が定められた。さらに 2023（令和 5）年には「PFAS に関する今後の対応の方向性」が専門家会議より発出され、対策の強化が図られている。

引用・参考文献
中央労働災害防止協会編. 労働衛生のしおり（令和 6 年度）中央労働災害防止協会，2024.
環境省編. 紫外線環境保健マニュアル 2020
環境省編. 環境白書—循環型社会白書／生物多様性白書（令和 6 年版）　日経印刷，2024.
建築物の環境衛生管理編集委員会編. 新建築物の環境衛生管理（上・中・下巻）　日本建築衛生管理教育センター，2022.
厚生労働統計協会編. 国民衛生の動向 2024／2025　2024.
日本生態系協会編. 環境を守る最新知識（第 2 版）　信山社，2006.
小山洋・辻一郎監修. シンプル衛生公衆衛生学 2024　南江堂，2024.
環境省ホームページ（https://www.env.go.jp/）
気象庁ホームページ（https://www.jma.go.jp/jma/index.html）
厚生労働省ホームページ（https://www.mhlw.go.jp/）

20　胸膜中皮腫：　中皮細胞由来の腫瘍の総称を中皮腫と総称するが、発生場所は胸膜が多く、悪性胸膜中皮腫として知られる。多くは、石綿（アスベスト）への曝露が原因とされており、青石綿（クロシドライト）や茶石綿（アモサイト）が白石綿（クリソタイル）より発がん性が高いと考えられている。

# 第6章

# 栄養素の機能と健康 ///

　「栄養」とは、外界から必要な物質を体内に摂取し、それを消化、吸収、代謝（利用）し、生命現象を営むことである。外界から取り込まれる必要な多種類の物質を、総じて「栄養素」と言う。われわれが健康を維持し、生命現象を営むためには多種の栄養素を必要とする。また、個々人の栄養素の必要性は、年齢、性別、そして一人ひとりの生活活動の強度により異なる。さらに、その厳密な必要量は、個人の吸収率にも影響される。また、食品に含有される栄養素の調理作業による流出、破壊、変性などの損失量を考えると、本来の機能性が減少することも加味して考慮すべきである。ヒトの生命活動に特に重要なものとして、炭水化物、脂質、タンパク質を3大栄養素と言い、3大栄養素に比べ少量で体調節を行うビタミン、ミネラルを加えたものを5大栄養素と言う。

## 1　栄養素の機能

### 1）糖質（炭水化物）

　**（1）　糖質の機能**　　生理学的には、ヒトの消化酵素で消化できる易消化性糖質と、体内で消化できない難消化性糖質に分類される。易消化性糖質の主とする役割は、エネルギー源としての機能であり、約4kcal/gのエネルギーを産生することができる。難消化性糖質は、腸内細菌による発酵分解によってエネルギーが得られ、その有効エネルギーが、約0〜2kcal/gと推定されている。

　**（2）　糖質の種類**　　糖質は、重合度によりいくつかの糖の種類に分類され、単糖あるいは単糖を最小の単位とする重合体である。主な分類は表6-1に示す。非デンプン性多糖類であるセルロースは、ヒトを含めた哺乳類の場合、$\beta$（1→4）結合を加水分解できないため、食物繊維として利用される。

　**（3）　グリコーゲン**　　余剰のグルコースは、グリコーゲンとして肝臓、骨格筋で主として合成され、貯蔵される。このように、エネルギー利用された残りのグルコースがグリコーゲンへ変換されることで血糖値が下がることになる。グリコーゲンの主鎖は、$\alpha$（1→4）結合で、ここに約12〜18グルコース単位の側鎖が多数結合し多分枝網状構造を成す。脳、神経組織、赤血球、腎尿細管、酸素不足の骨格筋などは、グルコース（ブドウ糖）しかエネルギーとして利用できない。しかし、

表6-1　糖質の種類

| 分　類 | | 特　　徴 | 種　　類 |
|---|---|---|---|
| 単糖類 | | 加水分解によって、これ以上分解できない糖の最小基本単位 | グルコース、フラクトース、ガラクトース |
| 少糖類 | | 単糖が2〜10個グリコシド結合したもの<br>単糖の数により2糖類、3糖類などに分類される | スクロース、ラクトース、マルトース |
| 多糖類 | 易消化性 | 単糖類が多数個グリコシド結合したもの | デンプン、グリコーゲン |
| | 難消化性 | 主に食物繊維として利用される<br>（推定される有効エネルギー約0〜2kcal/g） | セルロース、ヘミセルロース、ペクチン、グルコマンナン |

　菓子、パン、アイスクリーム、清涼飲料水、調味料、加工食品など様々な飲食物に広く用いられている液状の糖である。原料とするトウモロコシ、ジャガイモ、あるいはサツマイモなどのデンプンを $\alpha$-アミラーゼ（加水分解酵素）によって糊液とし、さらに、グルコアミラーゼ（糖化酵素）によってグルコース（ブドウ糖）とし、グルコースイソメラーゼ（異性化酵素）によって異性化糖とする。標準異性化糖は果糖55%でショ糖（砂糖）と同等の甘味度となるよう調整される。それを、果糖のみ分離・濃縮したものを高果糖異性化糖（果糖90%以上）としている。異性化糖は、ショ糖に比べ安価に製造でき、粘性が少ないため口に甘みが残りにくく、結晶化しにくので運送や保存が容易であることもあり、食品加工における普及率が著しく高い。さらに、異性化糖は、グルコースとフルクトースが結合しない形で混合されており、その形は、ショ糖のグルコースとフルクトースが1：1で結合している形とよく比較される。多くの食品の加工に使用されていることから、日々の食生活において過剰摂取につながりやすく、健康影響が懸念されている。近年、異性化糖と高尿酸血症を含む生活習慣病や感情行動障害などとの関連が研究されている。

　グルコースがエネルギー源として使えない状況が起きた場合、ケトン体が肝臓でつくられ、脳、骨格筋、心臓、腎臓などへ供給され、エネルギー源として利用される。なお、ケトン体は、肝臓内ミトコンドリアで酸化分解できないため、肝臓ではエネルギー源として利用できない。

　**（4）　エネルギー源以外に利用される糖質**　　グルコース誘導体（グルコースの基本的な化学構造の一部が変化したもの）のうち、D-グルコサミンは細胞内構成成分として、また、グルクロン酸は骨、軟骨、皮膚に含まれる。そして、ペントースであるリボース、デオキシリボースは核酸を構成している。

　**（5）　エネルギー代謝**　　解糖系とは、グルコースがピルビン酸または乳酸に分解される経路である。この経路は、嫌気的（酸素がない場合）な代謝および好気的代謝（酸素がある場合）の両方がある。グルコースの6位にリン酸が付加されグルコース6リン酸→フルクトース6リン酸→三炭糖→ホスホエノールピルビン酸を経てピルビン酸になる。酸素がない場合は、ピルビン酸は乳酸になって代謝反応は終了するが、酸素がある好気的条件下において生じたピルビン酸は、ミトコンドリアの中でアセチルCoAになり、TCA回路（クエン酸回路）に入り、酸化されることによってエネルギー源となるアデノシン三リン酸（ATP）を得る。糖質摂取が過剰、ATP産生が満たされている時は、解糖系で生じたアセチルCoAは脂肪酸合成経路に入る。つまり、過剰な糖質は脂質として貯蔵される（図6-1）。

　①　ビタミン$B_1$の役割　　糖質が代謝され、最終的にATPを産生するためには、ビタミン$B_1$が必要である。ビタミン$B_1$は体内に摂取された後、リン酸化を受け大部分がチアミンピロリン酸の形で糖質代謝のために働く酵素の補酵素として働く。チアミンピロリン酸は、ピルビン酸の脱炭酸反応やTCA回路内の$\alpha$-ケトグルタル酸の脱炭酸反応に関与しており、また、トランスケトラーゼの補酵素としてペントース（五炭糖）リン酸回路での糖代謝や核酸代謝にも関与している。

　②　脂質、糖原性アミノ酸からATPを得る経路　　先の「1-1）（5）エネルギー代謝」において、グルコースからエネルギー源であるATPを得る経路について述べたが、脂質、糖原性アミノ酸からもエネルギー源であるATPを得ることができる。脂質の場合は、2）-（1）で後述するように、グリセロールと脂肪酸に分解される。脂肪酸は $\beta$酸化[1] され、アセチルCoAを生成する。

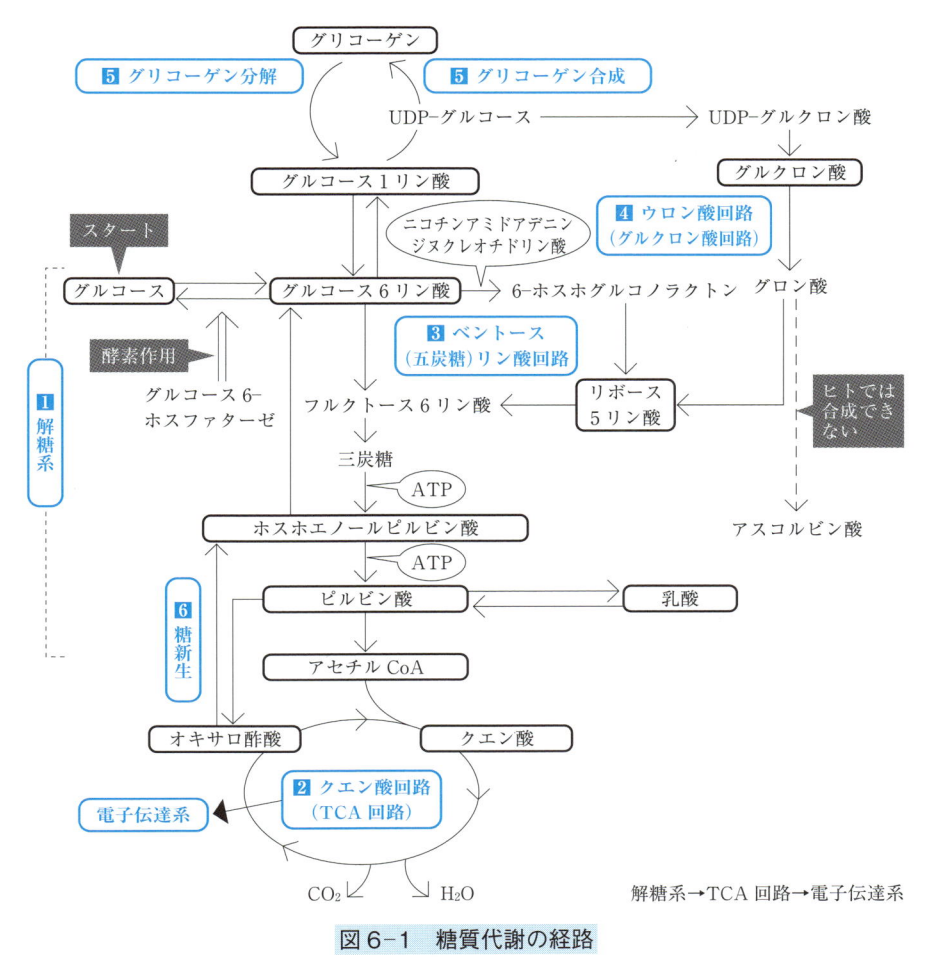

**図 6-1　糖質代謝の経路**

出典）川端輝江編著．しっかり学べる栄養学（2012 年版）　ナツメ社，2012；103 より改変引用

このアセチル CoA は、TCA 回路に入り ATP を得る。糖原性アミノ酸[2] の場合は、アラニン、システイン、グリシン、ヒドロキシプロリン、セリン、トレオニンはピルビン酸を経て、アルギニン、ヒスチジン、グルタミン、グルタミン酸は $\alpha$-ケトグルタル酸を経て、メチオニン、バリン、スクシニル CoA を経て糖新生経路に入る。糖新生とは、空腹時に血糖が不足すると糖質以外のグリセロール、アミノ酸などからグルコースが合成されることであり、飢餓状態における血糖維持のために重要である（図 6-2）。

---

1　β酸化：　長鎖脂肪酸のカルボキシ基末端から順次酸化的にアセチル CoA 単位を切り離すこと。
2　糖原性アミノ酸：　糖新生に利用されるアミノ酸。アラニン⇔ピルビン酸、アスパラギン酸⇔オキサロ酢酸、グルタミン酸⇔ $\alpha$-ケトグルタル酸にそれぞれ相互変換され、糖新生経路によってグルコースを供給する。

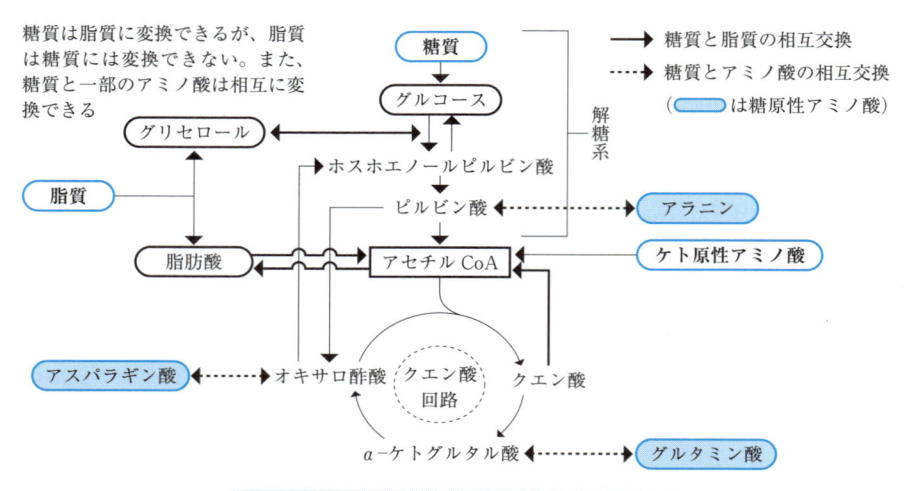

図6-2 糖質・脂質・アミノ酸の相互変換

出典）川端輝江編著．しっかり学べる栄養学（2012年版）ナツメ社，2012；112より改変引用

---

**コラム2 人工甘味料・アスパルテーム**

　2023年7月に、人工甘味料のアスパルテームについて、WHOのがん専門機関である国際がん研究機関（IARC）が発がん性（2B：ヒトに対して発がん性がある可能性がある）を発表、また、国連食糧農業機関（FAO）とWHOの合同食品添加物専門家会議（JECFA）が摂取した際の健康への影響を評価し公表した。これらの評価に伴い、アスパルテームの1日摂取許容量を40mg/kg体重と（再提示）している（日本WHO協会）。カロリーオフやカロリーゼロと記載されている低カロリー食品には、合成甘味料が使用されていることが多く、アスパルテームは、日本では食品添加物に指定されている（1983）。日本人のアスパルテームの1人あたりの1日摂取量の推計結果は、アスパルテーム6.58mg/人/日（令和4年度厚生労働科学研究による推計値結果）であり、1日許容量比の0.3%に過ぎないため、「一般的に使用されている量では安全性に大きな懸念はない。」とされている（食品安全委員会）が、いまだメカニズムに関する証拠が限られており、潜在的な影響が拭えない。より研究が進められることを望む。

---

## 2）脂　　質

　脂質は主に中性脂肪などの単純脂質、リン脂質、糖脂質、タンパク質などの複合脂質、ステロイド、脂肪酸などの誘導脂質に分類される。

　**（1）　脂質の機能**　　約9kcal/gのエネルギー産生の基質である。また、細胞膜、ホルモン、生理活性物質の構成成分である。食品中の脂質の主成分は、1分子のグリセロール（グリセリン）に3分子の脂肪酸がエステル結合したトリアシルグリセロールである。

　**（2）　脂肪酸**　　脂肪酸は、脂質の構成成分であり、長鎖の炭化水素で鎖の一端にカルボキシ基をもつ。その主な種類は数十種類にも及ぶ。また、両親媒性[3]である。脂肪酸には、二重結合をもたない飽和脂肪酸、1個の二重結合をもつ一価不飽和脂肪酸、2個以上の二重結合をもつ多価不飽

---

3　両親媒性：　1つの分子内に水との親和性の大きい部分「親水基」と小さい部分「疎水基」の両方を併せもつ性質。

和脂肪酸がある。多価不飽和脂肪酸のうち、n−3 系は、メチル基の末端から 3 番目に最初の二重結合をもち、α−リノレン酸、eicosapentaenoic acid（EPA）、docosahexaenoic acid（DHA）などがある。n−6 系は、メチル基の末端から 6 番目に最初の二重結合をもち、リノール酸、γ−リノレン酸、アラキドン酸などがある。体内で生合成できない脂肪酸であるリノール酸、α−リノレン酸、そして体内合成量が不足するアラキドン酸は、必須脂肪酸と呼ばれ、食品から摂取する必要がある。広義には、EPA、DHA を含める場合もある。ヒトを含めた哺乳類は、リノール酸、リノレン酸の構造上にある末端のメチル基から数えて 6 番目と、7 番目の炭素の間にある二重結合を導入できないため生合成できない。また、アラキドン酸は、リノール酸からいくつかの段階を経て生合成されるが合成量が不足するため、必須脂肪酸となっている。

**（3）　トランス型脂肪酸**　　不飽和脂肪酸の割合が高い油脂は、融点が低く常温で液体である。この不飽和脂肪酸の二重結合の一部に水素を付加することで二重結合の数を減らし、飽和脂肪酸の性質をもたせ固体または半固体の油脂にすることを硬化処理という。また、この人工的な加工による油脂を硬化油といい、この処理によって酸化安定性を増し、マーガリン、ショートニング、ファットスプレッドなどの原料として使用される。しかし、硬化処理によってすべての二重結合が飽和化せず、一部がシス型二重結合からトランス型二重結合に変化し、トランス型脂肪酸が生成される。また、菜種油、大豆油などの食用植物油を製造する過程で、脱臭のため 200℃以上の高温で処理を行った場合にも、トランス型脂肪酸を生じるため少量含まれている。自然界では、ウシなどの反芻動物の胃内において、微生物によって、トランス型脂肪酸が生成されるため、肉、乳脂肪にも少量含まれる。近年、トランス型脂肪酸が冠動脈疾患のリスク要因となる可能性とともに肥満およびアレルギー疾患への関与が示されているため、過剰な摂取は避けることが望ましい。

**（4）　コレステロール**　　コレステロールは、生体膜の構成、胆汁酸やステロイドホルモンを合成するために使われる。コレステロールの大部分が肝臓で生合成され（体内のコレステロール全体の 70〜80%）、食事由来よりも生合成の方が多く、体重 50kg の人で 1 日あたり 600〜650mg つくられている。食事由来のコレステロール摂取量は、1 日あたり 200〜400mg であるが、吸収率は個人差が大きく 20〜80%（計算上は、40〜320mg と推定される）である。は肝臓での生合成量の 3 分の 1〜3 分の 2 程度である。体内のコレステロール量は、フィードバック機構により一定に保たれ、食事由来のコレステロール量が多いと、肝臓で合成されるコレステロール量が減少し、逆に、食事由来のコレステロール量が少ないと、肝臓での合成量が増加する。そのため、食事由来のコレステロール量が直接血中のコレステロール量に反映されるわけではない。しかし、血中コレステロール量が高いのは、動脈硬化をはじめ心疾患、がんのリスク増加など、様々な疾病に関係しているため、過剰摂取は控えるべきである。血中コレステロールは、約 7 割がエステル型（脂肪酸と結合）、残り 3 割は遊離型で存在する。

**　リポタンパク質の特徴**　　リポタンパク質には、コレステロールを含む球状粒子であるキロミクロン、超低密度リポタンパク質（VLDL）、低密度リポタンパク質（LDL）、高密度リポタンパク質（HDL）などがあり、それぞれ密度（g/mL）が異なる。キロミクロンと VLDL は高い割合の脂質（トリグリセリド）と低い割合のタンパク質を含んでいる。これに比べ、LDL と HDL は脂質（トリグリセリド）含量が少なくタンパク質の方が多い（表 6-2）。

　HDL は末梢組織から肝臓までコレステロールを運ぶ働きがあり、動脈硬化のリスクを減らすこ

表6-2　主なリポタンパク質の種類

| 種　類 | 密度 (g/mL) | トリグリセリド（%） | コレステロール（%） | タンパク質（%） |
|---|---|---|---|---|
| キロミクロン | < 0.95 | 85 | 5 | 2 |
| VLDL | 0.95−1.006 | 56 | 15 | 10 |
| LDL | 1.006−1.063 | 10 | 60 | 25 |
| HDL | 1.0063−1.21 | 1−5 | 20 | 50 |

出典）Larry, G. S. 著，駒野徹・中澤淳・中澤晶子・酒井裕・森田潤司訳，ライフサイエンス基礎生化学　化学同人，1991.

とにつながる一方、VLDL、LDLは肝臓で生産されたコレステロールを末梢組織まで運ぶため、過剰になると様々な疾患のリスクにつながる。HDL を増加させる生活習慣は、多価不飽和脂肪酸（EPA、DHA）の摂取、軽度の有酸素運動を行うことである。

### 3）タンパク質

**（1）　タンパク質の機能**　タンパク質は、20 種類のアミノ酸がペプチド結合した化合物であり、そのペプチド結合の順序、種類、数によりタンパク質の種類は大きく異なる。また、アミノ酸は互いに結合し、鎖状を成したり複雑に折り畳まれたりして存在している。20 種類のアミノ酸のうち、ヒトは 9 種類を体内で合成することができないため、食物から摂取する必要がある。それを必須アミノ酸という。必須アミノ酸は、メチオニン、フェニルアラニン、リシン（リジン）、ヒスチジン、トリプトファン、イソロイシン、ロイシン、バリン、スレオニン（トレオニン）である。タンパク質の機能は多岐にわたり、主となる機能は体構成成分である一方、酵素、ホルモンとして体内の代謝調節や、両性電解質ならではの働きとして体液の pH 調節にも関わる。また、輸送タンパクとして、様々な必要である物質を必要な箇所へ運搬する働きがある。さらに、炭水化物、脂質によるエネルギー生成が十分に行われない状況にある時は、タンパク質本来の働きよりも、生命維持のためエネルギー源として費やされる。その場合、約 4kcal/g のエネルギーを産生する。

**（2）　タンパク質の種類**　筋肉、毛髪、爪、骨などの構成成分以外の主な機能別にタンパク質を分類すると、以下のように分けられる。

・構造タンパク質　結合組織としての材料　例）コラーゲン、エラスチンなど
・輸送タンパク質　運搬する役割を担う　例）ヘモグロビン、血清アルブミンなど
・貯蔵タンパク質　不足、欠乏に備え蓄える　例）フェリチンなど
・防御タンパク質　体外からの細菌・ウイルス、毒素に対する抗体　例）免疫グロブリン、昆虫の毒素などに対する抗体など
・触媒タンパク質　酵素、触媒酵素としての働き　例）乳酸脱水素酵素など
・収縮タンパク質　筋肉の収縮に関わる　例）アクチン、ミオシンなど

**（3）　アミノ酸スコア**　食品に含有されるタンパク質の栄養価は、必須アミノ酸の量と割合による。タンパク質を多く含有する食品でも、必須アミノ酸の含有量が低い場合は、その食品のタンパク質の栄養価が低いと言える。1973 年に FAO（国際連合食糧農業機関）と WHO（世界保健機関）の合同で、また、1985 年に FAO、WHO、UNU（国連大学）の合同で、基準アミノ酸評価パターンを発表している。この基準となるアミノ酸評価パターンに基づいて算出された化学価は、アミノ酸スコアと呼ばれる。アミノ酸スコアは、食品中のタンパク質を評価する化学的方法の中で最も一般的に用いられる指標であり、基準となるアミノ酸評価パターンと食品のタンパク質中のアミノ酸量を比較し、比較割合を 0〜100 で示してタンパク質の栄養価を評価する。その値が 100 に近いものを良質なタンパク質と言う。また、基準となるアミノ酸パターンより低い値を示すアミノ酸を制限アミ

ノ酸と言い、そのうち最も低値を示すアミノ酸を第一制限アミノ酸、次いで2番目に低値のアミノ酸を第二制限アミノ酸と言う。ある食品に制限アミノ酸が存在する場合、他の食品を摂取することで、不足するアミノ酸を補うことができる。これをアミノ酸の補足効果と言う。一般的に穀類はリシンが制限アミノ酸であることが多く、動物性食品はリシンが豊富であることが多い。両者をバランスよく摂取することで、不足するアミノ酸を補い合うことができる。

**（4）　アミノ酸プール**　　食事から吸収され分解を経たアミノ酸、そして体タンパクの分解などによって生じたアミノ酸は、遊離アミノ酸として、血液中、組織に存在する。これらの遊離アミノ酸はアミノ酸プールと呼ばれ、必要なタンパク質を合成するために利用される。

## 4）ビタミン

**（1）　ビタミンの機能**　　ビタミンは、体内の生理活性物質として働き代謝活動に不可欠な化合物である。ビタミンは性質により2つに大別できる。水に可溶である水溶性ビタミン（ビタミン $B_1$、$B_2$、$B_6$、$B_{12}$、C、ナイアシン、葉酸、パントテン酸、ビオチン）と、油脂に可溶である脂溶性ビタミン（ビタミン A、D、E、K）である。水溶性ビタミンは、水に溶解しやすいため、調理過程の洗浄、煮汁への溶出などで損失しやすく、また、尿中へ排泄されやすい。よって、毎日摂取する必要があり欠乏症に注意が必要である。脂溶性ビタミンは、熱に安定で油脂とともに摂取することで、吸収効率がよくなるが、肝臓に蓄積されやすいため、食事由来の摂取量に加えサプリメントなどによる過剰摂取に注意する必要がある。

**（2）　ビタミンの過剰症**　　先にも触れたが、サプリメント、強化食品などの普及により、手軽に摂取されるようになった微量栄養素は過剰症への注意が必要である。ここでは、体内に蓄積されやすい脂溶性ビタミンの過剰症について述べる。妊婦におけるビタミン A の過剰症は、胎児奇形が見られるため、妊婦付加量を含めた耐容上限量に特に注意することが重要である。また、ビタミン A の過剰症による急性毒性では、脳脊髄液圧の上昇が顕著で、慢性毒性は頭痛、頭蓋内圧亢進、四肢の痛み、肝障害などの症状が見られる。ビタミン D の過剰症においては、高カルシウム血症、腎障害、軟組織の石灰化障害などが起こる。紫外線において合成される皮膚からのビタミン D 産生は、調節されているため日照による過剰症の心配はない。ビタミン E の過剰症においては、低体重出生児において出血傾向が上昇するが、成人においては食品からの摂取において過剰症は報告がない。ビタミン K には同族体があり、緑黄色野菜、海藻類、茶葉などに含有されるビタミン $K_1$（フィロキノン）、動物性食品に存在し、また、納豆菌が産生するビタミン $K_2$（メナキノン）、人工合成型のビタミン $K_3$（メナジオン）がある。このうち、人工合成型のメナジオンには毒性が認められており現在使用されていない。フィロキノン、メナキノンは大量摂取による毒性の報告はない。水溶性ビタミンについては性質上、通常の食事による過剰症は考えにくいが、サプリメントの長期にわたる過剰摂取には注意が必要である。なお、ビタミンの生理機能および欠乏症は表6-3に示した。

## 5）ミネラル

**（1）　ミネラルの機能**　　骨格、歯など、人体の要素としてだけではなく、細胞外液、細胞内液の浸透圧の調節をはじめ、酸素の運搬や酵素の材料など多岐にわたり、重要な生理活性物質として働く（表6-4）。

**（2）　マクロミネラルとミクロミネラル**　　体内に多く存在し、1日あたりの摂取量が100mg 以上であるミネラルをマクロミネラル（多量ミネラル：Ca、P、Na、K、Mg、Cl、S）と言う。そして体内存

在量が微量で、1日あたりの摂取量が100mg以下のミネラルをミクロミネラル（微量ミネラル：Fe、I、Mn、Cu、Co、Zn、Se、Cr、Mo）と言う。

**（3） 食生活で特に気をつけたいミネラル**

① ナトリウム　　　日本の食は、発酵、醸造など長く培われてきた技術による醤油、味噌、塩蔵など素晴らしい食文化がある反面、それらはナトリウムの過剰摂取につながりやすい心配もある。

表6-3　ビタミンの生理機能および欠乏症

| | ビタミンの種類 | 生理機能 | 欠乏症 | 主な給源 |
|---|---|---|---|---|
| 脂溶性ビタミン | ビタミンA（レチノール） | 上皮組織の保護、視紅の生成因子 | 皮膚粘膜の乾燥角化、夜盲症、眼球乾燥症 | 緑黄色野菜、卵黄、ウナギなど |
| | ビタミンD（カルシフェロール） | Ca・Pの代謝保持、Ca・Pの吸収促進、血中Ca濃度の調節、硬組織の構成 | 幼児期：くる病　成人：骨軟化症、骨粗鬆症 | 天日干し椎茸、しらす干し、イワシなど |
| | ビタミンE（トコフェロール） | 生体膜の安定化、血管壁の透過性・抵抗性の改善　抗酸化作用 | 末梢循環障害、過酸化脂質の増加、不妊 | 胚芽油、綿実油、緑黄色野菜など |
| | ビタミンK（フィロキノン、メナキノン） | 肝臓でプロトロンビンの生合成促進、骨形成に関与 | 出血傾向、新生児の頭蓋内出血 | 納豆、モロヘイヤなど |
| 水溶性ビタミン | ビタミンB$_1$（チアミン） | 糖質・分岐鎖アミノ酸の代謝に関わる酵素の補酵素 | 脚気、疲労感、コルサコフ症候群など | 胚芽、豆類、緑葉類、豚肉、卵黄など |
| | ビタミンB$_2$（リボフラビン） | フラビン酵素の補酵素として細胞内の酸化還元系・ミトコンドリアの電子伝達系に働く | 口唇炎、口角びらん、舌炎、脂漏性皮膚炎 | レバー、ウナギ、ウズラ卵、乳製品など |
| | ナイアシン（ニコチン酸、ニコチン酸アミド） | 体内で補酵素（NAD、NADP）となり生体の代謝に重要 | ペラグラ（皮膚炎、下痢、精神症状を呈する） | 肉類、魚肉、豆類、卵など |
| | ビタミンB$_6$（ピリドキシン、ピリドキサール） | ピリドキサール（リン酸）となり直接代謝に関与、アミノ酸・タンパク質代謝酵素群の補酵素として働く | 口角炎、口内炎、舌炎、口唇炎、急性・慢性湿疹、末梢神経炎 | マグロ、牛レバー、鰹、大豆など |
| | ビタミンB$_{12}$（コバラミン） | 抗貧血因子、酵素反応・メチル期転移反応に関与 | DNA合成阻害、悪性貧血 | 牛レバー、卵黄、魚肉類など |
| | 葉酸（プテロイルグルタミン酸） | 生体組織の発育・機能維持、赤血球の正常な形成と赤血球の成熟に関与、プリン・ピリミジン化合物の生成に関与 | 造血細胞、舌、消化管の粘膜細胞のDNA合成の阻害による成熟障害、妊娠初期の二分脊椎症 | 酵母、肉類、レバー、緑色野菜など |
| | パントテン酸 | アセチル化を行う補酵素coenzymeA（CoA）の成分、補酵素Aの機能 | | 酵母、レバー、肉、魚、豆類など |
| | ビオチン | 脂肪酸合成、カルボキシル化反応に必須 | 欠乏症は稀 | レバー、肉、乳、卵、酵母など |
| | ビタミンC（アスコルビン酸） | コラーゲン生成への関与、出血傾向の改善、副腎皮質機能への関与、メラニン色素生成の抑制 | 壊血病、出血傾向の増大、全身倦怠、脱力、食欲不振、皮膚乾燥、毛嚢角化、紫斑様出血、骨・歯牙の発育遅延、抗体産生能・創傷治癒の低下 | アセロラ、芽キャベツ、ゆず、なばな、ブロッコリー、レモン、キウイ、イチゴなど |

・血圧とナトリウム　　ナトリウムの主な摂取源は、塩化ナトリウム（食塩の主成分）によるものである。食塩の過剰摂取によって、体液中のナトリウムイオンが増加し浸透圧が高まる。この高まった浸透圧を戻すため摂取水分量が増加し、これによって体液が薄まり浸透圧は低下する。しかし、血中水分量が増加するため、血圧上昇を招く。1日あたりの望ましい食塩摂取量として、WHOのガイドラインによる推奨量は、5g／日未満とされており、また、日本腎臓学会による慢性腎臓病

表6-4　ミネラルの生理機能および欠乏症

| ミネラル | 生理機能 | 欠乏症 | 主な給源 |
|---|---|---|---|
| カルシウム Ca | 硬組織の構成、筋肉の興奮性および神経の感受性を鎮静、血液凝固作用に関与、筋肉・心筋の収縮作用促進 | 骨粗鬆症、硬組織の脆弱化、神経過敏、成長期は成長遅延 | 干しエビ、煮干し、プロセスチーズ、大根葉、高野豆腐、牛乳など |
| リン P | 硬組織の構成、ATPの構成、リン脂質・核酸の構成 | 硬組織の脆弱化、筋力の低下 | 煮干し、さば節、桜エビ、カボチャ種、するめ、高野豆腐など |
| 鉄 Fe | 酸素運搬、ヘモグロビン・ミオグロビンの組成 | 鉄欠乏性貧血、疲れやすい、息切れ、忘れっぽい、乳児では発育の遅れ | バジル、青のり、岩のり、あさり水煮、キクラゲ、煎茶など |
| ナトリウム Na | 筋肉・神経の興奮を静める、細胞外液の浸透圧調節 | 全身倦怠感、傾眠、筋痙縮、低血圧 | 食塩、味噌、醤油、佃煮、梅干し、塩昆布、ザーサイ、ハムなど |
| カリウム K | 細胞内浸透圧の調節、神経の興奮伝達、心臓・筋肉の機能調節 | 高血圧、筋力低下、腎濃縮力低下、多尿 | 乾燥ワカメ、干しひじき、切り干しダイコン、あまのり、ピュアココア、バナナなど |
| ヨウ素 I | 甲状腺ホルモンを構成、成長期の発育促進、成人は基礎代謝を盛んにする | 甲状腺肥大、成長不良、疲労感 | マコンブなど海藻類、海産物類など |
| マグネシウム Mg | 筋肉の興奮性を高め神経の興奮性を鎮める、酵素の活性化、骨の構成 | 骨形成障害、心悸亢進、慢性的欠乏症は虚血性心疾患 | 小麦胚芽、豆類、アーモンド、藻類、穀類など |
| マンガン Mn | 骨形成を促進、骨・肝臓の酵素作用の促進、酵素の活性化 | 骨の発育低下、成長不良、生殖能力の低下、運動失調 | 種実類、玄米、のり、ショウガ、玉露など |
| 銅 Cu | ヘモグロビン生成に関与、鉄吸収の促進 | ヘモグロビンの生成低下による貧血、骨折・骨変形を起こしやすい | 牛レバー、ココア、ホタルイカ、種実類、桜エビなど |
| コバルト Co | ビタミン $B_{12}$ を構成、赤血球・ヘモグロビン生成に関与、造血機能に必須 | 巨赤芽球性貧血 | レバー、肉類、しじみ、あさり、イクラ、のり、煮干しなど |
| 塩素 Cl | 胃液中の塩酸の成分、体液のpH・浸透圧の維持調節 | 低塩素性アルカローシス、食欲不振、消化不良 | 食塩、梅干し、醤油、味噌など |
| 亜鉛 Zn | 核酸・タンパク質の合成に関与、炭酸脱水酵素・乳酸脱水酵素を構成、インスリン合成 | 成長障害、味覚異常、皮膚障害、免疫力低下、創傷遅延 | 牡蠣、豚レバー、牛肉、豆類、種実類など |
| セレン Se | 抗酸化作用 | 成長阻害、克山病（ケシャン病：心筋障害） | 鰹節、豚レバー、タラコ、ズワイガニなど |
| クロム Cr | 糖代謝、脂質代謝に関与 | インスリン感受性の低下、体重減少、末梢神経障害 | 乾燥ヒジキ、刻み昆布、煮干しなど |
| 硫黄 S | 含硫アミノ酸を構成、解毒作用の活性化 | 特になし | 肉類、魚類、豆類、種実類など |
| モリブデン Mo | 酵素の成分、核酸・硫酸代謝に関与 | 成長遅延 | 緑葉野菜、豆類など |

表6-5 ナトリウムの目標量（食塩相当量：g／日）を算定した方法

| 性別 | 男性 | | | | 女性 | | | |
|---|---|---|---|---|---|---|---|---|
| 年齢（歳） | (A) | (B) | (C) | (D) | (A) | (B) | (C) | (D) |
| 1～2 | 1.47 | 4.03 | 2.75 | 3.0 | 1.43 | 3.84 | 2.63 | 2.5 |
| 3～5 | 1.93 | 5.28 | 3.61 | 3.5 | 1.90 | 5.14 | 3.52 | 3.5 |
| 6～7 | 2.41 | 6.75 | 4.58 | 4.5 | 2.39 | 6.18 | 4.28 | 4.5 |
| 8～9 | 2.87 | 7.46 | 5.17 | 5.0 | 2.83 | 7.00 | 4.91 | 5.0 |
| 10～11 | 3.44 | 8.56 | 6.00 | 6.0 | 3.49 | 8.08 | 5.79 | 6.0 |
| 12～14 | 4.37 | 9.86 | 7.12 | 7.0 | 4.27 | 9.21 | 6.74 | 6.5 |
| 15～17 | 5.07 | 10.59 | 7.83 | 7.5 ↓ | 4.56 | 8.75 | 6.66 | 6.5 |
| 18～29 | 5.00 | 10.07 | 7.54 | 7.5 | 5.00 | 8.46 | 6.73 | 6.5 |
| 30～49 | 5.00 | 10.26 | 7.63 | 7.5 | 5.00 | 8.51 | 6.76 | 6.5 ↓ |
| 50～64 | 5.00 | 10.72 | 7.86 | 7.5 ↓ | 5.00 | 9.18 | 7.09 | 6.5 ↓ |
| 65～74 | 5.00 | 10.96 | 7.98 | 7.5 ↓ | 5.00 | 9.55 | 7.28 | 6.5 ↓ |
| 75 以上 | 5.00 | 10.41 | 7.71 | 7.5 | 5.00 | 8.80 | 6.90 | 6.5 ↓ |

（A）2012 年の WHO のガイドライン 3）が推奨している摂取量（この値未満）。
　　小児（1～17 歳）は参照体重を用いて外挿した。
（B）平成 30・令和元年国民健康・栄養調査における摂取量の中央値。
（C）（A）と（B）の中間値。
（D）（C）を小数第一位の数字を 0 または 5 に丸めた値。↓はその後、下方に（8.0
　　を 7.5 に、または 7.0、7.5 を 6.5 に）平滑化を施したことを示す。これを目標
　　量とした。
出典）厚生労働省．日本人の食事摂取基準（2025 年版）策定検討会報告．ミネラ
　　ル（多量ミネラル）ナトリウムの目標量

（CKD）の重症化予防のための「CKD 診療ガイド 2024」には、6g／日未満とされている。2025 年の日本人の食事摂取基準（厚生労働省）のナトリウムの目標量（食塩相当量：g／日）として、表6-5 のように年齢別に示された。これらの策定値は、WHO の提案する 5g／日未満を、目標量算出のための参照値とし、成人（18 歳以上男女）における参照体重（58.6kg）と性別及び年齢区分ごとの参照体重を用い、その体重比の 0.75 乗によって体表面積を推定する方法により導き出された。すなわち、

5g／日×（性別および年齢区分ごとの参照体重 kg÷58.6kg）$^{0.75}$

となる。この方法で算出された値と現在の摂取量の中央値（2028-2019 年国民健康・栄養調査）の中間値を小児の目標としている。

　なお、食塩ばかりでなく、味噌、醤油、ソース、ケチャップなどの塩分を含む調味料、だしなどの旨み調味料、加工食品なども多くの塩分を含んでいることを忘れてはならない。多くの食品はナトリウム量として表示されているため、食塩相当量として換算する場合は、以下の換算式が使われる。

食塩相当量（g）＝ナトリウム（g）×58.5／23＝ナトリウム（g）×2.54

　ナトリウムは腎臓の機能が正常であれば、腎臓におけるナトリウムの再吸収機能により欠乏症は

発症しない。ただし、多量の発汗や下痢、嘔吐などによって体液が一度に失われた場合、ナトリウムが欠乏するおそれがあり、注意が必要である。

　　・がんとナトリウム　　　動物実験により、濃縮塩溶液は胃粘膜の炎症と萎縮の両方を誘発し、粘膜の損傷を引き起こすことが明らかにされており、ヒトの場合もまた、過剰な塩分の摂取により同様の変化を引き起こすことが考えられている。また、過剰な塩分はニトロソ化食品の変異原性を高める可能性も指摘されている。さらに、疫学の手法において、76 報の前向きコホート研究のメタ分析による結果は、塩分の多い食品の摂取と胃がんのリスクとの関係に、一致した正の相関が認められている。日本人を対象としたいくつかの大規模な疫学研究においてもまた、食塩摂取量と胃がん罹患率および死亡率には正の相関が認められている。1988～1990 年に行われた日本人を対象としたコホート研究において、胃がんのリスクと相関の認められた食事性因子は、塩辛い食品の嗜好、味噌汁の多食、高ナトリウム摂取であることが示されている。

　　②　カルシウム　　　カルシウムは 99％が骨、歯の組成として存在し、1％がカルシウムイオンとして細胞中、組織液、血中にも存在する。血中のカルシウムは生命現象に必須のため、その濃度はホメオスタシスによって一定に保たれ、血中濃度の低下に伴い骨から溶出させることで、その濃度を一定に保っている。カルシウムイオンは 1％と僅かではあるが、カルシウムイオンチャネルを通じて平滑筋、心筋の収縮、神経の刺激伝達などを司っている。このような機能をもっているカルシウムは機能カルシウムと呼ばれる。カルシウムの腸管からの吸収はビタミン D によって促進される。年齢、性別、体質、同時に摂取される食品成分間の影響により、吸収率は大きく異なるが、経口摂取によって吸収される量は、約 20～30％と多くはない。

　　骨は骨のリモデリング（破骨細胞による骨吸収と骨芽細胞による骨形成を繰り返す）によって調節されているが、長期のカルシウム欠乏は、骨折、骨粗鬆症などの原因となる。特に閉経後の女性においては、エストロゲン（女性ホルモン）の低下によって骨吸収が優位になるため、骨粗鬆症を招きやすい。

　　③　リン　　　リンはカルシウムとともに骨格を形成するばかりでなく、高エネルギーリン酸化合物（ATP など）によるエネルギー代謝に、また、DNA、RNA、リン脂質、補酵素などの成分として機能する。一方、食品添加物としてのリンは、加工食品において保水、結着剤、変性の防止などの目的で添加されている。純粋に食品の組成として含まれるリンに加え、現代の保存性に富む多くの加工食品にはリンが広範囲に利用され、意識せずとも摂取する機会が多い。リンの過剰摂取は、腸管におけるカルシウムの吸収を抑制するため注意を要する。カルシウム／リン比の低い食事は、骨量を減少させることが研究結果から示唆されている。

　　④　亜鉛　　　亜鉛は通常タンパク質などの高分子と結合した形で存在している。体内の様々な代謝を司る酵素などの構成成分であり、生理作用を円滑に進めるために必須である。たとえば、DNA の合成酵素、mRNA 合成酵素、スーパーオキシドディスムターゼ（SOD）、アルカリフォスファターゼなど多岐にわたる。体内においては、骨、皮膚、肝臓、脳、腎臓などに分布している。亜鉛不足による味覚障害は広く知られる。また、フィチン酸を多量に含む食品を摂取すると、腸管からの亜鉛の吸収が妨げられる。さらに、亜鉛と錯体を形成する薬剤の服用も亜鉛の利用が阻害されるため、注意が必要である。

　　⑤　鉄　　　ヘモグロビン、ミオグロビン、多くの酵素の構成要素であり、欠乏するとヘモグロビン生成が正常に行われず貧血を生じ、また運動機能、認知機能の低下などにも影響を及ぼす。鉄の

吸収は同時に摂取される食品の影響が大きく、タンパク質、アスコルビン酸は鉄の吸収を促進する一方、タンニン、フィチン酸、シュウ酸などは吸収を抑制する。鉄の慢性的な摂取不足、出血、月経過多、また、成長期における急激な身長や体重の増加、妊娠期、高齢期などで不足しやすい。特に高齢期の食事は、使用食材の少なさ、食欲の低下、吸収率の低下などによる気づかない貧血の進行も多く、肥満を抱えながらの貧血という傾向も少なくない。

過剰な鉄は、フェリチン（鉄原子を保有するタンパク質）として貯蔵される。これは、不足に備えた鉄の貯蔵のため、そして、鉄過剰によって直接組織が障害されないような仕組みと理解されている。しかし、鉄過剰症は、通常の食事による摂取では起こりにくく、鉄強化食品、鉄製剤の不適切な利用などによって、鉄の長期に及ぶ慢性的な摂取により鉄沈着症を引き起こす。肝臓、脾臓に鉄が貯留するヘモシデローシスと肝臓、膵臓、皮膚に鉄が沈着するヘモクロマトーシスがある。

## 2　3大栄養素の消化吸収

### 1）糖質（炭水化物）の消化吸収

糖質（炭水化物）は、口腔内の唾液アミラーゼによりデキストリン、マルトース（麦芽糖）にまで部分的に分解される。次に、十二指腸において、これらの糖質の大部分が膵液中の膵アミラーゼによって、マルトースに分解される。小腸の粘膜上皮細胞において、マルトースはマルターゼにより、スクロースはスクラーゼによってグルコースとフルクトースに分解される。このように膜消化[4]を受け単糖類となり吸収される。また、ラクトース（乳糖）は、ラクターゼによりグルコースとガラクトースに分解され吸収される。

### 2）脂質の消化吸収

食物中の脂質（主にトリアシルグリセロール）は、十二指腸において胆汁酸によって乳化される。さらに、膵液に含まれるリパーゼによって、モノアシルグリセロールと脂肪酸に分解される。これらの分解成分は、小球形のミセル（4～6nm）を形成し、小腸の微絨毛から吸収される。吸収されたモノアシルグリセロールと脂肪酸は、再びトリアシルグリセロールに合成され、キロミクロンとしてリンパ管に入る。

### 3）タンパク質の消化吸収

タンパク質は、胃内の胃液、ペプシンによる消化を受け、プロテオース、ペプトンまで分解され、十二指腸に送られ膵液中のトリプシン、キモトリプシンによって、オリゴペプチドに分解される。さらに、小腸のペプチダーゼによりオリゴペプチドはアミノ酸まで分解され、小腸の微絨毛から吸収される。腸管により吸収された遊離アミノ酸は門脈を経て肝臓に運ばれ、肝タンパク質、血清タンパク質などが合成され、一部は非必須アミノ酸として血中に放出され、各組織の組成として利用される。また、ホルモン、生理活性物質などの成分としても利用される。体タンパク質は、常に合成と分解を繰り返し、動的平衡状態を保っている。

---

4　膜消化：　小腸微絨毛上皮細胞上の刷子縁膜上に結合する各種消化酵素によって行われる消化。接触消化とも呼ばれる。

## 3　食品の機能性成分と遺伝子発現

　食品のもつ機能性は、栄養機能である第 1 次機能は、生命活動維持のための栄養素を供給する働きである。嗜好機能である第 2 次機能は、味覚、嗅覚、触覚などを通した五感的感覚によるおいしさ、満足感を与える働きである。そして、生体調節機能である第 3 次機能は、食品に含有される成分が疾病の予防などの働きを示すことである。この第 3 次機能を発揮する成分を機能性成分といい、ポリフェノール類、硫化アリル類、カロテノイド系色素類、アミノ酸類、多糖類など動植物由来の多くの成分の機能性が明らかになっている。

### 1）食品由来の機能性成分

　植物由来の機能性成分は、植物自身が様々な環境因子から自らを防御するためにつくり出した産物であり、それをヒトが食事として摂取することで恩恵を受けている。これらの成分の生体内における機能性の検索についての研究報告は近年非常に多く、人々の健康指向を背景に産業化に向けても発展し続けている。すでに、ポリフェノールのフラボノイド種だけで、8000 を超える新規化合物が報告されている。また、動植物由来の自然界に広く分布しているカロテノイド系色素は日常の食生活からも多くが摂取され、ヒト血漿中には 10 種以上のカロテノイドやその代謝物が検出されている。抗酸化作用、抗糖化作用、抗炎症作用、抗がん作用、抗老化作用など健康に寄与する様々な効果が示されている。主な食品由来の機能性成分については表 6-6 に示す。

### 2）遺伝子発現と食品機能性成分

　遺伝子の発現とは、DNA の遺伝情報が mRNA に「転写」され、その情報に従い順にアミノ酸

表 6-6　主な食品機能性成分

| 系 | 種類 | 含有される主な食品 |
|---|---|---|
| フラボノイド系 | フラバノン | 柑橘類果実中の苦み成分 |
| | フラボン | セリ科野菜 |
| | フラバノール | 果実、野菜、穀類 |
| | イソフラボン | 大豆 |
| | カテキン | 茶葉、果物 |
| | アントシアニン | ビルベリー、ブルーベリー |
| | ケルセチン | タマネギ、そば |
| フェニルプロパノイド | クロロゲン酸 | リンゴ、ナス、ゴボウ、ジャガイモ、サツマイモ |
| | カフェ酸 | コーヒー豆 |
| スチルベノイド | レスベラトロール | 赤ワイン、赤ブドウジュース、ピーナッツ、ココア |
| カロテノイド系 | $\alpha$-カロテン | ニンジン、アプリコット、カボチャなど |
| | $\beta$-カロテン | ニンジン、ピーマン、カボチャ、ホウレンソウなどの緑黄色野菜、アプリコット、グァバ、ビワなど |
| | $\beta$-クリプトキサンチン | 温州ミカン、ビワ、柑橘類、カキ |
| | リコペン | トマト、スイカ、ルビーグレープフルーツ、カキ |
| | ルテイン | カブラナ、ホウレンソウ、ズッキーニ |
| | ゼアキサンチン | トウモロコシ、ネクタリン、ネーブルオレンジ |
| | アスタキサンチン | サケ、マス、タイ、イクラ、藻類 |
| | フコキサンチン | 海草 |

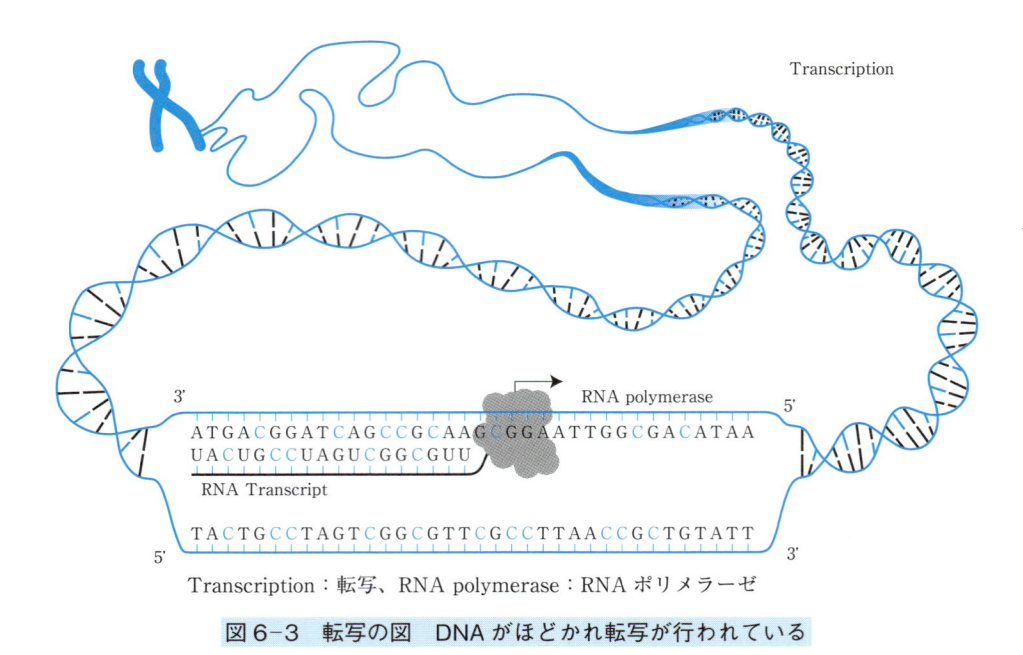

Transcription：転写、RNA polymerase：RNA ポリメラーゼ

図 6-3　転写の図　DNA がほどかれ転写が行われている

出典）Gene Ed Transcription（http://geneed.nlm.nih.gov//topic_subtopic.php?tid=15&sid=22
2020. 12. 1 アクセス）より改変して引用

を結合させ、タンパク質を合成するという「翻訳」を経た一連の過程を言い、この全過程をセント
ラルドグマという。この過程は、生命現象に最低限必要なタンパク質をつくるための遺伝子部分を
除いては、必要な時に必要なタンパク質を必要な量だけ合成するために、いくつかの機構によって
制御されている。遺伝子の発現を制御するということは、転写を抑制する、あるいは活性化するこ
とである。

　図 6-3 に示すように、転写のためには、読み取るべき DNA の配列に相補的な mRNA が必要で
ある。RNA ポリメラーゼが転写のための触媒酵素として働き、上流に進みながら必要部分の
DNA の 2 本鎖をほどいていく。DNA2 本鎖のうち、どちらが読み取られるかは、各々の遺伝子ご
とに決まっている。そして、「鋳型」となる DNA 鎖の 3' 末端の水酸基に新たなヌクレオチドを付
加することによって、「鋳型」の DNA を 3'→5' の方向に読み取りながら、DNA と相補的なリボ
ヌクレオチド三リン酸を 1 つずつ付加していく。RNA ポリメラーゼの仕事が終わった DNA は再
び 2 本鎖を形成する。読み取りを終えた mRNA は DNA 鎖から離れる。mRNA はリボソームへ移
動し、リボソームにおいて mRNA の情報通りにタンパク質がつくられる。つまり、この特定の領
域の転写の結果、特定のタンパク質がつくられる。この転写段階を活性化することは、特定のタン
パク質がたくさんつくられることになる。2003 年、ヒトの全塩基配列を解明するという「ヒトゲ
ノム計画」の完了の頃、ヨーロッパの食品機能科学および栄養科学の領域において、食品成分によ
る機能性をゲノム（遺伝情報全体）レベルで解析する手法として、栄養とゲノミクス[5]を併せた言葉
である「ニュートリゲノミクス」が誕生した。遺伝子を対象とした食品成分の機能性を評価するニ

5　ゲノミクス：　ゲノム塩基配列をもとに、遺伝子の発現量を網羅的かつ統計的に解析すること。

ュートリゲノミクスは、食品機能科学や栄養科学などの広い領域において、近年、食品機能性を探る研究手法の主流となっている。多くの食品由来の機能性成分が特定の領域の mRNA の転写活性を促進することが明らかになっている。その段階は非常に複雑で、多くは機能性成分が細胞膜にある受容体に結合すると、その信号が何段階にも及ぶ多くのタンパク質を介し、核へ信号が伝えられ、特定のタンパク質の発現が促されることが研究結果によって示されている。

## 3）食品由来成分による遺伝子発現の制御

　食品由来の機能性成分が、特定の領域の DNA から mRNA の転写活性を促進、あるいは抑制することが確認されている。このことから、機能性成分による特定の疾病に対する緩和や治療効果が期待されている。

**（1）　クルクミン**　　ターメリックの成分として知られているクルクミンは、ウコンの根茎から抽出され、色素成分としても広く知られる。クルクミンの生理活性は、抗酸化、抗炎症、抗がん、神経保護、抗糖尿病などいくつかの生理学的および薬理学的特性が示されており、新しい機能性として、抗糖尿病作用について報告がある。その機構は、酸化ストレスと炎症プロセスを抑制する能力による可能性であることが示されている。また、空腹時血糖値、グリコヘモグロビン、および BMI を大幅に低下させる可能性があり、また、ナノクルクミン（低分子化クルクミン）は、トリグリセリド、VLDL-C、LDL-C、HDL-C、血漿マロンジアルデヒドの大幅な減少にも関連していることが示されている。

**（2）　スルフォラファン**　　スルフォラファンは、イソチオシアネートに属する植物化合物で、種子や成熟した植物に含有されており、主にキャベツ、ブロッコリー、カリフラワー、芽キャベツなど、多くのアブラナ科野菜の芽に含まれている。その機能は、抗酸化、抗炎症、抗アポトーシスを特徴として、アルツハイマー病、パーキンソン病、多発性硬化症などの神経変性疾患の治療におけるスルフォラファンの有効性が報告されている。

**（3）　ゲニステイン**　　ゲニステインは、大豆をはじめグリーンピース、マメ科植物、ピーナッツにも含まれる天然のイソフラボノイドで、抗酸化作用と抗がん作用を示し、細胞経路を調整し、様々な分子標的と相互作用する働きがあるため、広く疾患の予防と治療の有望な候補として位置づけられている。ゲニステインが血液脳関門（BBB）を通過し、神経保護作用をもつことが確認されており、神経変性疾患の予防に効果があることを示す知見が増えている。

　アルツハイマー病（AD）やその他の神経変性疾患の主な原因は、凝集タンパク質の蓄積と酸化損傷であり、ポリフェノールなどの成分が AD の進行を遅らせる可能性があることが実証されている。AD におけるフラボノイドの作用機序は、認知機能と神経保護機能に関係するシグナル伝達経路の調整を介して、アセチルコリンエステラーゼ、ブチリルコリンエステラーゼ、$\beta$ セクレターゼの活性を阻害し、タウタンパク質凝集、酸化ストレス、炎症、アポトーシスなどを抑制することである。

**（4）　レスベラトロール**　　レスベラトロールは、ブドウ、赤ワイン、ピーナッツ、ブルーベリーなど多くの食品に含まれ、多くの研究で、抗酸化、抗炎症、心血管保護、抗がん、抗糖尿病、抗肥満、神経保護、抗老化効果など、様々な生理活性をもつことが報告されている。老化は多くの慢性疾患の因子であり、レスベラトロールのもつ抗老化メカニズムは、主として酸化ストレスの改善、炎症反応の緩和、ミトコンドリア機能の改善、アポトーシス調節が報告されている。

　食品の機能性成分は、分子サイズが大きい、凝集しやすい、あるいは水に溶けにくい等の性質があるため有効成分が体内で吸収されにくいことや脳には届かないこと（BBB の通過）が大きな課題となっていた。このことから、機能性成分が胃で分解されず、サイズを約1〜100nm まで微少とし、かつ小腸からの吸収をよくする必要があったが、新しいカプセル化技術の開発によって、今後非常に前進する可能性を見せている。この技術によって従来と比較し、1/6 以下の有効成分量でも同様の健康効果が得られるらしい（動物実験）（産総研）。現在、植物および動物由来の生理活性化合物は、脂肪酸（$\omega$3 脂肪酸等）、キサントフィル、抗酸化物質（$\alpha$-トコフェロール等）等のエマルジョンベースのコーティングにナノ技術が用いられている。オレガノ、タイム、オレンジなどの植物由来のエッセンシャルオイルとその成分は、食品媒介感染症に強力な抗菌作用を発揮することが示されている（Islam et al. 2023）。また、食品保存料として食品への使用や食品包装にも利用される等、その利用の可能性は大きく広がっている。

　また、脂肪蓄積の課程を阻害し、酸化および脂肪分解経路を活性化することで強力な抗脂肪形成効果をもち、血小板凝集を阻害することで心臓保護効果を発揮する。近年、電子伝達系と F0F1-ATPase を阻害することで、リステリア菌、カンピロバクター菌、黄色ブドウ球菌、大腸菌に対する顕著な抗菌効果も示している。

　**（5）　アスタキサンチン**　　アスタキサンチンは、魚類のサケ、マスなどの色素成分として広く知られ、抗炎症作用、炎症性サイトカインの発現を調節することが報告されている。また、血液脳関門（BBB）を通過することが確認されており、動物モデルと細胞実験において、アルツハイマー病、パーキンソン病、筋萎縮性側索硬化症、脳虚血／再灌流、くも膜下出血、外傷性脳損傷、脊髄損傷、認知障害、神経障害性疼痛などの神経疾患に対する保護作用が報告されている。アスタキサンチンは、優れたフリーラジカル消去能をもつ抗酸化物質として広く知られ、さらに、IL-1$\beta$[6]、IL-6[7]、IL-8[8]、TNF$\alpha$[9] などの炎症性サイトカインの発現を抑制し、炎症の進行を抑制する知見がある。近年、抗酸化機能とは独立した新しいメカニズムでミトコンドリアの機能を調節する報告がなされている。

　その機構は、生理学的ストレス条件下でミトコンドリアが過負荷になった場合、ROS 産生によって引き起こされる酸化損傷から、アスタキサンチンがミトコンドリアを保護する可能性を示した。それは、主に酸化傷害によって変化するミトコンドリア内の異常な遺伝子発現やタンパク質の修飾を修正することにより、グルコースと脂質の代謝を改善することに由来している。

---

6　IL-1$\beta$：　　IL-1 は分子量が約 17,000 の糖蛋白質で、主に単球やマクロファージから産生される。等電点の異なる $\alpha$ および $\beta$ 型に分類され、それぞれをコードする（特定領域の遺伝子の核酸塩基配列に従い、特定のタンパク質が作られること）遺伝子は異なっているがレセプターは同一であり、生物活性も同じであることが明らかにされている。

7　IL-6：　　免疫応答や炎症反応の調節において重要な役割を担う。IL-6 産生の増加は、自己免疫疾患や炎症性疾患の発症に関与する。

8　IL-8：　　好中球走化性、骨髄から末梢血への好中球の動員、好中球の活性化などの炎症反応に関与する。

9　TNF$\alpha$：　　腫瘍壊死因子。体内の炎症反応に関し、中心的な役割を担う。

引用・参考文献

足立達，乳糖不耐症と牛乳の飲み方，日本家政学会誌，Vol.38（1）：71-82，1987.

川端輝江編著．しっかり学べる栄養学（2012年版）ナツメ社，2012.

南山堂医学大事典（第19版）南山堂

宮沢啓介．オートファジーを考える—その基礎研究から臨床応用への展望—　東医大誌，2012；70
（4）：389-96.

Larry, G. S. 著，駒野徹・中澤淳・中澤晶子・酒井裕・森田潤司訳，ライフサイエンス基礎生化学
化学同人，1991.

Calderaro, A., et al. The Neuroprotective Potentiality of Flavonoids on Alzheimer's Disease. *Int J
Mol Sci.* 2022 Nov 27；23（23）：14835. doi：10.3390/ijms232314835.

Chen, Z., Xue, J., Shen, T., Mu, S., and Fu, Q., Curcumin alleviates glucocorticoid-induced
osteoporosis through the regulation of the Wnt signaling pathway. *Int J Mol Med.* 2016；37
（2）：329-38. doi：10.3892/ijmm.2015.2432.

Correa, P., Human gastric carcinogenesis：a multistep and multifactorial process—first american
cancer society award lecture on cancer epidemiology and prevention. *Cancer Res.* 1992 Dec
15；52（24）：6735-40.

Dan-Dan Zhou et al. Effects and Mechanisms of Resveratrol on Aging and Age-Related
Diseases. *Oxid Med Cell Longev.* 2021 Jul 11；2021：9932218. doi：10.1155/2021/9932218.

Fang, X., Wei, J., He, X., An, P., Wang, H., Jiang, L., Shao, D., Liang, H., Li, Y., Wang, F., Min, J.,
Landscape of dietary factors associated with risk of gastric cancer：a systematic review and
dose-response meta-analysis of prospective cohort studies. *Eur J Cancer.* 2015 Dec；51（18）：
2820-32. doi：10.1016/j.ejca.2015.09.010. Epub 2015 Nov 14.

Islam, F. et al. Food grade nanoemulsions：promising delivery systems for functional ingredients.
*J Food Sci Technol.* 2023 May；60（5）：1461-1471. doi：10.1007/s13197-022-05387-3.

Karlsen, M. C., Rogers, G., Miki, A., Lichtenstein, A. H., Folta, S. C., Economos, C. D., Jacques, P. F.,
Livingston, K. A., McKeown, N. M., Theoretical food and nutrient composition of whole-food
plant-based and vegan diets compared to current dietary recommendations. *Nutrients.* 2019
Mar 14；11（3）：625. doi：10.3390/nu11030625.

Leonard, M. M., Sapone, A., Catassi, C., Fasano, A., Celiac disease and nonceliac gluten sensitivity：
a review. *JAMA.* 2017 Aug 15；318（7）：647-56. doi：10.1001/jama.2017.9730.

Li-Xue Zhang et al. Resveratrol（RV）：A pharmacological review and call for further research.
*Biomed Pharmacother.* 2021 Nov：143：112164. doi：10.1016/j.biopha.2021.112164.

Marton, L. T., et al. The Effects of Curcumin on Diabetes Mellitus：A Systematic Review. *Front
Endocrinol*（Lausanne）. 2021 May 3：12：669448. doi：10.3389/fendo.2021.669448.

Nishida, Y., et al. Astaxanthin as a Novel Mitochondrial Regulator：A New Aspect of Carotenoids,
beyond Antioxidants. *Nutrients.* 2021 Dec 27；14（1）：107. doi：10.3390/nu14010107.

Pan Si et al. Biological and neurological activities of astaxanthin（Review）. *Mol Med Rep.* 2022
Oct；26（4）：300. doi：10.3892/mmr.2022.12816. Epub 2022 Aug 10.

Schepici, G., et al. Efficacy of Sulforaphane in Neurodegenerative Diseases. *Int J Mol Sci.* 2020 Nov
16；21（22）：8637. doi：10.3390/ijms21228637.

Shete,V., et al. Genistein：A promising phytoconstituent with reference to its bioactivities.
*Phytother Res.* 2024 Aug；38（8）：3935-3953. doi：10.1002/ptr.8256. Epub 2024 Jun 3.

Szilagyi, A., Ishayek, N., Lactose intolerance, dairy avoidance, and treatment options. *Nutrients.*
2018 Dec 15；10（12）：1994. doi：10.3390/nu10121994.

Umesawa, M., Iso, H., Fujino, Y., Kikuchi, S., and Tamakoshi, A., Salty food preference and intake
and risk of gastric cancer：The JACC study. *J Epidemiol.* 2016；26（2）：92-97. doi：10.2188/
jea.JE201500.

一般社団法人日本動脈硬化学会（https://www.j-athero.org/jp）

厚生労働省．栄養指導（https://www.mhlw.go.jp/bunya/shakaihosho/iryouseido01/pdf/info03k-04.
pdf）

厚生労働省．脂質（https://www.mhlw.go.jp/file/05-Shingikai-10901000-Kenkoukyoku-Soumuka/

0000042631.pdf）

厚生労働省．ビタミン　脂溶性ビタミン（https://www.mhlw.go.jp/file/05-Shingikai-10901000-Kenkoukyoku-Soumuka/0000042635.pdf）

厚生労働省．「日本人の食事摂取基準（2025 年版）」ミネラル（多量ミネラル），策定検討会報告書，健康・生活衛生局健康課　栄養指導室，2024 年 10 月（https：//www.mhlw.go.jp/stf/newpage_44138.html）

産総研（https://www.aist.go.jp/aist_j/press_release/pr2005/pr20050315_2/pr20050315_2.html）

食品安全委員会（https://www.fsc.go.jp/foodsafetyinfo_map/aspartame.html）

日本 WHO 協会（https://japan-who.or.jp/news-releases/2307-29/）

農林水産省農産局地域作物課，異性化糖をめぐる状況について，令和 5 年 6 月（https://www.maff.go.jp/j/seisan/tokusan/kansho/iseikato/）

松本一朗・阿部啓子．解説　ニュートリゲノミクス　化学と生物，2007；45（4）．（https://www.jstage.jst.go.jp/article/kagakutoseibutsu1962/45/4/45_4_246/_pdf/-char/ja）

文部科学省．5. 成果　機能性成分等新たな健康の維持増進に関わる成分の分析に対するニーズ調査　1）代表的な機能性成分（https://www.mext.go.jp/b_menu/shingi/gijyutu/gijyutu3/shiryo/attach/1287304.htm）

GeneEd Transcription（Gene expression）（http://geneed.nlm.nih.gov/）2020. 12. 1 アクセス

# 第7章

# 栄養管理 ///

## 1　ライフステージ別の栄養

### 1）ライフステージの区分

　個体の成熟までの時間的な変化を成長、機能的な変化を発達、成長と発達を合わせて発育と言う。加齢現象は個体の発生、成熟過程の後に起こる衰退現象（過程）であり、老化は発達を終えて完成した生理機能の退行的な変化のことである。

　本書では、表7-1のように加齢に伴う年代区分を示すが必ずしも統一はされていない。

### 2）妊娠期栄養の特徴

**（1）妊娠初期の栄養**　この時期は、「つわり」のために食事摂取量が減少することがあるが、胎児の発育などに必要になる栄養は少ないので、母体に必要な栄養摂取を心がける。つわりによる嘔吐がある場合は脱水症予防のため水分摂取に注意が必要である。個人差があるものの、12週すぎ頃には収まり、食欲が回復してくる。この時期はエネルギー付加量が少ないため、食べすぎに気をつけることも大切である。

**（2）妊娠中期の栄養**　一般には、安定期と言える。胎盤の形成による血液量増加（鉄、ビタミン）、胎児の骨格や筋肉増加（主にタンパク質）のための食事を心がける。カロリー摂取過剰による肥満に気をつける。

**（3）妊娠末期の栄養**　維持や成長が急速になるため、バランスのよい栄養（食事）摂取を心がける。妊娠末期には、子宮の増大により、胃が圧迫されるため、少量ずつ小分けにして食事を採るようにし、妊娠高血圧症候群の発症予防のために、塩分の取りすぎに注意し、無理をせず休養を心がける。

**（4）妊娠期の特徴的な栄養・疾患**

①　妊娠高血圧症候群（旧：妊娠中毒症）　日本妊娠高血圧学会（旧：日本妊娠中毒症学会）を中心に新たな定義・分類が提案され、日本婦人科学会は2005年4月より正式に旧来の妊娠中毒症から妊娠高血圧症候群という病名を採用した。病型については、以下の表のように4型に分類をしている（表7-2）。

②　貧血　妊婦に見られる貧血は「妊娠性貧血」と「妊娠母体偶発合併症疾患としての貧血（鉄欠乏性貧血、溶

**表7-1　ライフステージの区分と発育について**

| 胎生期 | 細胞期 | 受精から2週まで |
|---|---|---|
| | 胎芽期 | 3〜7週まで |
| | 胎児期 | 8週〜出生まで |
| 小児期 | 新生児期 | 生後4週まで |
| | 乳児期 | 生後1歳まで |
| | 幼児期 | 1歳〜小学校入学まで |
| | 学童期 | 小学校在学中 |
| | 思春期 | 2次性徴が発現して成熟へ向かう時期 |
| 成人期 | 青年期 | 29歳まで |
| | 壮年期 | 30〜49歳まで |
| | 中年（実年）期 | 50〜64歳 |
| 高齢期 | 前期高齢者 | 65〜74歳 |
| | 後期高齢者 | 75歳以上 |

出典）堀江祥充. 栄養科学ファウンデーション　応用栄養学　朝倉書店，2010：21 一部改変

表 7-2　妊娠高血圧症候群の定義・分類

| ①妊娠高血圧腎症<br>（preeclampsia） | 妊娠 20 週以降に初めて高血圧が発症し、かつタンパク尿を伴うもので分娩後 12 週までに正常に復するもの |
|---|---|
| ②妊娠高血圧<br>（gestational hypertension） | 妊娠 20 週以降に初めて高血圧が発症し、分娩後 12 週までに正常に復するもの |
| ③加重型妊娠高血圧腎症<br>（superimposed preeclampsia） | 1）高血圧症が妊娠前あるいは妊娠 20 週までに存在し、妊娠 20 週以降にタンパク尿を伴うもの<br>2）高血圧とタンパク尿が妊娠前あるいは妊娠 20 週までに存在し、妊娠 20 週以降に、いずれか、または両症候が増悪するもの<br>3）タンパク尿のみを呈する腎疾患が妊娠前あるいは妊娠 20 週までに存在し、妊娠 20 週以降に高血圧が発症するもの |
| ④子癇（eclampsia） | 妊娠 20 週以降に初めて痙攣発作を起こし、癲癇や 2 次性痙攣が否定されるもの。発症時期により妊娠子癇・分娩子癇・産褥子癇とする |

出典）日本産婦人科学会．妊娠高血圧症候群の定義・分類，2004 一部改変

表 7-3　人乳と牛乳の成分（100 mL あたり）

| | 人乳 | | | 牛乳 |
|---|---|---|---|---|
| | 初乳 | 移行乳* | 成乳** | |
| エネルギー（kcal） | — | — | 65 | 67 |
| たんぱく質（g） | 2.7 | 1.6 | 1.1 | 3.3 |
| 脂肪（g） | 2.9 | 3.6 | 3.5 | 3.8 |
| 糖質（g） | 5.3 | 6.6 | 7.2 | 4.8 |
| カルシウム（mg） | 31 | 34 | 27 | 110 |
| 鉄（mg） | 0.1 | 0.04 | 0.04 | 0.02 |
| カリウム（mg） | 74 | 64 | 48 | 150 |
| ビタミン A（IU） | 89 | 88 | 47*** | 39*** |
| ビタミン C（mg） | 4 | 5 | 5 | 1 |

\* S. K. Kon and A. T. Cowie：Milk：the Mammarry gland and its secretion, vol. 2. p.275, 1961 より引用。
\*\*日本食品標準成分表 2010 を参考に比重 1.03 を用いて換算した。
\*\*\*RE（μg）表示。

血性貧血、巨赤芽球性貧血など）」に大別される。貧血の自覚症状は乏しく、血液検査時に判断することが多い。食事療法と鉄剤の投与が行われる。基本的には食事改善をめざす。食品中には、ヘム鉄（動物性食品）と非ヘム鉄（植物性食品）があり、ヘム鉄の方が吸収がよい。だが、非ヘム鉄でもビタミン C や葉酸などを含む食品と一緒に摂取するように心がけることで、その吸収率や造血効果を上昇させる。

③　栄養と奇形　二分脊椎症などの神経管閉鎖障害は、葉酸不足により、その発症リスクが上がると言われている。また、ビタミン A の過剰摂取（妊娠初期）は奇形をもたらすと指摘されているため、栄養補助食品使用時は注意が必要である。なお、栄養以外の要素として、風疹などのウイルス感染、ある種の薬剤、喫煙などが奇形の要因として認められている。

### 3）授乳期栄養の特徴

　母乳の成分変化は分娩から数日を経て徐々に変化をする。初乳（分娩後 3〜5 日間分泌される母乳）には、免疫抗体である免疫グロブリン（IgA、IgG、トランスフェリン、リゾチームなど）が豊富に含まれているのが特徴である。その後成乳（分娩後 10 日以降に分泌）が分泌され、これには糖質、脂質に富んでいる。また、初乳から成乳への移行途中の乳汁を移行乳という。

　母乳栄養の利点として、①表 7-3 参照、②児の腎臓への負担を与えない、③食物アレルギー（特に牛乳アレルギー）になりにくく、感染症などの重症化を抑制している、④母子のスキンシップなどがある（表 7-3）。

　なお、母乳中のビタミン K（血液凝固に関与するビタミン）含有量が少ない場合は、欠乏症として「乳児ビタミン K 欠乏症」があるが、近年では、出産時、退院時、生後 1ヵ月健診などで児にビタ

　二分脊椎や無脳症などの神経閉鎖障害（胎児の成長過程で、神経管が脊椎になる時に神経管の一部に起こる先天性障害）のリスク低減に対して、妊娠初期の十分な葉酸摂取が有効であることが報告されている。妊娠1ヵ月以上前からの葉酸摂取が推奨されており、葉酸に関しては妊婦だけでなく、妊娠可能な年齢の女性、特に妊娠を計画している女性においても不足しないように注意が必要である。葉酸を多く含む食品には、ほうれん草、レバー、枝豆などがある。

ミンKを経口投与するため激減した。

　なお、この時期の嗜好品（コーヒーなどのカフェイン、アルコール摂取は乳汁に移行する。特に喫煙はプロラクチンの分泌を減少させ、乳汁分泌量減少を招く）の摂取と服薬には特に注意が必要となる。

## 4）新生児期・乳児期の特徴的な栄養と疾患

　**（1）　離乳について**　　生後5〜6カ月以降は、乳汁栄養（母乳、人工栄養法）のみでは十分な栄養が得られなくなり、それを補うための離乳食が必要となる。したがって、離乳とは母乳または育児用ミルクなどの乳汁栄養から幼児食に移行する過程を言う。

　なお、2005（平成17）年乳幼児栄養調査結果では、「食教育」について離乳食期から親子で健康な食習慣を確立できるよう支援し、乳幼児期がその食習慣の基礎を育む時期であることを述べている。家庭とともに、保育所などと連携し子どもたちの「食べる力」を育んでいけるよう、食に対する体験の機会が提供されていくことが望まれている。

　**（2）　低出生体重児**　　出生時体重が2500g未満の乳児を言う。このうち、1500g未満を極低出生体重児、1000g未満を超低出生体重児と呼ぶ。母体の栄養状態と関連性が高く、低出生体重児の増加は医療技術の進歩による新生児救命率改善、妊婦高齢化、不妊治療増加に起因していると言われている。低出生体重児管理の原則は、保湿、呼吸管理、栄養補給、感染予防の4項目である。

　**（3）　過体重児**　　一般に出生時体重4000g以上の乳児を意味する。仮死などの頻度が上がるハイリスク児である。

　**（4）　食物アレルギー**　　食物由来の分子量3500〜70000ダルトンのタンパク質を繰り返し摂取していると、これが抗原となって抗原抗体反応が起こり、場合によっては過剰反応となって人体に様々な病的症状が現れる。

　しかし、タンパク質以外の成分もアレルゲンとなることもあり、原因物質の特定が困難な場合もある。食物アレルギーを引き起こす可能性のある食品として、食品の原料表示が食品衛生法の容器包装された加工食品で表示が義務づけられているアレルギー物質は、卵、乳（牛乳）、小麦、えび、かに、くるみ、落花生（ピーナッツ）、そばの8品目である（この8品目を特定原材料と言う）。

## 5）幼児期の特徴的な栄養

　幼児期は身体発育が盛んになるため多量のエネルギーや各種栄養素を必要とする。たとえば、推定エネルギー必要量から考えると、1〜2歳男児、身体活動レベル「ふつう」の場合、950kcal、女児900kcalである。年齢とともに消化・吸収能力、代謝能力も高くなるが、胃の容量も小さく、1回で食べる量も限界があり、必要な栄養量を確保するには1日3回の食事だけでは不十分である。そのため、間食（1日1〜2回）が必要となり、食事の一部と考えて与える必要がある。

　**（1）　食物（食事）を味わって、楽しむ能力の形成**　　この時期発育過程に応じ、食事を通して「食

べる力」を育むことが大切である。幼児期は睡眠、食事、遊びといった生活に活動的にメリハリが出てくるので、一生を通じての食事のリズムの基礎を培う時期になる。行動範囲が少しずつ広がり、好奇心も強くなり「食」への興味・関心がもてるようになってくる。食べる意欲を大切にして、いろいろな食品を味わい、食体験を広げていく。なるべく薄味嗜好を図り、食事前の手洗い、食事の作法（マナー）など発達・理解力に合わせて適切な指導を行っていくことが、正しい食習慣形成に大きな影響を及ぼすこととなる。

**（2）偏食**　偏食とは特定のものを嫌って食べず、その程度がひどいものを言う。たとえば、野菜をまったく食べないなどであるが、広義には、食べる時刻、量が極端に偏った食べ方なども含む。一面では、嗜好とは本質的に発達現象であり、食生活やそのほかの生活体験を通して、年齢とともに発達して変化していく。

**（3）脱水**　幼児の体重に占める水分の割合は、成人より多い。また、体重1kgあたりの水分量や水分代謝量が成人より多いため、下痢や発熱、高温環境下では脱水を起こしやすい。

**（4）齲歯**　乳歯が生えそろう2〜3歳に虫歯が発生しやすい。原因は口腔内ケアが不十分であることが多い。甘味食品、嗜好飲料品などをだらだらと食べる習慣や、これらの食品の摂取量が多い場合も虫歯になりやすいため注意が必要である。口腔内のpHは、値が高いほど齲歯の発生予防になる。頻繁な飲食習慣は、口腔内の酸性状態が長く続くことになり、脱灰（歯の表面のエナメル質からリン酸カルシウムが溶出する現象）が助長される。脱灰が進むと、エナメル質に穴があき齲歯につながる。

### 6）学童期の特徴的な栄養と疾患

適正な栄養摂取習慣を確立させたい幼児期から学童期における近年の問題は、低年齢における肥満の増加である。この時期の肥満のほとんどは単純性肥満（生活習慣、特に食生活に問題があるもの）である。特に学童期の高度肥満児（肥満度50％以上）は幼児期から肥満になっている小児がほとんどであり、幼児期からの対応が必要であるとされている。肥満児は標準体重児と比較した場合、一般的に不活発で運動能力も低下し、劣等感を抱くなどの情緒不安定な状態になりやすく、不登校、学力低下を招きやすいと言われている。これら小児肥満児の特徴は糖分・油脂類の多い食品を好み、間食・夜食を摂る、1回の食事量が多く早食いやながら食いなどが見られる傾向にある。また、小児肥満の60〜80％は成人肥満へ移行すると言われている。

小児生活習慣病とされるような子どもや、その予備軍の増加が社会的問題として取り上げられ、このため、学校給食を食育の生きた教材として、学童や父兄などに対し食に関する理解を深めてもらい、健康増進や生活習慣病予防のための実践的な能力＝「自分の健康は自分で守るという自己管理能力」を学校教育の中でも身につけさせることが大切である。さらに、小児の肥満は、基礎疾患による症候性の特殊な場合を除いて、その小児の家族の食習慣、食環境に大きく影響を受けているため、予防のためには対象児とその家族を含めた指導も必要となる。

### 7）思春期の特徴的な栄養と疾患

思春期は学童期を経て、成人として成長して成熟するに至るまでの時期を言う。

特に思春期では、身体発育・発達の特徴は、身長・体重などの身体の伸びが急激な加速現象を示す第2次発育急進期と、精神的に過敏で不安定である第2反抗期（自己の内面への関心を深める時期でもある）にある。

　小学生から中学生と学年が上がるにしたがって、孤食、個食の子どもたちが増加してくる。塾や習い事などにより家族がそろって食事が摂りにくいことや、思春期に入り自我の目覚めにより、食事は自分ひとりで済ませる、外食する機会が増え、コンビニやファーストフード店での飲食も増えてくる。テレビ等のマスメディアに影響されやすく、自己の嗜好に偏った食生活に陥りやすい。

　さらに、2006年に6〜15歳の子ども（小・中学生）にも小児メタボリックシンドローム診断基準が厚生労働省より策定されたので、生活習慣病予備軍、栄養障害の早期発見のためにも有効活用が望まれる。

　**（1）摂食障害**　　思春期に特徴的な心身症の代表として、摂食障害がある。思春期から青年期の女子に多く発症し、神経性食欲不振症（拒食症）と神経性大食症（過食症）に分けられる（表7-4）。

　**（2）貧血（鉄欠乏性）**　　この時期の貧血は、大部分が鉄欠乏性である。急激な成長期であること、初潮の開始年齢にあたること、また、思春期のやせ願望も相乗的な原因となっている。血液中ヘモグロビン濃度が女子で、12g/dL未満、男子で14g/dL未満で診断される。思春期女子の貧血は、本人の健康はもとより、将来の妊娠・出産にも影響が大きく適切な食事が望まれる。

### 8）成人期の特徴的な栄養と疾患

　成長期をすぎた20歳頃から高齢期に入る前までの40数年間を指す。この時期は、社会的にも家庭的にも充実した時期であるが、その分責任も重く、心身ともにストレスがかかる時期である。この時期の栄養摂取については、日々の生活・身体活動で消費されるエネルギーや栄養素を適切に補給し、健康維持および増進を図ることである（表7-5）。と同時に、高齢期を可能な限り健やかに迎える準備の時期でもある。また、日本人の死因の約3分の2にあたると言われる生活習慣病は、若年から準備されるとはいえ、多くはこの成人期に発症してくる。その発症を予防し、遅延させることにより、寿命を延ばしていくことも可能となる。

　**（1）メタボリックシンドローム疾病疾患概念の導入**　　メタボリックシンドロームとは、主に肥満、インスリン抵抗性によって引き起こされる高血糖、高血圧、脂質代謝異常を合併し、動脈硬化症となる危険性が高い状態を言う。メタボリックシンドロームが疾患概念として確立された目的は、動脈硬化を原因として引き起こされる冠状動脈疾患や脳卒中の予防にある。その診断基準については2005年、日本内科学会など関連8学会が共同して、日本のメタボリックシンドロームの診断基準

| 表7-4　神経性食欲不振症（拒食症）の診断基準 |
| --- |
| ①標準体重の－20％以上のやせ<br>②食行動の異常（不食、大食、隠れ食いなど）<br>③体重や体型について歪んだ認識（体重増加に対する極端な恐怖など）<br>④発症年齢は30歳以下<br>⑤無月経（女性の場合）<br>⑥やせの原因と考えられる器質性疾患がない |

注）①②③⑤は既往歴を含む
出典）厚生省特定疾患・神経性食欲不振症調査研究班. 神経性食欲不振症（拒食症）の診断基準, 1992

| 表7-5　食生活指針 |
| --- |
| ●食事を楽しみましょう。<br>●1日の食事のリズムから、健やかな生活リズムを。<br>●適度な運動とバランスの良い食事で、適正な体重の維持を。<br>●主食、主菜、副菜を基本に、食事のバランスを。<br>●ごはんなどの穀類をしっかりと。<br>●野菜、果物、牛乳、乳製品、豆類、魚なども組み合わせて。<br>●食塩は控えめに、脂肪は質と量を考えて。<br>●日本の食文化や地域の産物を活かし、郷土の味の継承を。<br>●食料資源を大切に、無駄や廃棄の少ない食生活を。<br>●「食」に関する理解を深め、食生活を見直してみましょう。 |

出典）文部省決定、厚生省決定、農林水産省決定（平成28年6月一部改正）

を発表した（図7-1）。

**（2）　特定健康診査・保険指導**　　2008年4月から医療保険者において、40歳以上の被保険者・被扶養者を対象とする、内臓脂肪型肥満に着目して健診および保健指導の事業実施が義務づけられた。この診査結果に基づき、保険指導対象者を選定、階層化している。

**（3）　主な生活習慣病と栄養との関わり**　　生活習慣病は、「食生活（習慣）、運動、休養、喫煙、飲酒などの生活習慣がその発症、進行に関与する症候群」であり、生活習慣を是正することで、予防もしくは進行を遅らせることが可能である。日本人の死因の1位から3位を占める、悪性新生物（がんなど）、心疾患、脳血管障害の多くは生活習慣病と考えられる。また、虚血性心疾患や脳血管障害など動脈硬化性疾患の危険因子となる高血圧症、糖尿病、脂質異常症（旧：高脂血症）なども生活習慣病である。致命的な疾患ではないが、QOL（Quality of Life；生命の質、生活の質、人生の質）低下につながる骨粗鬆症や歯周病なども生活習慣病に含まれる。

しかし、生活習慣病は個人の生活習慣のみで引き起こされるのではなく、多くは遺伝的因子が関与し、個人の生活習慣形成の背景には社会的環境因子が考えられる（図7-2）。

①　糖尿病　　遺伝的素因と食事、運動、ストレスなどの生活習慣や加齢といった種々の環境要因が関与している。糖尿病は慢性的に血糖値が上昇している代謝性疾患で、インスリン分泌低下あるいはインスリン感受性の低下（抵抗性）により、糖質、脂質、タンパク質の代謝異常を生じ、網膜、腎臓、神経に最小血管障害の形態的・機能的異常をきたす。これらの障害が進展すると、糖尿病性網膜症、糖尿病性腎症、下肢の壊疽など、重篤な疾病に至る。さらに、動脈硬化が促進され、心筋梗塞、脳梗塞などの合併症が増加する。

糖尿病はインスリンの分泌状態によりⅠ型とⅡ型に大別される。成人期以降で発症する人のほとんどはⅡ型糖尿病である。わが国の糖尿病患者はこの10年間で見ると男女とも有意義な増減は見られない。

自覚症状が少なく、長期間放置されてから口渇、多飲、多尿、体重減少、全身倦怠などの症状が

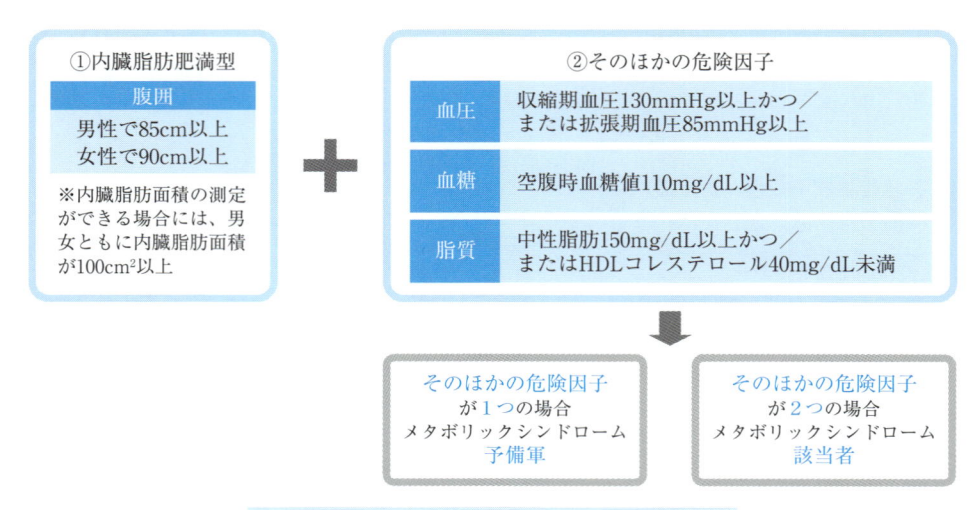

**図7-1　メタボリックシンドロームの診断基準**

出典）政府広報オンライン（https://www.gov-online.go.jp/useful/article/201402/1.html）

認められる。したがって、糖尿病の早期発見には自覚
症状のみに頼ることなく毎年の健康診断などで血糖値
測定等を実施することが必要と考えられる。

　治療は食事療法、運動療法、薬物療法、インスリン
注射療法があり、食事療法が治療の基本となる。基本
方針は、①血糖コントロール、②肥満解消、③血圧、
脂質代謝コントロール、④合併症の進行抑制である。
また、食事療法の実際は、「糖尿病食事療法のための
食品交換表」を使用して行い、①適正なエネルギーの
補給、②炭水化物、脂質、タンパク質、ビタミン、ミ
ネラルの適正な補給（栄養バランスの取れた食事：一般に
糖尿病食は健康・長寿食とも言われる）を実施する。また、
食物繊維の多く取れる食事を心がけ、GI（グリセミッ
クインデックス）[1] を考慮した食品の選択を考えること
も必要である。

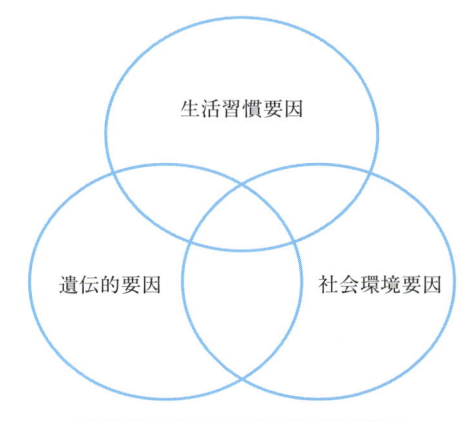

**図7-2　生活習慣病の発症要因**

出典）市丸雄平・岡純編．マスター改訂
　　　応用栄養学　建帛社，2010；141
　　　一部改変

　②　高血圧症　　動脈内圧が異常に上昇した状態であり、慢性的になると心臓血管系や諸臓器障
害をもたらす疾患である。原因の明らかな症候性高血圧症（2次性高血圧症）を除く高血圧を、本態
性高血圧症（1次性高血圧症）と言い、高血圧症患者の約90％を占める。ここでは、本態性高血圧症
について解説する。遺伝的素因（家族歴、食塩感受性、ストレス感受性、インスリン抵抗性など）と環境因
子（食塩過剰摂取、アルコール過飲、肥満、ストレス、運動不足など）が複雑に絡み合って発症すると考え
られる。

　高血圧症の食事療法は、長期継続できるものが望ましく、患者の生活習慣、食習慣を尊重しなが
ら個人に応じた実現可能な食生活改善を進める。①エネルギーを制限する、②良質なタンパク質を
適量摂取する、③脂質の量と質（脂肪酸の種類）に留意する、④ビタミン・ミネラルを充足する、⑤
食塩・アルコールを制限、⑥食物繊維を充足するなどが挙げられる。特に、カリウムには血管保護
作用や脳卒中、腎障害の予防効果やナトリウムの尿中排泄を促す働きがあるので腎不全などの禁忌
がなければ摂取を心がける。また、カルシウム・マグネシウムにも降圧作用やナトリウム尿中排泄
作用を促す働きがある。さらに、アルコールの多飲は肥満や血清中性脂肪上昇、血圧上昇につなが
るため控える。食物繊維には腸内でナトリウムを吸着して排泄を促し、血圧を下げる働きがある。
なお、腎臓・心臓の機能に異常がなければ水分は制限しなくてもよい。

---

1　GI（グリセミックインデックス）：　食品によって血糖値の上がり方が異なることに着眼した考え方。
　このうち、グリセミック指数（GI）は、ブドウ糖を摂取した後の血糖上昇率をパーセントで表した数値。
　献立を考える際、血糖値の上昇が緩やかで低いGI値の食品の組み合わせを選択することで、過剰な糖に
　よる体脂肪としての蓄積を抑制する。
　ちなみにGL値は「Glycemic Load（グリセミックロード）」の略である。GI値同様に数値で示されてお
　り、GI値と異なるのは、「普段食べる1食量を想定している」ことで、下記の式で求められる。
　GL値＝食品に含まれる炭水化物の量（g）×GI値÷100
　さらにGI値同様に、GL値にも10以下の食品を「低GL」、11〜19を「中GL」、20以上を「高GL」と
　定義されている。

③ 悪性新生物（がん）　　がんとは、正常細胞の核内遺伝子が段階的に変異を起こし、増殖する機能を獲得したがん細胞が増殖を繰り返しながら正常組織を圧迫、破壊しさらに血液などで運ばれて身体のほかの部位に転移し、死にいたる悪性の病気である。

主な部位別のリスクファクターを見ると、肺がんは生活習慣としての喫煙が強いリスクとなり、食生活関連では、野菜・果物の摂取が予防としての効果が大きい。胃がんは食塩の過剰摂取やヘリコバクター・ピロリ菌感染症が強いリスクとなる。大腸がんは脂質の多い肉などの摂取がリスクファクターとなり、予防効果が大きいのは、食生活では野菜の摂取で、生活習慣としては身体活動などがある。乳がんは、早い発育や成人での高身長、肥満、高齢初産、遅い閉経などが強いリスクとなり、やはり野菜・果物等の摂取に予防効果がある。

### 9）更年期の特徴的な栄養と疾患

生殖期から非生殖期へ移行する期間を言う。女性の場合、更年期を閉経期とも言い、閉経前後の5年（合わせて10年）の期間を指す。50歳前後で閉経を迎える女性が多いため、45〜55歳の期間が該当するが、その年齢・期間には個人差がある（日本人女性の48.8%が更年期障害〔のぼせ、ほてりなどの症状があるホットフラッシュ〕の自覚があると報告している）。なお、男性の更年期は男性ホルモンであるテストステロンの分泌が減少する40〜60歳代の間である。

また、更年期では生活活動強度が低くなることから消費エネルギーは少ない。しかし、摂取エネルギーが多かったり、エストロゲンの分泌低下によるLDLコレステロールの増加により、動脈硬化や脂質異常症の危険率が高くなる。消費エネルギーに見合った食事の摂取を心がけ、食物繊維を一緒に摂ることでコレステロールの吸収を抑制することができる。

### 10）高齢期の特徴的な栄養と疾患

高齢期に入り、加齢（エイジング）とともに出現する身体的および精神的症状や障害など、治療と同時にケアや介護が重要な症候として老年症候群がある。感覚機能低下（視力、聴力）、低栄養や嚥下障害などの栄養障害、認知機能障害（うつ症状、認知症）をきたすもの、排泄障害（便秘、尿失禁など）、転倒、骨折、寝たきり状態、廃用症候群（安静状態が長期にわたることに伴う様々な退行現象）、関節疾患、褥瘡などがあり、いずれの疾患もADL[2]やQOLを低下させるため適切なケアが大切となる。

---

**コラム2　女性特有の「ゆらぎ」について**

年齢を重ねて感じ始める心身の変化「ゆらぎ」。そんな女性特有の「ゆらぎ」は、40代以降、女性がもっている健やかさと美しさを保つ力が急激に減少することで起こる。

大豆イソフラボンよりつくりだされるエクオールとは、エストロゲンに類似した構造をもち、エストロゲン受容体に結合することにより、エストロゲン様作用を示すものである。

大豆イソフラボンをエクオールにまで代謝できるエクオール産生者の割合は日本人の約50%であることが報告されており、残りの50%は大豆食品を摂取してもエクオールが産生されずにエストロゲン様作用が十分に発揮されないことになる。また、日本人でも、中高年者に比べて若年者は、産生者の割合が低いことが報告されている。

一方、疫学的には1986年以降、日本人の心臓病による死亡率は欧米に比べて非常に低く、骨粗鬆症による大腿骨骨折率はアメリカの約半分、アメリカ人に比較して、乳がんや前立腺がんによる死亡率が低く、更年期症状としてホットフラッシュが少ない等の報告がされている。これらは大豆および大豆イソフラボンの摂取量の差によるものと考えられ、大豆イソフラボンに関する研究が盛んに行われている。

**（1）　タンパク質エネルギー欠乏症**（PEM：Protein-Energy Malnutrition）　　PEM とは、タンパク質およびエネルギーが欠乏することにより生じる栄養失調症のことである。多くの高齢者では、PEM 状態にあるか PEM に陥りやすい可能性があると言われている。PEM に陥ると要介護状態や褥瘡になる割合が増す。判定は、血清アルブミン値 3.5g/dL 以下（基準値：3.8〜5.2g/dL）と体重減少が 6ヵ月で 10％以上を指標として用いることが多い。

**PEM の分類**

① 　成人マラスムス型：エネルギーとタンパク質の摂取不足が原因

② 　マラスムス・クワシオルコル型：ストレスまたはタンパク質摂取不足、低アルブミン血症

③ 　成人クワシオルコル型：体重は標準〜肥満傾向、異化が同化を上回っている

**（2）　咀嚼・嚥下機能低下**　　残存歯の低下・義歯の使用、咀嚼筋力の低下等により咀嚼機能が低下、嚥下筋力の低下、唾液分泌の低下、脳血管疾患などが原因で嚥下機能が低下する。嚥下機能低下は、免疫力、全身抵抗力の低下などを招き、さらに口腔内の不衛生などが重なることにより、誤嚥性肺炎を招く。嚥下機能が低下すると、食事や水分の摂取量が減り、低栄養や脱水症状を起こしやすい。この機能が低下した者への食事の対応（指導）は大変重要となる。

**（3）　フレイル**　　高齢者は、加齢とともに身体機能や生理機能が低下し、健康障害に陥りやすくなる。このような状態を「フレイル（虚弱）」と呼ぶ（サルコペニアは、身体的フレイルの一要因と言われ、歩くスピードが落ちる、握力が弱くなるなどの状態を言う）。加齢による運動機能や認知機能の低下、複数の慢性疾患併存の影響も受けて生活機能が障害され、心身のストレスに対する脆弱性が増大した状態を言う。この状態は、施設への入所や障害、死亡など大きな健康問題へと結びつきやすくなる（図 7-3）。

　フレイルは、体重減少、筋力低下、身体能力（歩行速度など）の減弱、主観的疲労感、日常生活活

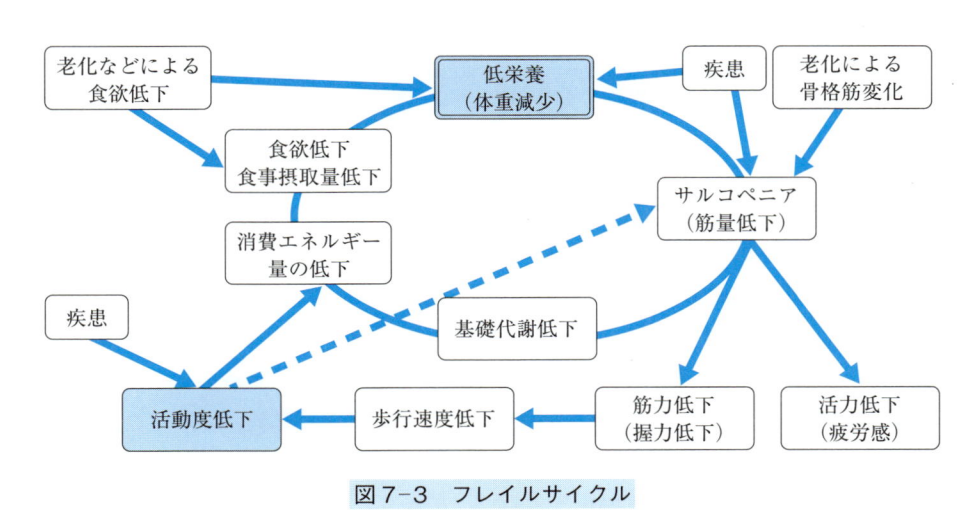

**図 7-3　フレイルサイクル**

出典）Fried, L.P. et al., *J. Gerontrol Biol Sci* Med Sci. 2001：56：146-156. より、地方独立行政法
人東京都健康長寿医療センター改変

---

2　ADL：　日常生活動作（Activities of Daily Living）。食事、排泄、着替え、移動、入浴などの生活を営む上で不可欠な基本的行動を言う。

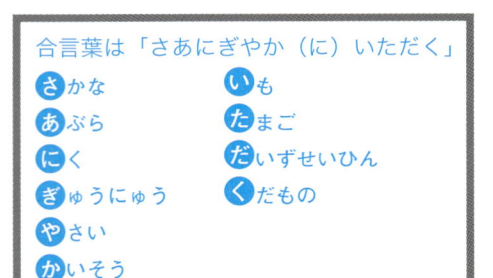
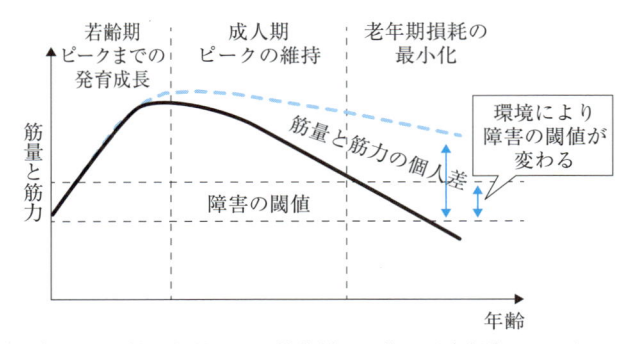

注）骨と関節は加齢による機能低下回復は医療行為によらないと難しいが、筋肉は何歳からでもケアにより筋力アップが可能である。

**図7-4 80歳からでも筋肉量は増加**

出典）Modified WHO/HPS, Geneva 2000.（https://iris.who.int/bitstream/handle/10665/69400/WHO_NMH_HPS_00.2_eng.pdf）

動減少により評価する。フレイルは、予防対策をしっかりと取り組むことで、健康な状態に近づけることが可能である。

フレイル予防の3原則として以下のものが挙げられる。

① 1日3食バランスのよい食事
食事のポイントとして、筋肉量・筋肉低下の予防には特にタンパク質の摂取が大きく関わるため、肉、魚、卵などの良質タンパク質を積極的に摂ること。牛乳・乳製品でカルシウム・ビタミンDも補給。

② ウォーキング、水泳、体操など無理のない範囲で日常生活に運動を取り入れ、筋肉・筋肉量の低下を防ぐ。運動後の水分補給も忘れずに。

③ 社会とのつながりを大切に。

**（4） 便秘** 消化管蠕動運動の低下や咀嚼力低下のため、消化しやすいもの（糖質に偏る傾向）を食べる傾向から、慢性の便秘になりやすい。食欲低下、水分摂取量の低下、身体活動量の低下がさらに拍車をかける。予防には、適度な身体活動や十分な睡眠等が有効である。

**（5） 骨粗鬆症** 骨密度にプラスとなる主な栄養素には、タンパク質、カルシウム、ビタミンC、ビタミンK、大豆イソフラボン、ビタミンDなどがある。骨に適度な刺激を与える運動や、骨に直接影響を与える体重負荷（骨密度はBMIと相関する）により、骨芽細胞を活発化させる。逆に、骨密度にマイナス因子となるものに、エストロゲンの減少（閉経以後）、リンの過剰摂取、カフェインやアルコールの過剰摂取、日照不足、喫煙、運動不足などが挙げられる。骨密度がピーク時の約70％になると骨粗鬆症と診断され、約50％になると骨折しやすくなる。閉経後の骨密度低下による骨粗鬆症の進行は、それまでエストロゲンにより抑制されていた破骨細胞（骨を壊す細胞）の働き

が抑制されなくなり、骨芽細胞（骨をつくる細胞）が 90 日、破骨細胞が 20 日の骨代謝におけるターンオーバーのバランスによるもので、骨をつくることが追いつかなくなることによる（図 7-5）。近年は、骨量低下がピーク時の約 70 ％以上であっても、骨折するケースも増加している。その理由は、骨組成中のコラーゲンが糖修飾されることで、骨の柔軟性が低下することから軽い負荷においても骨がもろくつぶれたような状態になるためであることが報告されている。

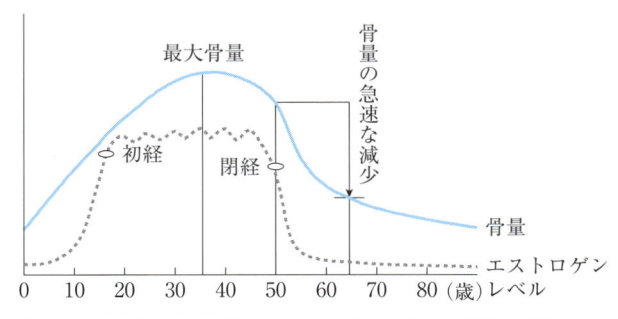

図 7-5 女性の一生における骨量およびエストロゲンの推移

出典）高野陽ほか．母子保健マニュアル（改訂 5 版）南山堂，2005：52 一部改変

**（6） 低栄養** 摂取エネルギー不足、あるいは特定の栄養素摂取不足により、健康上支障をきたす状態のことで、高齢者の低栄養は、慢性疾患の罹患率や死亡率を上昇させ、入院期間延長などに大きく関与する。また、ADL 低下とも密接に関連している。

高齢者の低栄養の要因には、心理的要因、既往歴や原疾患の影響、社会・環境要因、経済状況等複雑多岐にわたる場合が多い（表 7-6）。できるだけ早期に低栄養リスクを抽出して、専門職等が介入していくことが重要である（図 7-6）。高齢者の包括的栄養スクリーニング法として、MNA-SF[3]

表 7-6 高齢者の代表的な低栄養の要因

| 社会・環境要因 | 独居、介護力不足、ネグレクト、貧困、孤独感（家族との関係性などを含む） |
|---|---|
| 精神的要因 | 認知機能障害、うつ、うつ傾向、誤嚥・窒息などの恐怖 |
| 加齢の関与 | 食欲低下、味覚障害、臭覚障害、咀嚼・嚥下機能低下 |
| 疾病要因 | 義歯等口腔内問題、疼痛、薬物副作用、消化管の問題（便秘や下痢）、臓器不全、炎症、悪性腫瘍 |
| その他 | 不適切な食形態の問題、栄養に関する誤った認識（家族含む） |

出典）葛谷雅文．低栄養の要因　大内尉義・秋山弘子．新老年学（第 3 版）東京大学出版会，2010：597-660 一部改変

---

**コラム 4　時間栄養学**

時間栄養学とは、体内時計（時間）と食事（栄養）の相互作用によって、効率的に健康維持を目指す学問である。同じ栄養素であっても摂取する時間によって、体に与える影響が異なるためである。

「時間栄養学」は生活習慣でも重要で、朝起きてすぐにカーテンを開けて日光をみる、朝食を摂る、おやつの摂り方等は体の健康な活動を助けて、時計遺伝子の適正な活動は寿命の回数券テロメア長を維持して、健康寿命を保つとしている。

食事が体調にどう左右するかは、種々の要因が絡みあっているが、大きな要因の 1 つとして体内時計の働きがある。その体内時計にもいくつか種類があり、さらに時計遺伝子が次々に発見され、体内時計のさまざまな役割を担っていることも研究されている。

---

3　MNA-SF：　高齢者用栄養アセスメントツールとして、特に急性期・回復期で用いられ、食事量、体重減少、活動性、認知機能などにより評価。

表 7-7　簡易栄養状態評価法

# 簡易栄養状態評価表
## Mini Nutritional Assessment-Short Form
## MNA®

**Nestlé NutritionInstitute**

氏名：

性別：　　　年齢：　　　　体重：　　　　kg　身長：　　　　cm　調査日：

下の□欄に適切な数値を記入し、それらを加算してスクリーニング値を算出する。

## スクリーニング

**A** 過去 3 ヶ月間で食欲不振、消化器系の問題、そしゃく・嚥下困難などで食事量が減少しましたか？

0 = 著しい食事量の減少
1 = 中等度の食事量の減少
2 = 食事量の減少なし

**B** 過去 3 ヶ月間で体重の減少がありましたか？

0 = 3 kg 以上の減少
1 = わからない
2 = 1〜3 kg の減少
3 = 体重減少なし

**C** 自力で歩けますか？

0 = 寝たきりまたは車椅子を常時使用
1 = ベッドや車椅子を離れられるが、歩いて外出はできない
2 = 自由に歩いて外出できる

**D** 過去 3 ヶ月間で精神的ストレスや急性疾患を経験しましたか？

0 = はい　　　2 = いいえ

**E** 神経・精神的問題の有無

0 = 強度認知症またはうつ状態
1 = 中程度の認知症
2 = 精神的問題なし

**F1 BMI**　　体重(kg)÷[ 身長(m)]$^2$　□

0 = BMI が 19 未満
1 = BMI が 19 以上、21 未満
2 = BMI が 21 以上、23 未満
3 = BMI が 23 以上

**BMI が測定できない方は、F1 の代わりに F2 に回答してください。**
**BMI が測定できる方は、F1 のみに回答し、F2 には記入しないでください。**

**F2 ふくらはぎの周囲長(cm)：CC**

0 = 31cm未満
3 = 31cm以上

## スクリーニング値
(最大：14ポイント)

**12-14 ポイント：**　　栄養状態良好
**8-11 ポイント：**　　低栄養のおそれあり (At risk)
**0-7 ポイント：**　　低栄養

Ref.　Vellas B, Villars H, Abellan G, et al. *Overview of the MNA® - Its History and Challenges. J Nutr Health Aging* 2006;10:456-465.

Rubenstein LZ, Harker JO, Salva A, Guigoz Y, Vellas B. *Screening for Undernutrition in Geriatric Practice: Developing the Short-Form Mini Nutritional Assessment (MNA-SF). J. Geront* 2001;56A: M366-377.

Guigoz Y. *The Mini-Nutritional Assessment (MNA®) Review of the Literature - What does it tell us?* J Nutr Health Aging 2006; 10:466-487.

Kaiser MJ, Bauer JM, Ramsch C, et al. *Validation of the Mini Nutritional Assessment Short-Form (MNA®-SF): A practical tool for identification of nutritional status.* J Nutr Health Aging 2009; 13:782-788.

® Société des Produits Nestlé SA, Trademark Owners.

© Société des Produits Nestlé SA 1994, Revision 2009.

さらに詳しい情報をお知りになりたい方は、**www.mna-elderly.com** にアクセスしてください。

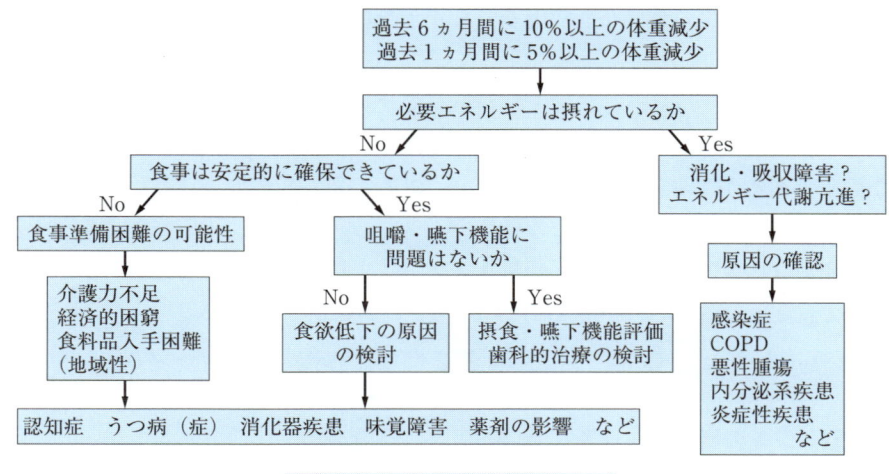

**図 7-6　低栄養のアセスメント**

出典）武部久美子．高齢者の生理的特徴と栄養ケア・マネジメント　日本栄養改善学会監修．
　　　応用栄養学ライフステージ別・環境別　医歯薬出版，2016：91 より一部改変

**表 7-8　褥瘡と栄養**

| 項　目 | 褥瘡との関係性 | 目安量 |
|---|---|---|
| エネルギー | 褥瘡による生体は侵襲され、侵襲に伴いエネルギー代謝は増大するため、十分な補給が必要。 | 軽度褥瘡の場合<br>25～35kcal/体重kg/日<br>重症例は基礎代謝量（BEE）×活動係数（AF）×傷害係数（SF） |
| たんぱく質 | 滲出液による漏出もあるため十分に補給する。 | 1.1～1.5g/体重kg/日 |
| アルギニン | 生体に強い侵襲が加わると需要が増大する条件つき必須アミノ酸。 | 7g 以上 |
| ビタミンA | 皮膚粘膜を形成、コラーゲン合成、上皮形成に関与。 | 800～900μgRE/日 |
| ビタミンC | コラーゲン合成に需要が増大する。 | 500mg 以上 |
| ビタミンE | 血行促進による褥瘡治癒促進効果、抗酸化作用。 | 8～9mg/日 |
| カルシウム | コラーゲンの架橋形成に関与 | 800～1,000mg/日 |
| 亜鉛 | 創傷治癒にかかわる上皮組織、コラーゲン形成に重要。 | 12～15mg/日 |
| 鉄 | 鉄欠乏による貧血は、循環障害から創傷治癒を遅延させるため、十分に補給する。 | 12～15mg/日 |
| 水分 | 高齢者では脱水を認めやすい。尿量を確認し、補充に努める。 | 30～35mL/体重kg/日 |
| 栄養補助食品等の検討 | 全身状態低下や基礎疾患のため、食事摂取も不安定となりやすいため、状況により経腸栄養剤や栄養補助食品などの利用を検討する。 | |

出典）田村佳奈美．褥瘡治療・予防に関わる栄養素と必要量　宮地良樹・溝上祐子編．褥瘡治療─ケアトータルガイ
　　　ド─　照林社，2009：212 より一部改変

（Mini Nutritional Assessment−Short Form；簡易栄養状態評価表）が広く用いられる（表 7-7）。

　栄養療法は、背景要因を評価して、摂食嚥下機能・消化・吸収機能を考慮して、栄養補給ルート、補給のタイミングについてプランニングする。

　**（7）　褥瘡**　　褥瘡は、皮膚局所への持続的圧迫による血流障害によって、虚血性皮膚障害を認める疾患である。その発症要因は、局所および全身的要因による皮膚の耐久性低下によって起こる。褥瘡対策は医療チームで実践し、対象者の全身を観察し褥瘡発生リスクのある場合には、褥瘡評価

を行う。低栄養は褥瘡発生の重要な危険因子であり、予防、治療のためには適切な栄養管理が必要となる（表7-8）。

**（8）　サルコペニア**　　サルコペニアはギリシャ語でサルコ（筋肉）とペニア（減少）の造語であるが、加齢に伴う骨格筋量の低下と筋力もしくは身体機能（歩行程度等）の低下を症状とする。加齢が最も重要な因子であるが、身体活動の低下、疾患（消耗性・代謝性疾患）の影響、栄養不良（エネルギーやタンパク質などの不足）が発症要因となる。

フレイル・サルコペニアにより転倒・骨折リスクが高まり、要介護状態へとつながるため、予防対策がきわめて重要となる（特に筋肉量を維持することがこの疾患の予防になる）。

## 2　栄養マネジメント

### 1）栄養マネジメントの意義

栄養素の代謝を良好な状態にすることが健康を維持していくことであり、その状態を保つように管理をしていくことが栄養マネジメントである。

マネジメントとは、組織の目的を達成するために、その手順や方法、システムを明らかにし、組織構成メンバーの考えや意見を尊重して、協力し合い問題解決にあたるもので、計画→実施→評価・判定を繰り返しながら目標を達成していくシステムである。近年、このような考え方から、医療機関等では栄養サポートチーム（NST[4]）やティームティーチング（TT）を組織して、栄養・健康上問題を抱えているリスク保有者を対象に、栄養マネジメントシステムが実施されチーム医療として取り組まれるようになってきている。

栄養マネジメントの手順としては、マネジメントの基本であるPDCAサイクル（Plan；計画→Do；実施→Check；確認→Action；改善）を繰り返し、個々人に最も適切な栄養ケアを実施して目的を達成するための方法、手段を効率的に行うためのシステムである。個々の対象者の栄養状態を改善して、QOLを向上させていくことである。特に、高齢者においては、健康寿命を延伸することでもある。

### 2）栄養マネジメントの過程

**（1）　栄養スクリーニング**　　対象者の栄養状態のリスクの度合いを把握し、問題点の発見を行う。また、スクリーニング（ふるい分け）は健康管理上、将来的に発生する可能性のあるリスクを探し、生活習慣病の予防、認知症、要介護状態などを予防するためにも実施する。

**（2）　栄養アセスメント**　　栄養スクリーニングの結果より栄養リスクがある者を選定し、栄養状態を様々な指標を用いて客観的および適確に把握して、評価・判定をする。

**（3）　栄養ケアプラン**　　摂取必要量に見合う栄養補給、生活習慣の改善を促す栄養教育、他領域からの栄養ケアを中心に実施。

**（4）　モニタリング[5]**　　栄養ケアプランに実施上の問題がなかったかを評価・判定し、問題点の修正は直ちに実行に移して、モニタリング結果を栄養ケアプランにフィードバック[6]させる。栄

---

4　NST：　NST（Nutrition Support Team）は、専門職種の壁を越え患者の栄養をサポートする集団で、チームの構成は、医師、看護師、管理栄養士、薬剤師等である。
5　モニタリング：　対象者の目標、栄養計画等の実施において観察や記録を行い、その進捗状況を随時チェックすること。

養状態が改善されれば終了する。最終的な評価として、実施上の問題点や改善点の把握、効果、効率など、栄養マネジメントの総合的な評価を行う。

この一連の過程を繰り返すことで、最終的な目標（ゴール）を達成する。さらに、この過程をシステム化し、エビデンス（根拠）に基づく栄養マネジメントを構築していく（図7-7）。

### 3）栄養アセスメントにおけるパラメーター

栄養アセスメントは、適切な栄養管理を実施する上で重要な過程であり、個人または集団の栄養状態を主観的および客観的に評価・判定するために各種パラメーター（①臨床診査〔身体所見〕、②身体計測、③臨床検査、④食生活調査）から必要な項目を選択し、それらを総合的に判断して栄養状態を把握する。また、その他に環境因子や心理状態を加え、日常生活動作の調査（ADL）、認知症調査等が実施される。栄養アセスメントの結果を総合的に判断して、栄養療法、栄養指導などの介入を行う栄養ケアプランを作成する。

表7-9の各種パラメーターの中から必要な項目を選定し、各ステージでも年齢階層や性別等に応じた評価基準に準拠して評価を行う。

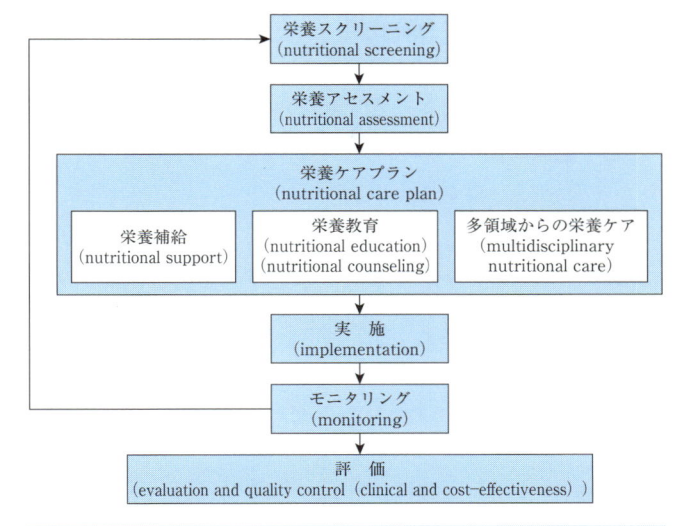

**図7-7　栄養管理（NCM：Nutrition Care and Management）**

出典）杉山みち子・小山秀雄．入院高齢患者におけるたんぱく質・エネルギー低栄養状態の栄養スクリーニング　栄養アセスメント　平成8年度老人保健事業推進等補助研究　高齢者の栄養管理サービスに関する研究報告書，1997

**表7-9　栄養アセスメント用パラメーター**

| 項目 | パラメーター |
|---|---|
| Ⅰ身体計測 | ・体重（％標準体重）<br>・上腕三頭筋部皮下脂肪厚<br>・上腕周囲長<br>・上腕筋囲長 |
| Ⅱ血液性化学<br>　検査・尿検査 | ・総たんぱく、アルブミン（Alb）<br>・rapid trunover protein（Tf、PA、RBP など）<br>・電解質<br>・各種ビタミン、微量元素など<br>・尿中クレアチニン（クレアチニン身長係数）<br>・尿素窒素（窒素バランス）<br>・3-メチルヒスチジン |
| Ⅲ免疫学的検査 | ・総リンパ球数<br>・遅延型皮膚過敏反応（PPD など） |
| Ⅳ総合的栄養<br>　評価指数 | ・予後推定栄養指数（Buzby）<br>$PNI = 158 - 16.6 \times Alb - 0.78 \times TSF - 0.2 \times Tf - 5.8 \times PPD$<br>40 未満：low risk、50 以上：high risk<br>・小野寺の指数<br>$PNI = 10 \times Alb + 0.005 \times TLC$<br>45 以上：良好、40 以下：手術禁忌 |

---

6　フィードバック：　結果や過程での必要な情報を、最初または他段階に戻し返すことで、次回の計画設計に反映させることにより、よりよい目標達成をめざすこと。事後に限らず、実施途中でも必要があれば実施する。

## 4) 栄養アセスメントの分類

アセスメントは機能的側面から、①静的アセスメント、②動的アセスメント、③予後判定アセスメントの3つに分類される（表7-10）。

**(1) 臨床診査**　対象者に主に問診と身体所見を行うことで、健康状態・栄養状態を把握してカルテなどに記載する。

**(2) 臨床検査**　対象者に対して、生理・生化学的技法を用いて健康状態、栄養状態を客観的に診断して、適切な栄養療法や栄養介入を行う栄養ケアプラン作成のための指標となる。また、対象者の疾患把握とともに、臨床症状が出現する前の潜在性栄養障害や代謝異常等の早期発見にも活用することができる。

**(3) 身体計測**　対象者の身長、体重、皮脂厚などを計測して評価を行う。身体計測は比較的簡便で、迅速に行え、なおかつ非侵襲的で経済的であり栄養調査や臨床でのスクリーニングの検査に活用されている。特に、身長、体重は発育状況の評価や必要なエネルギーを推定する上で有効であり、経時的変化の観察も取り組みやすい（表7-11）。

**(4) 食事調査（dietary surveys）**　対象者の食習慣・食物摂取状況を調査して、その栄養状態、栄養素摂取量などを把握する。

食事調査は労力的（マンパワー）に負担がかかり、摂取量においては個人内の変動が大きいことや、調査項目となる食品が多種多様であることから妥当性が低くなる可能性は否めない。しかし、対象者が自分自身の食生活改善に前向きに取り組むためのヘルスケアプラン作成には欠かせない情報源となる調査でもある（表7-12）。

**(5) その他の調査について**

①　生活環境（家族構成、核家族化、共働き世帯、職業、居住地、住宅環境などの把握）や社会・経済、文化的環境（少子高齢者社会、生活習慣病の増加、24時間型店舗の出現、食品の安全性の問題、経済的不安、などの把握）

②　自然環境の影響（地域特性、気候、風土、交通網の発達状況などの把握）

③　QOLの調査　対象者の日常生活における、「充実感」や「満足度」を調査して把握する。

### 表7-10　栄養アセスメントの分類

①**静的アセスメント（static nutritional assessment）**
　長期にわたる全般的な栄養状態を、対象者のある一時点での計測データ（栄養指標や計測値などで評価する方法）。対象者の年齢・性別基準値などと比較し、栄養状態の過不足や異常の有無、栄養障害のタイプの判定などに用いられる。
　（例）血清アルブミン値は長く続いている高齢者の低栄養状態の判定に用いられる。

②**動的アセスメント（dynamic nutritional assessment）**
　比較的短期の栄養状態を、対象者の経時的な計測データで評価する方法。
　栄養状態の短期の改善・変化の指標とされ、栄養療法・治療の効果の判定やモニタリングとして用いられる。
　（例）半減期の短いプレアルブミンは、短期のタンパク質の栄養状態・治療効果の判定に用いられる。

③**予後判定アセスメント（prognostic nutritional assessment）**
　複数の計測データを組み合わせ分析・検討し、栄養障害のリスクを判定したり、栄養療法・治療の効果や予後を推定する。

出典）東條仁美・上西一弘編. マネジメント応用栄養学　建帛社, 2010；8 一部改変

表7-11 身体計測

①身長・体重（肥満・やせの判定などができる）

カウプ指数＝（体重（kg）／身長（cm）$^2$）×$10^4$
⇨乳幼児の発育状態・肥満度を知る目安として利用される

体格指数　ローレル指数＝（体重（kg）／身長（m）$^3$）×10
⇨児童・生徒の発育状態・肥満度を知る目安として利用される

BMI（body mass index）＝体重（kg）／身長（m）$^2$
⇨肥満度を知る目安として利用される

BMI 22 が一番、生活習慣病の侵襲を受けにくいとされている。上式でBMIを22として対象者の身長を式にあてはめた場合の体重が対象者の標準（理想）体重とされる（日本肥満学会）。

標準体重比（%）＝（実測体重（kg）−標準体重（kg）／標準体重（kg））×100（%）
（判定例）軽度：20〜30%、中等度：30〜50%、高度：50%≦
体重減少率＝（平常時体重（kg）−測定体重（kg）／平常時体重（kg））×100（%）
（判定例）低栄養の目安：1〜2%＜／週、5%＜／月、7.5%＜／3ヵ月、10%＜／6ヵ月

②体脂肪量（脂肪の蓄積や消耗を調べる）

皮下脂肪厚　皮下脂肪の厚さ（上腕三頭筋または肩甲骨下部）をキャリパー（皮脂厚計。アディボメーター）で測る。
◎ポイント：皮下脂肪厚と体脂肪量は相関がある。
生体電気インピーダンス法（BIA法）　体内に微弱電流を流すことで、体の電気抵抗を測定し、体脂肪量を推定する。

③骨格筋量（骨格筋消耗の有無を調べる）

上腕周囲長（AC：cm）体脂肪量と筋肉量の指標となる。肩峰と肘先の中央位置を巻尺（インサーテープ）で測る。
上腕筋囲（AMC：cm）　AC（cm）−3.14×上腕三頭筋皮下脂肪厚（cm）
上腕筋面積（AMA：cm$^2$）　（AMC）$^2$／（4×3.14）
筋肉量または除脂肪量の指標となる。
下腿周囲長　体脂肪量と筋肉量の指標となる。最も太い場所を巻尺（インサーテープ）で測る。

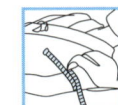

上腕周囲長
の測定

出典）東條・上西．前掲書；12 一部改変

表7-12 食事調査

**①食習慣調査（対象者の習慣的食事摂取調査）**

食物摂取頻度調査（FFQ：food frequency questionnaire）　食品リストなどを用い一定期間中に対象者が各種食品を何回摂取したか、その頻度と量をアンケート形式で調査する。

質問紙法　食習慣に関する質問紙を作成し、対象者の食習慣を調査する。回答の方法には、固定回答と自由回答がある。

食歴法（dietary history method）　対象者の過去の食事内容を思い出してもらい、食習慣や食傾向を調査する。

**②食物摂取状況調査**

24時間思い出し法（24 hours recall method）（聞き取り調査法）　24時間前から対象者が食べたすべての食品（料理の材料）とその量・調理法について、問答形式で面接者が聞き取り、栄養摂取量を推定する。

ツールの利用：実物あるいは実物大のフードモデルや食器、食品カラー写真、摂取量推定のためのスケールなどを用いる。

食事記録法　一定期間（通常2、3日から1週間）に対象者が摂取した食品すべてを記録する。

目安量記録法（food recording method）　対象者が食べた食品の目安重量を記録する。

秤量記録法（food weight method）　対象者が食べた食品の重量を記録する。

陰膳法（duplicated method）　実際に対象者が摂取した食事と同じもの（1人前多く食事をつくってもらう）を科学的に分析し、対象者の摂取量を推定する。

写真記録法（food photograph recording method）　対象者が食べた食品を写真に撮り、記録し、食べた量を推定する。

出典）東條・上西．前掲書；13 一部改変

現在、様々なものが存在しているが、WHO の「WHO QOL26 調査票」などもある。

④ 体質（SNP：Single Nucleotide Polymorphism：スニップ）の調査　　分子遺伝子解析技術の発展に伴い、遺伝子の違いにより糖尿病や悪性新生物などに罹患しやすいような体質の差を遺伝子多型（polymorphism）解析により、知ることができるようになった。

以上のように対象者の背景にある様々な要因（因子）を把握し、これらを考慮して栄養マネジメントを実施する。

## 3　健康教育

### 1）健康教育について

健康教育は、人々が疾病予防や健康保持と健康増進に必要な知識を獲得して、自らがその知識を活かしながら、よりよい健康行動や生活習慣につながるよう、セルフケア、セルフコントロールができることを目的として、意図的に行われるものである。

**（1）　健康教育の定義**　　世界保健機関（WHO）は、広義では「健康に関する信念、態度、行動に影響する個人、グループ、コミュニティすべての経験、過程、努力」を言い、狭義では、「過程のうち、努力、上述の経験、過程、努力されたもののうち、計画されたもの」を指すと定義（1969年）した。しかし、世界情勢による健康課題の変化に対応するために、健康教育に求められるものが変化していることを踏まえ、2021 年公表の「ヘルスプロモーション用語集」においては、「健康教育とは、知識を増やし、モチベーションに影響を与え、ヘルスリテラシーを向上させることによって、個人とコミュニティの健康改善を支援するためにデザインされた学習体験の組み合わせである」と定義している。また健康教育には、健康関連情報の普及にとどまらず、人々が「健康増進のために行動を起こすのに必要な動機・技能・自己効力感を育むことであり、人々が健康に関する様々な決定を自律的に行い、状況の変化に対応できるように、汎用的で可能な健康スキルを身につけるための、スキルベースのコミュニケーションが含まれていると考えられている。

**（2）　健康教育の目的と目標**　　健康教育の目的は、疾病予防および、健康保持と健康増進となる。

① 知識獲得とその理解　　対象者が正しい知識を持って、理解ができること。

② 行動や態度の変容　　対象者が健康行動を始めてみよう（起こしてみよう）と思う、または実際に行動に起こすなど。

③ 行動変容とその継続・維持　　対象者が日常生活において、健康行動を実践して習慣化すること。

これらの目的を踏まえ、対象者が最終的に自己の健康に係る自身の価値観や健康観を理解した上で、疾病予防や健康保持と増進のために、いつ・どのように行動すればよいのかなど、その選択や方法を理解することで、セルフケア、セルフコントロールができるようになることが目標である。さらに、自己だけにとどまらず、他者と共に健康行動を実践するグループダイナミクスや、健康教育に参加していない他者にも健康行動を働きかけられるようになる、エンパワメントから派生する集団におけるコミュニティ・エンパワメントを最終的な目標とする場合も含まれる。なお、目標設定は健康教育を受ける対象が、様々であることを十分に考慮し、対象者の生活状況、知識や意識のレベル等に応じたものであることにより、目標達成がしやすい、また目標達成を実感しやすい方法や内容であることにも留意が必要となる。

---

### コラム 5　コーチング

　コーチングというコミュニケーション・スキルは、2000年頃から企業の人材育成の手法として採用され大きな成果を挙げたことから、医療の分野にも取り入れられるようになった。コーチングは、「聴く」「質問する」「伝える」という基本となる3つのスキルを使用し「会話によって相手の優れた潜在能力を引き出しながら、相手の前進をサポートし、自発的に行動することを促すコミュニケーション・スキル」である。人は生まれながらにして自分の能力や可能性を最大限に発揮して自己実現の欲求をもっているため、組織はコーチングによって構成員の能力を最大限に発揮させて組織目標を達成可能となる。お互いに仕事が忙しくなり、個人がそれぞれの能力を高め、協力して適切な医療を提供していかなければならない時代のコミュニケーション・スキルとして、コーチングは必要で有用なものになっていくものと考えられる。

---

## 2）健康教育の方法

### （1）　学習方法

　① 問題解決型学習　　テーマとなる問題を最初に提示して、問題解決を考えていく過程を通して理解をすすめ、行動につなげていくもの。

　② アクティブラーニング　　自ら能動的に目的意識をもち、参加する学習手法のこと。具体的には、グループ・ディスカッションやグループワーク、ディベートなどを取り入れながら、考える思考を重視したもの。

　③ 系統学習　　テーマについて、理論から応用までを順序立てて学習するもの、などが挙げられる。

### （2）　教育方法と形式

　① 個別教育　　健康相談や健康診断での対面、家庭訪問等における個別対象者に対して行われる保健指導、栄養指導、運動指導など。コロナ禍以降、ICT（情報通信技術）を導入した個別教育も実施されている。

　② 小集団教育　　少人数でのグループ活動や講座等で、参加目的が明確な対象者で構成される。

　③ 大集団教育　　講演会、シンポジウム、フォーラム等多人数を一堂に集めることで、効果を期待する場合もある。この場合にもICTを用いる方法がある。

　④ 不特定多数に対する教育　　リーフレット配布、ポスター展示、インターネット上で掲示、テレビ放送等、ポピュレーションアプローチとしての方法。

　その形式には、①講義形式、②ディスカッションやグループワークによる話し合い、③模擬体験や運動実技等の実習を伴う参加型体験（教室）、④ICTを用いた直接応答が可能なオンライン形式、オンデマンド形式の導入により、遠隔でも対面に等しい状態で実施可能な形式もある。

### （3）　健康教育の実施における留意について

　計画課題（テーマ）における対象者の特性に応じた目的・目標を明確にした上で実施することが必要である。そのためには、対象者の健康状態や関連する要因を分析した上で、目的達成のために効果的な対象選定と規模、学習方法、教育方法や形式等に応じた教育の場の選択、評価方法までを含む実施内容、方法などの準備作成が必要となる。

　実施内容は対象者の意識と行動変容に効果が期待でき、目的に沿った教育理論の選択を行い、教材・媒体、講師の選定、対象者への周知方法などの選定も行う。その他、計画課題に応じた予算を明確にし、実施までの準備を行うことも必要である。

実施の実際では、対象者の参加状況等から計画通りに進行できない場合もある。運動実技などの体験型形式をメインに行う場合には、参加者の事故などのアクシデント対応も計画に盛り込み、安全配慮や応急措置などについても事前検討が必要である。また、コロナ禍以降に見られるように、感染防止対策も重要となる。

実施する健康教育は、計画課題に掲げた目標に対応する効果指標を計画立案時点で設定するが、アウトプット評価（参加者数や実施した回数などの結果）、アウトカム評価（目標の達成度・成果）、計画の妥当性などのストラクチャー評価、プロセス評価を行う。

## 4　機能性食品

### 1）機能性食品とは

食品の機能には、栄養機能（生きていく上で最低限必要である栄養素やカロリーを供給する機能）としての第1次機能、感覚機能（味・香りなどの感覚に関わり美味しいと感じさせる機能）としての第2次機能、体調調節機能（生体防御・疾病の防止、疾病の回復、体調リズムの調整、老化抑制などの機能）としての第3次機能がある。そのうち第3次機能を有する食品を機能性食品（Functional Food）と定義している。

### 2）健康表示の制度（特定保健用食品・栄養機能食品・機能性表示食品・特別用途食品）

健康表示制度としては、国が定めた安全性や有効性に関する基準等を満たした「保健機能食品制度」があり、体調調節機能の科学的根拠を個別に審査して表示を許可する特定保健用食品、ビタミン、ミネラルなどの栄養機能を基準化して表示できる規格基準型の栄養機能食品、さらに食品関連事業者の責任において、機能性関与成分によって健康の維持および増進に資する保健の目的が期待できる旨の表示をする機能性表示食品がある。一方、乳児、幼児、妊産婦、病者の、発育や健康の保持・回復などに適するという特別の用途について表示ができる特別用途食品もある。

**（1）　特定保健用食品**　特定保健用食品は、身体の生理学的機能などに影響を与える保健効能成分（関与成分）を

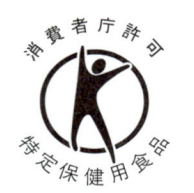 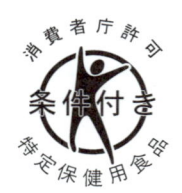

特定保健用食品（疾病リスク低減表示・規格基準型を含む）　　条件付き特定保健用食品

**図7-8　特定保健用食品許可表示マーク**

出典）消費者庁ホームページ（https://www.caa.go.jp/policies/policy/food_labeling/foods_for_specified_health_uses）

---

### コラム6　食品の科学的実証法

健康情報を取り上げる新聞やテレビなどでは健康食品についての体験談が溢れているが、体験談は研究のきっかけとして利用することはあっても科学的根拠にはならない。細胞や酵素を取り出して実施した試験管レベルでの有効性の実証やマウス・ラットなどの動物実験レベルでの実証では、作用メカニズムに関して価値のある知見が得られても、ヒトで効果を発揮する科学的根拠とするには十分ではない。

科学的根拠となるヒトを対象とした試験には、観察試験と介入試験がある。介入試験は、被験者に被験物質を直接摂取させることにより、有効性を確認する方法である。被験者の食事内容に積極的に介入することからこの名前が用いられる一方、観察試験とはこのような食事内容への介入を行わずに、対象者の食事内容を観察または調査することで試験を行う。また、さらに文献評価（システマテックレビュー）が適切になされていることが望ましい。

含み、その摂取により、特定の保健の目的が期待できる旨の表示（保健の用途の表示）をする食品と定義され、特定保健用食品として販売するには、食品ごとに食品の有効性や安全性について国の審査を受け、許可を得なければならない。現在、特定保健用食品は、特定保健用食品のほか、条件付き特定保健用食品、規格基準型特定保健用食品、疾病リスク低減特定保健用食品がある（図7-8）。

**（2） 栄養機能食品**　栄養機能食品は栄養成分の機能について、一定の規格基準を満たせば個々に許可を得ずに定められた表示ができる食品である。栄養機能食品は食品衛生法に定められ

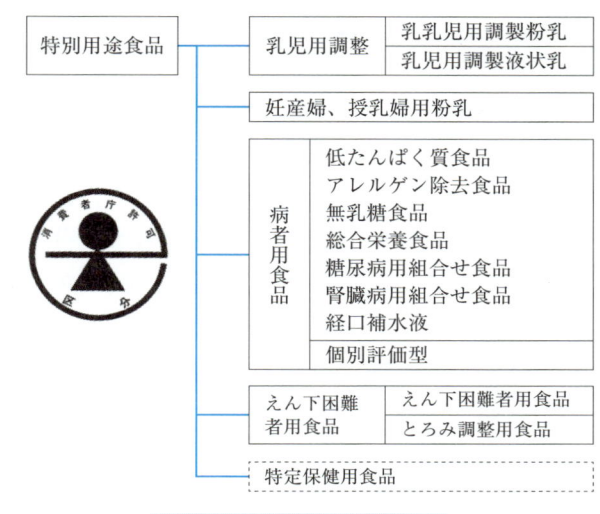

図7-9　特別用途食品とは

出典）消費者庁ホームページ「特別用途食品について」（https://www.caa.go.jp/policies/policy/food_labeling/foods_for_special_dietary_uses/）

ており、基準化された栄養素が上限値と下限値で定められた範囲内で含まれていれば、個々の製品ごとに許可を受けることなく、定められた栄養機能の表示ができる制度である。現在13種類のビタミン（ビタミンA、D、E、K、$B_1$、$B_2$、$B_6$、$B_{12}$、C、ナイアシン、葉酸、ビオチン、パントテン酸）、6種類のミネラル（カルシウム、鉄、亜鉛、カリウム、銅、マグネシウム）および脂肪酸1種類（n-3系脂肪酸）の表示基準が存在する。

**（3） 機能性表示食品**　機能性表示食品は、安全性やヒト試験もしくはその機能性関与成分に関する研究論文（システマテックレビュー）などにより、有効性の検証を、事業者が自ら判断しその機能を表示することができる食品である。特定保健用食品とは異なり、必要な安全性や有効性情報を事業者責任において届出・開示することとなる。

**（4） 特別用途食品**　特別用途食品は、「乳児用調整乳」「病者用食品」「妊産婦、授乳婦用粉乳」「えん下困難者用食品」「特定保健用食品」に分けられる（図7-9参照）。特別用途食品として食品を販売するには、その表示について消費者庁長官の許可を受けなければならない。

### 3）いわゆる健康食品

保健機能食品および特別用途食品に該当しない食品は、法律に定義がされていない「いわゆる健康食品」と定義される。原則として商品に身体の構造、機能に影響を及ぼす健康機能を表示することはできないため、科学的にヒトへの効果が十分検証されたものとは言えない内容が多い。

さらに、いわゆる健康食品同士の相互作用や医薬品との相互作用について、総合的にまとめられた情報はないため、助言を求められた医療従事者でさえも適切な情報を与えることは難しいのが現状である。

## 1）食品安全とは

　現在、相次ぐ食の安全に関わる事件により、国民の食の安全に対する不信感や不安が高まっている。食の安全に関する問題を解決するためには、より安全な食を提供する環境設備や、安全教育が必要である。食の安全教育は、手洗いや十分な過熱、適切な温度での保存、交差汚染の防止など食中毒の予防を中心とした調理行動に関することが多いが、近年問題となっている食の安全は、汚染

表7-13　食品摂取によって起こる健康障害の原因の分類と具体例

| 原因の分類 | | | 具体例 |
|---|---|---|---|
| 大分類 | 中分類 | 小分類 | |
| 内因性 | 有害成分 | 植物性自然毒 | ①アルカロイド（ソラニンなど）、青酸配糖体（アミグダリン、リナマリン）、発がん物質（サイカシン、ブタキロシド） |
| | | | ②キノコ類（神経毒：テングダケ類、ワライダケ、シビレダケ、消化管毒：イッポンシメジ、ツキヨタケなど） |
| | | | ③ビタミン物質（4'-O-メチルピリドキシン） |
| | | | ④その他（神経毒：トリカブト、ドクセリ、キツネノテブクロ〔ジキタリス〕、キョウチクトウなど） |
| | | 動物性自然毒 | ビタミンA（イシナギ肝臓）、ワックス（アブラソコムツなど） |
| | | アレルギー性成分 | オボアルブミン、カゼイン、ω-5グリアジニン、アラキン1、2など |
| 外因性 | 生物的因子 | 微生物 | ①経口感染症（赤痢菌、コレラ菌） |
| | | | ②人畜共通感染症（ブルセラ菌、リステリア菌など、異常プリオンタンパク質） |
| | | | ③細菌性食中毒（感染型細菌：菌体内毒素型―腸炎ビブリオ、サルモネラ、病原性大腸菌など、毒素型細菌：菌体外毒素型―ブドウ球菌、ボツリヌス菌など） |
| | | | ④ウイルス性食中毒（ノロウイルス、ロタウイルス、A、E型肝炎ウイルスなど） |
| | | | ⑤カビ中毒症（アフラトキシンなど） |
| | | | ⑥マリントキシン（フグ毒、麻痺性貝毒、下痢性貝毒） |
| | | | ⑦腐敗（腐敗細菌類） |
| | | 寄生虫 | 寄生虫（回虫、アニサキスなど） |
| | 化学的因子 | 食品添加物 | 着色料（オーラミン、ローダミン）、防腐剤（AF2）、甘味料（チクロ）、違反事例（ジエチレングリコール） |
| | | 食品成分の変質 | アレルギー性食中毒（有害アミン：魚介類の干し物など）、油脂過酸化物、フェオフォルバイト |
| | | 農薬 | 有機塩素系農薬、有機リン系農薬 |
| | | 動物用医薬品 | 抗生物質、抗菌性物質、ホルモン剤 |
| | | 生産過程の混入物質 | 油脂事件（PCB）、ヒ素ミルク事件（ヒ素） |
| | | 器具・容器包装溶出物 | セラミック（重金属）、金属缶（スズ、鉛） |
| | | 放射性物質 | 原子力発電所の事故など |
| | | 環境汚染物質 | PCB、ダイオキシンなど |
| | 物理的因子 | 電離照射線 | 紫外線、放射線、γ線照射による有害物質の生成 |

出典）中村好志・西島基弘．食品安全学　同文書院，2008　一部改変

**コラム7　紅こうじを由来とするサプリメントの健康被害**

　2024年、K製薬で販売された紅こうじを由来とするサプリメントを摂取した人から死者が出るという事件が起きた。機能性表示食品制度により有効性が事業者判断になったことで起こったのではないかと推測されたことにより、機能性表示食品制度への不信、サプリメントの安全性に関する話題で加熱した。一方その原因物質が青カビ由来のプベルル酸であるとされ、紅こうじ自体の安全性や有効性によるものでなく、サプリメントを製造していた生産工場での何らかの汚染のよるものではないかと見られている。原因の追究は今後も続くようである。

　食品自体の安全性に関する調査も重要ではあるが、食品工場における衛生管理に関しては厳しい制度設定がなされていない。今回の事件を踏まえ、HACCPやGMP[7]などの適応拡大など、従前からの取り組みと同様、生産現場における適正管理が重要である。検査による食品の安全性の保障には限界があるが、再発防止に役立たせねばならない。

物質、BSE、食品表示などの食品購入および喫食段階が多くなっている。食品摂取によって起こる健康障害の原因の分類と具体例を表7-13にまとめた。

　WHOの食品衛生の定義（1955年）には、食品の安全性とともに食品の健全性を確保する必要性が述べられている。健全性とは、毒物学的安全性、微生物学的安全性ならびに栄養学的適正の3項目を総合した幅広い概念である。さらに食品自体がもつ特長や性質、つまり良好な品質を損なわないように保全することが大切である。特に、消費者による安全な食品の選択を保証するために、生産、製造、加工、流通、販売を含むフードチェーンに携わるすべての事業者は食品の安全性と正確な情報の提供に努めることが重要である。また、食品製造業界では、製品の安全性管理体制をより強化する必要性が生じている。安全性から見た食品の選択には食品にはリスクがあり、人はリスク回避行動を取ろうとすると必要な情報を収集する。しかしながら収集する情報は一方的でありすべての消費者が満足するとは限らない。企業にとってはコンプライアンス[8]（法令遵守、準拠）の意義、HACCPシステムの実施手段および現場での取り組み、トレーサビリティ[9]システム構築の重要性、ならびにISO9000シリーズ[10]、さらにはISO22000[11]の役割を理解した上での食品の安全性の確保が重要視されており、一般衛生管理プログラムを基盤とし、HACCPシステムを中心にISO9000シリーズによる品質保証を組み合わせた、総合的な品質管理システムであるISO22000の

---

7　GMP：　Good Manufacturing Practiceの略で「適正製造規範」という。GMPは製造現場において原料の受入れから最終製品の出荷に至るまでの全工程において製造管理や品質管理の基準を規定。

8　コンプライアンス：　コンプライアンスを直訳すると「法令遵守」となるが、法令だけにとどまらず、社内規程・マニュアル・企業倫理・社会貢献の遵守、さらに企業リスクを回避するために、どういうルールを設定し運用していくかを考える、その環境の整備までが含まれる。

9　トレーサビリティ：　トレーサビリティとは、農産物や加工食品などの食品が、どこから来て、どこへいったか「移動を把握できる」ことである。商品（食品）の移動に関する記録を作成・保存することによって、結果として、生産から小売まで、食品の移動の経路を把握することが可能となり、食品事故が発生した際の迅速な回収等に役立つ。

10　ISO9000：　ISO（国際標準化機構）が定めた、組織における品質マネジメントシステムに関する一連の国際規格群。企業などが顧客の求める製品やサービスを安定的に供給する仕組み（マネジメントシステム）を確立し、その有効性を継続的に維持・改善するために要求される事項などを規定したもの。

11　ISO22000：　HACCP（危害分析および重要管理点）をISO（国際標準）化したものである。従来のHACCPの考え方にマネジメント的な内容を追加しており、「食品安全マネジメントシステム」の代表。

構築が重要となる。また、輸入食品に対するさらなる安全性の保証も重要となり、BSE や残留農薬のポジティブリスト制度などを先駆けに食品安全基本法をもとにリスク評価（食品健康影響評価）とリスクコミュニケーションが制度化、構築され重要になっている。

### 2）食品安全基本法

　食品安全基本法は、食品の安全性の確保に関し基本理念を定め、関係者の責務および役割を明らかにするとともに、施策の策定に係る基本的な方針を定めることにより、食品の安全性の確保に関する施策を総合的に推進することを目的とした法律である。

### 3）食品衛生法

　食品衛生法とは、食品の安全性の確保のために公衆衛生上の見地から必要な規制を講じ、飲食に起因する衛生上の危害発生を防止し、もって国民の健康の保護を図ることを目的とした法律である。

### 4）食品安全委員会

　食生活が豊かになる一方、食生活を取り巻く環境は近年大きく変化し、食に対する関心が高まっている。こうした情勢の変化に的確に対応するため、食品安全基本法が制定され、これに基づいて食品安全委員会が設置された。食品安全委員会は、国民の健康の保護が最も重要であるという基本的認識のもと、規制や指導等のリスク管理を行う関係行政機関から独立して、科学的知見に基づき客観的かつ中立公正にリスク評価を行う機関である。

## 6　健 康 情 報

### 1）健康情報とは

　健康情報とは個人および集団における健康・疾病などに関する情報であり、個人の健康情報と集団の健康情報とに区分して考えることができる。個人の健康情報は、個人の遺伝素因、生理的状態、栄養状態、また、現症・既往歴・家族歴・経過などの疾病に関するものなどである。集団の健康情報は、集団の健康指標と言われるものに相当し、集団の平均寿命、出生率、死亡率、有病率、罹患率、受療率などである。

　一方、保健医療情報は、保健・医療に関する情報ということになる。その内容としては、保健医療活動自体から発生する情報（患者報告など）と保健医療活動を支援する情報（国勢調査など）とに分け、この双方を含めて保健医療情報を広義に捉える考え方がある。その内容については、次のよう

に３分類して考えることができる。つまり、①個人および集団の健康に関する情報（健康診断結果、診療記録、看護記録、投薬記録、病歴など）、②保健・医療などに関するサービスを提供する組織の運営に関する情報（診療記録、病院などの経営情報、臨床検査記録、医事会計情報、給食・献立に関する情報、人事情報など）、③保健・医療に関する知識（医学文献情報、医薬品情報、医療機関に関する情報、保健・医療に関する諸制度の情報、サービス提供に関する情報など）である。

　健康情報は、狭義としては保健医療情報の「①個人および集団の健康に関する情報」と同義であるが、広義では健康の保持・増進に関わる情報という意味で、保健医療情報と同義となり、前述の①〜③のすべてを含むものと考えられる。

　近年、情報・通信手段の発達により、食物に関する情報が新聞・雑誌・テレビなどのマスメディアやインターネットに溢れている。それらの情報には役立つものもあるが、間違ったものや正確性を欠くものも多く、信頼性を判断する技術（メディア・リテラシー）の重要性が増している。そうした健康情報、保健医療情報の入手とその利用法について述べる。

### 2）情報の入手方法

　情報の入手先として考えられるものを、下記にまとめた。

　①　人口動態統計　　出生、死亡、死産、婚姻、離婚について、全国レベルでの詳細な集計が公表されているが、市区町村単位での数値も掲載されている。

　②　患者調査　　３年に１回、全国の医療機関を無作為抽出し、ある１日の入院・外来（往診や在宅医療を含む）患者および傷病名などについて調査される。そして、傷病別に入院受療率、外来受療率、入院期間が全国都道府県、２次医療圏の３段階で公表されている。

　③　国民生活基礎調査　　患者調査が医療機関での調査であるのに対し、国民生活基礎調査は全国の住民から無作為抽出した対象者を調査する。この調査も３年に１回実施され、国民の健康状態に関する項目、たとえば、有訴者、通院者、日常生活に影響のある者の状況、健康意識、悩みやストレス、介護の状況などについて調査される。また、世帯・住居や所得・貯蓄についても調査される。

　以上のほかにも種々の既存資料があり、厚生労働省が調査・公表している主な保健関係統計調査の概要は、「国民衛生の動向」（厚生統計協会）の巻末に整理されている。

### 3）統計資料・文献の利用およびホームページ活用

　様々な既存資料および統計資料が公表され、また、文献からの健康情報を得ることができる。それらは出版物として購入・利用できる場合があるが、今日ではインターネットのホームページからの利用が可能となった。

　①　厚生労働省（https://www.mhlw.go.jp/）　　厚生労働省が所管している厚生労働統計調査の一覧が掲載されており、前述した統計資料などが利用できる。

　②　食品安全委員会（https://www.fsc.go.jp/）　　現在、主な食品安全に関わる事案は食品安全委員会で行われており、その活動内容を見ることができる。

　③　政府統計の総合窓口（https://www.e-stat.go.jp/）　　総務省統計局が整備し、独立行政法人統計センターが運用管理を行っており、国勢調査、労働力調査、家計調査などを見ることができる。

　④　地方自治体への照会　　市町村自治体研究会編『全国市町村要覧』（第一法規、毎年刊行）を利用する。一般の検索ホームページの検索欄に「全国市町村要覧」を入力して検索する。全国自治体

リンク集をクリックすると、各市町村のホームページを見ることができる。

　⑤　食品安全情報（https://www.nihs.go.jp/dsi/food-info/index.html）　　国立医薬品食品衛生研究所安全性情報部では、海外規制機関などの公式発表を日本語訳し2週間に1回ホームページに公開している。

　⑥　文献検索　　学術的な資料については、学術機関および学会などのホームページを利用するとよい。和雑誌の検索には、医学中央雑誌刊行会（https://www.jamas.or.jp/）がある（有料）。欧文雑誌の検索には MEDLINE があり、この無料サービスの文献データベースが Pub-Med（https://pubmed.ncbi.nlm.nih.gov/）である。

引用・参考文献

赤松利恵・野村真利香・堀口逸子・田中久子・丸井英二.　自治体等における栄養担当者の食の安全に関するリスクコミュニケーションへの関与の現状と課題　日本衛生学雑誌，2009；64（1）：32-40.

市丸雄平・岡純編.　マスター改訂応用栄養学　建帛社，2010.

香川靖雄監修.　松本泉美・吉澤剛士編集.　栄養・スポーツ・保健分野のための健康管理概論　建帛社，2024.

加藤陽治・長沼誠子編.　新しい食物学―食生活と健康を考える―（改訂第4版）　南江堂，2013.

川端輝江編，神田裕子著.　新版基礎栄養学　アイ・ケイコーポレーション，2015.

河村成彦.　食品中に残留する農薬等に関するポジティブリスト制度について　獣医疫学雑誌，2008；12（1）：51-55.

神田裕子.　医療分野におけるコーチングの有用性と必要性　月刊新医療，2009；391（7）：140-42.

五明紀春・渡邊早苗・山田哲雄.　基礎栄養学　朝倉書店，2014.

清水俊雄.　食品の健康表示　保健機能食品と健康食品　CMP ジャパン，2002.

清水俊雄.　食品の健康表示制度と科学的根拠に関する国際比較　日本補完代替医療学会誌，2005；2（2）：81-89.

鈴木道子・逸見幾代編.　マスター臨床栄養学（改訂）　建帛社，2010.

高橋茂樹・豊澤隆弘・西基.　公衆衛生　海馬出版，2014.

竹田早耶香・赤松利恵・田中久子・堀口逸子・丸井英二.　消費者にとって必要な食の安全に関する知識　栄養学雑誌，2010；68（1）：31-35.

田中平三・徳留信寛・伊達ちぐさ・佐々木敏.　健康・栄養科学シリーズ　公衆栄養学　南江堂，2015.

田中平三編.　新・健康管理概論　医歯薬出版，2003.

田中平三・徳留信寛監訳.　よくわかる食事摂取基準　DRI エッセンシャルガイド　医歯薬出版，2015.

東條仁美・上西一弘編.　マネジメント応用栄養学　建帛社，2010.

笘米地孝之助編.　健康管理理論　建帛社，2009.

永田純一他.　健康・栄養食品アドバイザリースタッフ・テキストブック　第一出版，2013.

中村好志・西島基弘.　食品安全学　同文書院，2008.

東あかね・關戸啓子・久保加織・林育代編.　社会・環境と健康　健康管理概論（第4版）講談社，2021.

渡邉早苗・寺本房子・松谷美和子・土谷昌広・小野若菜子.　健康と医療福祉のための栄養学―身体のしくみと栄養素の働きを理解する―　医歯薬出版，2020.

日本フードスペシャリスト協会.　食品の安全性　建帛社，2014.

Kudsk, K. A. and Sheldon, G. F., Nutrition assessment. *Surgical Nutrition*. Boston, Little, Brown and Company, 1983.

Mai, Y., Satoshi, S. Kentaro, M., Yoshiko, T., Hitomi, O., Naoko, H., Akiko, N., Hidemi, T., Ayako, M., Mitsuru, F. and Chigusa, D., Estimation of Trans Fatty Acid Intake in Japanese Adults Using 16-Day Diet Records Based on a Food Composition Database Developed for the Japanese

Population. *Journal of Epidemiology*. 2010；20（2）：119-27.

Terue, K., Sachiko, S., Naoko, A., Chie, H., Shigeji, M., Sumie, S., Takenori, M. and Michihiro, S., Intake of Trans Fatty Acid in Japanese University Students, *Journal of Nutritional Science and Vitaminology*. 2010；56（3）：164-70.

厚生労働省「日本人の食事摂取基準（2025 年版）」策定検討委員会報告書.（https://www.mhlw.go.jp/content/10904750/001316585.pdf）

消費者庁「特別用途食品について」（https://www.caa.go.jp/policies/policy/food_labeling/foods_for_special_dietary_uses/）

# 第 8 章

# 運動と健康 ///

## 1 運動の目的と効果

　本書の読者や一般の人において、運動の目的は何であろうか。特別な目的を意識することなく「身体を動かしたいから、楽しいから」という内発的意欲によることが本来の運動のあり方であるかも知れないが、超高齢社会となり健康な人生を送ることがこれまで以上に望まれている中で、運動がどのような役割を果たすのかについて本章で概説する。

　古きにおいて運動は、狩猟・農耕などに代表される食料を得るための身体活動であったと考えられる。そうした時代から人間の生活が進化し、機械化が進み、社会構造も複雑化され、通信技術等のデジタル化も進むにつれて、人間の食糧確保を中心とした生命維持に必須の身体活動が減少し、人間に運動不足による健康被害が生じるようになったのである。このようないわゆる運動不足病は、1997 年以降は栄養や喫煙などの影響も踏まえた、生活習慣病という概念に変化しているが、人間の生活様式の変化が主たる原因の 1 つとなって、様々な疾患が生じていることについては変わりがない。それらの疾患の代表として心疾患や糖尿病が取り上げられることが多いが、その患者数の推移などからも健康維持と運動との関わりが重要であることが見て取れる。ただ、私たちの身体が環境に適応するように、運動の量と質に対しても身体は適応していく。生活習慣病は、文明の発展により強い身体活動を行わなくても食料を手に入れられる生活様式が定着した結果であるとも考えられる。人間の運動不足は文明への適応として生じた状況であり、その適応により生活習慣病有病者の増加を引き起こしたと考えられる。

　このような状況下で健康維持の観点から適度な運動をすることが推奨されるようになり、健康の維持や増進を目的として実施される運動を健康運動と呼ぶようになった。それには、歩くことや軽体操や筋力トレーニングのような身体活動のみならず、健康を目的としたテニスや卓球のようなスポーツも含まれる。健康運動では、目的にかなった運動強度、運動時間、運動頻度を設定して実施される。

　健康運動がもたらす効果については、血液循環機能が向上する、呼吸機能が向上する、血中脂質が変化する、糖代謝機能が向上する、身体組成が変化し筋肉量が増加する、骨塩量の維持・増加に役立つ、精神状態の改善に役立つなどが報告されている。このような運動効果はトレーニングの原理[1]に従い現れる。その効果を有効に促すためにはトレーニングの原則[2]に準じてトレーニングや運動を実施することが望ましい。運動の効果については以下の項で解説する。

### 1）運動と循環機能

　心臓は周期的に収縮と拡張を繰り返し、血液を全身に循環させている。心臓自体は、主に心筋細

---

1　トレーニングの原理：　過負荷の原理、可逆性の原理、特異性の原理。
2　トレーニングの原則：　漸進性の原則、全面性の原則、意識性の原則、個別性の原則、反復性の原則。

胞から構成されているため、心臓への運動負荷に対して、トレーニングの 3 原理に従った効果が発揮すると考えられる。具体的には、運動により心筋収縮力の向上と心肥大が生じる。その結果、心臓の 1 回拍出量が増加する。また、1 回拍出量が増加するので、安静時の心拍数は低下する。このような運動による効果が発現し、生理的な変化をきたした心臓をスポーツ心臓と称する。スポーツ心臓では、胸部 X 線検査にて心胸比の増大、心電図検査での徐脈化などの所見が認められるが、通常は心機能の障害をきたしてはいない。

　スポーツ心臓と鑑別を要する疾患として、肥大型心筋症がある。これは、運動中の突然死の原因の 1 つにも挙げられており、注意が必要である。心筋細胞の病的な肥大により、弁の働きに支障をきたしたり、不整脈を引き起こしたりして時に心停止をきたすことがある。胸部 X 線検査、心電図検査、心エコー検査等の精査の上、専門医による判断を仰ぐ必要がある。

　心臓だけでなく血管も循環器の重要な構成要素であるが、血管の機能も運動により影響を受ける。本節では、運動と血管内皮機能の関わりについて言及する。動脈は、外膜、中膜、内膜からなり、外膜は血管を外力から保護する働きをもち、中膜は血管の収縮・拡張を司る筋肉を有する。内膜は血管内皮細動からなり、内皮細胞は種々の血管作動物質を放出し血管の収縮・拡張を調節するほか、血小板の粘着や凝集を防ぎ、血管を動脈硬化から守る働きを果たしていることが知られている。

　特に有酸素運動は、血管内皮細胞機能の増進に有利に働くと考えられている。そのメカニズムは、有酸素運動によって血流量が増大すると、内皮細胞がシェアフォース（血管内皮が血流自体によりこすられる力を受けること）による刺激を受けて機能向上をきたし、血管拡張作用をもつ NO 合成能力が内皮細胞において活性化されることと、有酸素運動による内臓脂肪等の減少により、血管内皮細胞機能を抑制する因子が減少することによると考察されている。いずれにせよ、運動は血管内皮細胞機能を亢進し血管拡張を助けることにより動脈硬化から血管を守ることにつながると考えられている。

## 2）運動と呼吸機能

　呼吸は胸郭と横隔膜の運動により主に行われている。吸気時には横隔膜は下降し胸郭と肺が広がる。加えて、外肋間筋が収縮すると胸郭は引き上げられつつ拡大し吸気運動を補助する。運動刺激などが加わり強い呼吸が要求される呼気時には、腹筋と内肋間筋が活動する。腹筋は横隔膜を押し上げ内肋間筋の収縮は胸郭を縮小し呼気を促進する（安静時呼吸では、このような呼気筋はほとんど活動せず、吸気筋弛緩と重力による受動的胸郭縮小により肺内の空気を排出している）。

　運動負荷は、このような呼吸筋を鍛錬し、胸郭を構成する肋骨の可動域をも拡大することになるので、全肺気量が向上すること、呼出時および吸気時に胸郭に加わる圧変化が増強される。呼吸機能の向上は、酸素と二酸化炭素のガス交換機能の向上に直接影響するので有酸素運動能力が向上することになる。また、このような運動が呼吸筋等に与える効果を応用して呼吸器疾患のリハビリテーションが実施されている。

## 3）運動と血中脂質

　血中脂質の基準値は、中性脂肪 150mg/dL 未満、LDL コレステロール 140mg/dL 未満、HDL コレステロール 40mg/dL 以上とされている。運動により中性脂肪は筋肉細胞内に取り込まれ、エネルギー源として利用されるため、血中中性脂肪値の改善に運動が有用であることはよく知られている。血中脂質の中でも、HDL コレステロールは善玉コレステロールと呼ばれている。それは、HDL コレステロールが血管などの末梢組織等から余剰コレステロールを回収して肝臓に運ぶ働き

や炎症を抑える働き、血管内皮を守る働き等を有し、脂質異常症を抑制するとともに動脈硬化の抑制に寄与しているからである。運動を行うとこの HDL コレステロールが増加する。

そのメカニズムは運動が身体の酵素に影響を与え、それによりコレステロール代謝活性が盛んになり、VLDL や LDL の分解が進み HDL の合成が高まるからであると理解されているが、現在もなお運動による遺伝子応答を含めた詳細な研究が進められている。ただ、運動により HDL コレステロールに好影響を与えるためには、1週間に合計 120 分以上の運動または 1 週間に合計 900kcal 以上のエネルギーを消費する運動が必要であると言われている。また、運動強度は 3METs（METs については次節参照）以上の中強度運動が推奨されている。たとえば通常速度のウォーキングなどはこれに相当する。このような運動を少なくとも 12 週間以上、できれば数ヵ月程度継続するとより効果的であるとされている。このような血中脂質の改善に要する運動に関する研究成果は数多く発表されており、ややきついと感じる運動（中等度運動）を 1 日 30 分、週に 3 日以上、1 週間では合計 180 分以上行うことが望ましい等との報告もある。いずれも運動は有用であるとの指摘ではあるが、運動を中止してしまうとその効果は消退してしまうため適度な運動の継続は大切である。

## 4）運動と糖代謝

摂取した炭水化物等は消化管でブドウ糖に分解される。腸管から吸収されたブドウ糖は、肝臓でグリコーゲンに合成される。このグリコーゲンの合成を促進するホルモンはインスリンであるが、グリコーゲンにならずに肝臓を通過したブドウ糖は血中へ流れ全身へ運ばれる。全身では、脳がエネルギー源としてブドウ糖を消費するほか、筋肉でもエネルギー源としてブドウ糖が消費される。インスリンの作用によりブドウ糖の筋細胞への取り込みが促進される。また、インスリンはブドウ糖の脂肪細胞への取り込みも促進するので、インスリンは血糖値を下げるホルモンとして認知されている。インスリンが作用する臓器におけるインスリン感受性の低下（インスリン抵抗性と称する）またはインスリンの分泌不全が存在すると、インスリン作用不足をきたし高血糖状態をつくりだし、糖尿病へと進行していく。

運動は、短期的には筋肉でのエネルギー消費を拡大することによる血糖値を下げる効果を有する。食後に運動をすると筋でのエネルギー消費が増えることで、動脈硬化を促進すると考えられている食後高血糖[3]を抑えるため、運動の有効性が認められている。長期的には、運動することにより筋肉のエネルギー源としてブドウ糖を消費するほかに、体内に分泌されるインスリンの効き具合を改善するとされている。継続的に運動を行うように介入した集団に、ブドウ糖を投与すると、ブドウ糖投与後のインスリン濃度は運動介入を行う前よりも低いが、血糖値も運動介入を行う前に比べて介入後の方が同程度あるいは低い値を示すことが報告されており、このようなことからも長期的運動がインスリン抵抗性[4]を改善していると考えられる。また、長期的な運動には腸管から分泌されインスリンの分泌を促進するインクレチン[5]を誘発するとの報告もあり、研究が進められている。

---

3　食後高血糖：　食後 2 時間が経過しても血糖値が 140mg/dL 以上あること。インスリンの分泌や効果が低下しているために生じるので糖尿病の早期発見にも役立つと期待されている。

4　インスリン抵抗性：　インスリンが分泌されているにもかかわらず、各臓器でのインスリン感受性が低下している状態。血糖値を下げるためにより多くのインスリン分泌が必要となる。この状態が長期に続くと膵臓からのインスリン分泌機能が低下しⅡ型糖尿病へとつながる。これは、肥満や運動不足、ストレス、遺伝などが影響している。

　さらに運動は筋肉量の増加と基礎代謝の増加をもたらすことでも、血糖値コントロールとインスリン感受性の改善に有効であるので、有酸素運動のみならず筋力トレーニングを組み合わせて行うことも糖尿病のコントロールに有益である。しかし、運動を中止してしまうとその効果は消失してしまうため運動を継続的に行うことが大切である。

### 5）運動と糖・脂質代謝のバランス

　運動により糖と脂質がエネルギー源として消費されることはこれまでの項で述べたが、運動強度とその消費バランスについて知っておくことは運動プログラム立案の際に有用である。運動強度が高いと筋はエネルギー源と

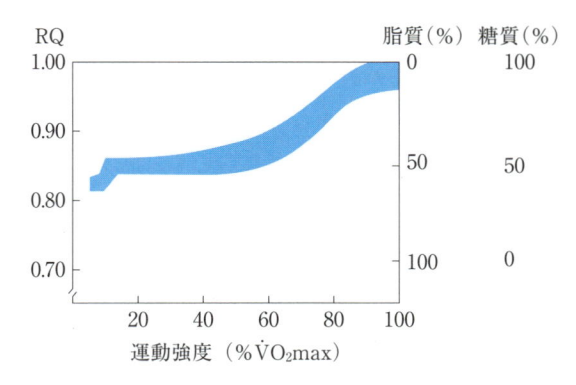

図 8-1　エネルギー源としての糖質・脂質の寄与率と運動との関係

出典）Astrand, P., Rodahl, K. 著，朝比奈一男監訳，浅野勝己訳　運動生理学（厚生労働省ホームページ：https://www.mhlw.go.jp/bunya/shakaihosho/iryouseido01/info03k.html）

して糖を多く使うようになるため、短距離ダッシュや階段を全力で駆け上がったりするような運動ではほとんど糖のみが消費される。運動強度の低い日常生活動作や歩行などでは、糖と脂質がほぼ50％ずつの割合で消費されることが知られている（図 8-1）。

　運動習慣があれば、運動強度が少し高くとも脂質消費割合を保っていることも知られている。また、運動による総消費エネルギーを増やすためには運動を行う時間を長くすることで対応できる。これには、1 回の運動時間を長くする方法と、1 回の運動時間を長く取れない場合でも運動回数を増やして消費エネルギーを増やす方法がある。実際に、1 日に 1 回 30 分の運動を行った場合と 1 日 15 分の運動を 2 回に分けて総計 30 分の運動を行った場合との効果は同等であるということが知られている。

### 6）運動と筋

　運動負荷により、筋は肥大し発揮筋力が増大する。運動により筋に刺激を与え、筋機能向上を図る操作を筋力トレーニングと言うが、その代表的な方法は①等尺性収縮を用いたアイソメトリックトレーニング、②短縮性収縮を用いたコンセントリックトレーニング、③遠心性収縮を用いたエキセントリックトレーニングである（表 8-1）。

　現在は、通常のトレーニングに様々な変化を加えて健康増進に応用することも盛んに行われている。たとえば、腕立て伏せでは、上半身を下ろす時はエキセントリックトレーニングとなり、上半身を持ち上げる時はコンセントリックトレーニングであるが、これらの

表 8-1　筋収縮様式と特徴

|  | 等尺性収縮 | 短縮性収縮 | 遠心性収縮 |
|---|---|---|---|
| 関節の動き | なし | あり | あり |
| スピード | なし | 随意的に可変 | 比較的速い |
| 筋肉痛 | 稀 | あり | 生じやすい |
| 安全性 | 安全 | 比較的安全 | 時に筋・腱損傷 |

出典）前田如矢編. スポーツ医学テキスト　金芳堂, 2010 より改変

---

5　インクレチン：　インスリン分泌を促進する消化管ホルモンの総称。代表的なものとして GIP（Glucose-dependent Insulinotropic Polypeptide）や GLP-1（Glucagon-Like Peptide-1）が知られている。

動作を非常にゆっくり行い、脱力する瞬間をつくらない「スロートレーニング」と称されるトレーニングも高齢者から若年者まで応用されている。スロートレーニングでは、筋収縮にかける時間が長くなり軽い負荷であっても筋が受ける力と時間の積を大きくすることができる。また、その間の筋圧上昇で筋血流が抑制されるため、筋タンパクの合成も促進されると報告されている。したがって、関節等への負荷強度が過剰になることが少ないので、高齢者の健康増進や関節疾患を有する場合の運動プログラムに応用されている。

### 7）運動と骨

　超高齢社会を迎え、骨粗鬆症への対応が健康管理において重要性を増していることは、転倒・骨折による要介護者が要介護となった理由の 10％程度に上ることにも現れている。

　運動は骨に刺激を与えて骨密度を高めると考えられる。大槻らの調査では、衝撃や重力負荷の高い種目や身体部位において骨密度が高いことが示され、ほかにも同様の報告があることからも、重力負荷や衝撃が骨に加わることが骨密度獲得に有利であると考えられる。実際に、筋力や心肺機能に影響しないが橈骨に衝撃を与える柏手を 1 日 20 回週 3 日以上継続させた大学生の 10ヵ月後の橈骨骨密度が有意に増加した。柏手の実施が週 3 日未満の学生では骨密度に変化が認められなかった。

　上記の結果から十分な頻度で衝撃を加えれば骨密度が高まり、骨が強化される可能性が示されたが、高齢者にも同様の運動を適用して同じ効果が得られるということではない。人の一生における骨密度の推移は 20 歳代から 40 歳代がピークと考えられているため、20 歳頃までには重力や衝撃を利用した運動で骨密度の獲得をめざし、それ以降は、骨密度の維持を目的とした運動に取り組み、60 歳代以上になれば、転倒による骨折を予防する運動に取り組む、というように年代に応じた運動を取り入れるとよいであろう。

　近年の研究では、骨の強度は骨密度と骨質により定まるとされており、さらに骨質は、骨のコラーゲン架橋の質に依存すると言われている。この架橋の質には、ビタミン D などの栄養素や生活習慣病の関与が指摘されているため、骨の健康管理にも運動と栄養の充実が欠かせない。

### 2　健康運動プログラム（内科的疾患への対応を中心に）

　健康運動は、目的にかなった運動強度、運動時間、運動頻度、を設定して実施されるが、この時の運動強度について概説する。

　運動強度は、心拍数と概ね比例するため運動プログラムを実施する現場では、心拍数をもとに運動強度をコントロールすることが一般的である。多くの運動指導者は以下に述べる方法を用いて、集団を対象とした運動実施現場で簡易的に運動中の運動強度を算出し、対象者が目標としている運動強度で運動ができているかを把握している。

> 【心拍数を用いた簡易的な運動強度と目標心拍数の算出】
> 運動強度（％）＝運動中の心拍数／（220 − 年齢）×100
> 目標心拍数（拍／分）＝（220 − 年齢）×目標運動強度（％）／100

　個別運動指導を行う場合には、以下のカルボーネンの式を用いて目標となる運動強度における運動を実施する際の心拍数（目標心拍数）を設定している。指導者は、対象者の運動中の心拍数を測定することにより設定した運動強度の運動ができているかを判断している。

> **【カルボーネンの式を用いた運動強度と目標心拍数の算出】**
>
> 運動強度（％）＝（運動中の心拍数－安静時心拍数）／（220－年齢－安静時心拍数）
>
> 目標心拍数（拍／分）＝（220－年齢－安静時心拍数）
>
> ×目標運動強度（％）／100＋安静時心拍数

　運動中の心拍数測定には、手首に指をあてて10秒間の橈骨動脈拍動を測定し6倍して1分間の心拍数とする方法が取られるが、現在は心拍数計測機能つきの腕時計等の機器が普及しているのでそれらを使用してもよい。また、運動現場では心拍数を使わずに、自覚的運動強度を用いて運動中の運動強度を判断することもある。この場合、多くの健康運動の指導者は、参加者が「ややきつい」と感じる程度の運動強度を目標にしている（表8-2）。

　そのほかに心拍数を基準にして運動強度を把握する方法として、METs（メッツ）を用いて運動強度を示す方法もある。METsでは、安静時における、3.5mL×体重（kg）×時間（h）の酸素を摂取することを基準として、ある運動を行った時の酸素摂取量が、安静時酸素摂取量の何倍に相当するかをMETs数として表すことで運動の強さの基準としている。たとえば、3METsの運動は、安静時の3倍の酸素を消費するということになる。METsの利点は、その運動による消費エネルギーをMETs数に時間と体重を乗じることで簡易的に算出できることにある。各種運動のMETs数は、国立健康・栄養研究所が作成しているものを成書やwebサイト等から知ることができる（表8-3）。

> **【METsを用いた運動による消費エネルギーの簡易的な算出】**
>
> 運動による消費エネルギー（kcal）＝1.2×（運動のMETs－1）×運動時間（h）×体重（kg）
>
> （運動のMETs数から－1することで安静時消費エネルギーを減じている）

以上のような方法で評価された運動強度をもとに生活習慣病に対する様々な運動処方が考案されている。また、運動プログラムには漸進性をもたせ、低い強度から開始して徐々に目標とする強度まで高めていくように提供する必要がある。その時には、参加者の意欲、性格、運動の好み、身体特性、服薬状況などを細やかに観察して、

**表8-2　自覚的運動強度（RPE）の目安**

| RPE | 自覚度 | 心拍数の目安 |
|---|---|---|
| 20 | | 200 |
| 19 | 非常にきつい | |
| 18 | | 180 |
| 17 | かなりきつい | |
| 16 | | 160 |
| 15 | きつい | |
| 14 | | 140 |
| 13 | ややきつい | |
| 12 | | 120 |
| 11 | 楽 | |
| 10 | | 100 |
| 9 | かなり楽 | |
| 8 | | 80 |
| 7 | 非常に楽 | |
| 6 | | 60 |

出典）前田如矢編．スポーツ医学テキスト　金芳堂，2010より改変

**表8-3　各種運動のMETs数**

| METs数 | 運動種目等 | 活動内容等 |
|---|---|---|
| 3.0 | 歩行 | 時速4.0km/時、平らで固い路面 |
| 7.0 | ジョギング | ジョギング全般 |
| 8.3 | 水泳 | クロール、普通の速さ、分速45.7m/分未満 |
| 4.0 | 自転車 | 時速16.1km/時未満、通勤や娯楽程度 |
| 6.0 | ハイキング | クロスカントリー |
| 5.0 | テニス | 試合以外でボールを打つ程度 |

出典）国立健康・栄養研究所．改訂版身体活動のメッツ（METs）表より改変

運動が嫌になったり運動に飽きたりしないように工夫をし、運動を長期にわたり楽しく安全に継続してもらえるように配慮することが重要である。

## 1）メタボリックシンドローム、脂質異常症、糖尿病、高血圧症等へのプログラム

　内臓脂肪症候群とも称されることがあるように、メタボリックシンドロームの源は内臓脂肪に代表される異所性脂肪の増加にある。異所性脂肪細胞からは、アディポサイトカインが分泌され身体各所での炎症促進につながり、動脈硬化や血栓形成の引き金になることが知られている。この異所性脂肪を減少させるには、1週間に10METs・時以上（例えば5METsのテニスならば2時間／週以上）の運動を行い、エネルギーを消費することが有用とされている。運動の効果を上げるにはより多くのエネルギーを消費する方が内臓脂肪の減少に資すると認められている。強度の低い運動では長時間の運動が必要になり、また、強度が高い運動では長時間継続することが困難であり総消費エネルギーを増やすことが困難となる。そのため、心拍数を基準とした運動強度では50～70％程度、METsを用いた運動強度では、3METs以上の中強度の運動を実施すること、1日の運動時間の合計を30分以上とし、週に5日程度実施することが推奨されている。1人でもできる手軽な運動種目としては、ウォーキング、ジョギング、水泳、自転車こぎなどの有酸素運動が選択されることが多い。筋力トレーニングについては、それ自体によるエネルギー消費と筋量が増えることによって基礎代謝の向上による効果も期待できるため、有酸素運動と組み合わせて実施することがよいであろう。運動中の突然死のリスク回避、糖尿病などによる網膜疾患が運動で悪化することの回避、運動器疾患の増悪回避などに配慮して、運動を実施する前には必要に応じて、メディカルチェックを実施することが望ましい。

　次に、運動経験の少ない、身長170cm、体重75kg、50歳男性、安静時心拍数75回、を想定した処方例を示す。

> 【有酸素運動を中心とした運動処方例】
>
> ストレッチ：大筋群を中心に、胸郭、肩、股関節、膝などの周辺をストレッチする。
> 　　　　　　（約2METs）5～10分程度
>
> 準備運動：軽めの体操などで筋温、体温、心拍数を少し高め、主運動に入る準備をする。
> 　　　　　　（約3METs）5～10分程度
>
> 主運動：エアロバイクの場合（7METs程度）
> 　　　　　　目標運動強度を60％とし、心拍数を測定しながら10～15分かけて負荷を漸増する。
> 　　　　　　目標心拍数（130回／分程度）に達したら、それを維持しつつ約15分漕ぎ続ける。
> 　　　　　　その後、徐々に負荷ペダル回転速度を下げながら心拍数が70～80程度になるまで漕ぐ。
>
> 補強運動：筋力トレーニング（3～4METs程度）
> 　　　　　　スクワット：自重負荷で10回1セット、2～3セット
> 　　　　　　腕立て伏せ：自重負荷で10回1セット、2～3セット
> 　　　　　　上体起こし：膝を屈曲した仰臥位で背中を丸めるようにして上体を起こす。
> 　　　　　　　10回1セットで2～3セット
>
> リラクセーション：大筋群を中心に、胸郭、肩、股関節、膝などの周辺のストレッチを含めたリラクセーション（約2METs）。

　運動全体を通じて 5METs・時程度の運動と考えれば、一連の運動によりおよそ 360kcal のエネルギー消費が見込める。このような処方内容で、少なくとも週に 2〜3 回程度の運動実施が望ましい。

　このような有酸素運動を中心としたプログラムは、内臓脂肪の燃焼、脂質代謝の改善、インスリン抵抗性の改善、肥満解消に役立つ。さらに、運動後の交感神経の緊張感緩和、運動による血管内皮細胞機能亢進などにより高血圧も改善されるため、動脈硬化の予防としても有効である。

### 2）心疾患へのプログラム

　心筋梗塞、狭心症など様々な心疾患に罹患すると、心機能だけでなく治療に必要な安静期間や手術などの影響を受けて、全身の運動能力や調節機能も低下している。それゆえ、社会復帰や社会生活を維持するために、運動療法を中心とした「心臓リハビリテーションプログラム」に取り組むことが有効である。

　プログラムには、運動療法、心臓や生活習慣（食事や禁煙など）についての学び、個人面談などが組み込まれる。運動療法は、心拍数による運動強度は 40〜60％、1 回の運動時間は 30〜60 分程度（分割しても可）、週に 3 回以上の内容が望ましい。適用される運動は、ウォーキング、エアロバイク（自転車こぎ）などが代表であるが、集団や個人で行うスポーツでも有効である。参加者の病態に応じて、運動中の心電図をモニター監視する場合もある。一般のスポーツクラブ等では、指導スタッフや施設設備の関係で心疾患に特化したプログラムを提供することが困難である場合もある。医療機関では、通院リハビリテーションとして実施されている場合が多いが、医療保険制度の制約を受けて長期に継続することが難しい場合もある。大槻らは医療機関と連携した地域総合型スポーツクラブで、維持期心疾患患者を対象とした教室を設けた経験があるのでそのプログラムを提示する。参加者には、教室で行った運動などを自宅でも継続するように指導している。

---

**【有酸素運動とスポーツの組み合わせ例】**（月 2 回）

集団スポーツを中心とした約 90 分のプログラム（必要に応じて運動中に心電図モニターチェックを実施）

| | |
|---|---|
| 開始前 | バイタルチェック（血圧、脈拍、体重、活動量、問診） |
| 15 分 | 準備体操 |
| 15 分 | 有酸素運動（最高酸素摂取量の 50〜60％程度の運動強度） |
| 5 分 | 休憩 |
| 35 分 | 卓球（4 分× 2 セット＋ 5 分休憩を 2 クール） |
| 15 分 | リラクセーション |
| 終了時 | バイタルチェック（血圧、脈拍、問診） |

**【筋トレと学習・交流の組み合わせ例】**（月 2 回）

学びと参加者の交流、筋力トレーニングを中心とした約 90 分のプログラム

| | |
|---|---|
| 開始時 | バイタルチェック（血圧、脈拍、体重、活動量、問診） |
| 30〜40 分 | 座談会（医療講演など） |
| 5 分 | 休憩 |
| 40 分 | サーキットトレーニング（筋トレとストレッチング） |
| 終了時 | バイタルチェック（血圧、脈拍、問診） |

資料提供：いきいき大東スポーツクラブ

### 3）呼吸器疾患（COPD を中心に）へのプログラム

近年では、慢性閉塞性肺疾患（COPD）患者が増加している。COPD では、気管支の閉塞により主に呼出制限が生じるとされている。また、肺胞の障害によりガス交換効率の低下が生じ血中酸素濃度が低下する。このような状況下で身体活動自体が不活性となり、筋力低下、全身持久力の低下によって生活の質レベルが下がり、認知機能にまで影響が出る場合もある。

このような病態に対して、呼吸器を対象とした運動プログラムが有用であることが報告されており、呼吸筋の筋力強化、呼吸筋持久力強化、胸郭可動性の改善などを意図した運動が処方される。具体的には、腹圧を高め横隔膜を上方に押し上げる腹筋運動、呼吸負荷を高める器具を使用した呼吸運動、腕立て伏せやスクワット、ゴムバンドやダンベル、自重を用いた各種筋力トレーニングなどを行う。呼吸筋では筋持久力も重要であることから、40％程度の比較的軽い負荷を用いて回数を多くして実施することも心がける必要がある。呼吸筋に集中したトレーニングだけでなく、ややきついと感じる程度の強度で、階段昇降や自転車エルゴメーターのように呼吸運動を伴う全身運動で全身持久力の向上を図るプログラムも併用される。また、胸郭の動きを改善するストレッチ体操も組み入れるとよい。単に、呼吸筋機能のみを高めることでなく、身体活動を活性化して生活の質の向上につながることを意識したプログラムを処方することで、運動療法の効果も上がると考えられる。以上のような運動プログラムを 1 回 20〜60 分、週に 3〜5 回、継続して実施することが重要である。

## 3　ウォーキング

健康運動プログラムの中でも、誰もが身近な環境の中で行える運動にウォーキングがあり、これは代表的な健康運動の 1 つである。このウォーキングにおいても健康増進を目的として様々な工夫が取り入れられている。

### 1）一般的ウォーキング

一般に広まっているウォーキングでは、消費エネルギーを高めるために、軽く拳を握って腕を振って、しっかりとすべての足趾を使って、つま先での蹴り出しを意識し、着地は踵から、速度は少し早めに歩くといった方法が推奨されている（図 8-2）。このような方法によりウォーキングを行うと 3METs 相当の運動となる。体重 60kg の人が、1 時間、このような方法でウォーキングを行った場合の消費カロリーは、概ね（3−1）METs×1h×60kg＝120kcal となる。ウォーキングは、1 回 20〜60 分、週 3〜5 回を目安に継続的に実施すると生活習慣病予防や治療に効果的である。

### 2）速　　歩

一般的ウォーキングよりもスピードを上げて歩く「速歩」を取り入れたウォーキングプログラムも行われている。普通歩行と速歩き歩行を交互に繰り返す「インターバル速歩プログラム」も有用であることが報告されている。たとえば、運動強度 70％のスピードを上げた歩き方で 3 分、通常のスピードでのウォーキングを 3 分、それぞれを交互に行い総計 60 分のウォーキングプログラムを週 5 回、4 ヵ月間実施することで有意な最大酸素摂取量の増大と体重・内臓脂肪・空腹時血糖の低下を認めたとしている。また、速歩を取り入れて運動強度を高めることで、普通の歩行運動では認められなかった膝伸展および屈曲筋力の増加も認められたとの報告もある。

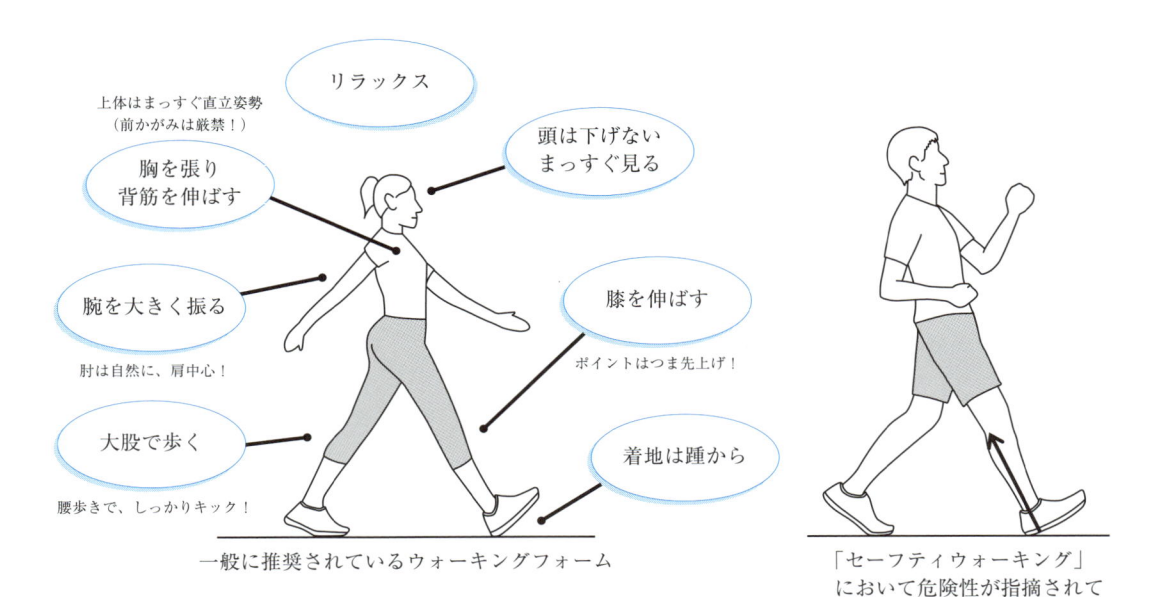

一般に推奨されているウォーキングフォーム

「セーフティウォーキング」において危険性が指摘されている衝撃の大きな歩き方

**図8-2　セーフティウォーキング**

出典）左図：宮西智久．歩行からウォーキングのすすめ　仙台大学紀要，2012；43（2）：131 より引用
　　　右図：土井龍雄．セーフティウォーキング　三省堂，2010；59 より改変

## 3）セーフティウォーキング

　前述したようにウォーキングは、多くの場合健康指標を改善するため歩行による時間あたりの消費エネルギーを増やすための工夫や、歩く時の筋活動を増やす工夫が行われているが、高齢者や運動習慣がない人の中には、ウォーキングにより膝や腰の痛みを訴える場合が散見される。ウォーキングによる関節痛や腰痛の発生が心配される場合には、歩行時に路面から受ける衝撃を少なくしながら歩き、ウォーキングを長期間継続してもらうための工夫も考案されている。歩行時の身体重心上下動を少なくし身体に加わる衝撃加速度を減じる工夫を凝らした歩き方が「セーフティウォーキング」と称して報告されている（図8-2）。そこでは、歩幅を無理に広げないこと、安定性を保つために歩隔を保つこと、体幹の筋群を収縮させて腹圧を保ちながら歩くことなどが推奨されている。痛みを生じさせずに安全に歩くことで、長時間かつ長期間の歩行習慣を確立し身体活動活性化と生活習慣改善につなげることが狙いである。

### コラム1　高強度インターバルトレーニング

　最大酸素摂取量の80％以上となるような高強度で20秒以上の運動を行い、不完全回復となる休憩をはさんでさらに高強度運動を行わせることを繰り返すメニューを、高強度インターバルトレーニングと呼んでいる。そのプロトコールは様々であり現在もなお数多くの研究がなされているが、わが国では「TABATAトレーニング」等が知られており、高強度運動と不完全回復を交互に実施することで、無酸素エネルギー供給機構と有酸素エネルギー供給機構に刺激を与えることができると考えられている。また、高強度運動による骨格筋でのPGC-1αの発現増加がもたらすミトコンドリア機能の改善や、脂肪酸燃焼増加により生じる有酸素能力向上および代謝の改善と、運動そのものによる筋機能向上、血管内皮機能向上等が複合し、生活習慣病指標の改善にも役立つとして関心が高まっている。

運動器とは、筋肉・骨・関節・神経などの身体運動に関わる器官の総称である。スポーツ活動等で外傷・障害を受けて傷つくこともあるが、超高齢社会となった現在では、経年的変化により腰や膝を中心とした変性疾患を患い、本人が思い描く健康的生活を送れずに悩む人が増えている。

### 1）ロコモティブシンドロームへのプログラム

ロコモティブシンドロームとは、人間が立つ、歩く、運動や作業をするために必要な運動器障害のために移動機能の低下をきたした状態のことであり、省略して「ロコモ」と称されることも多い。このロコモが進行すると将来的に介護が必要になるリスクが高くなることが知られている。

そのため、中高年者ではロコモであるか否かを定期的に確認しておくことは重要である。日本整形外科学会では、2020年9月には、臨床判断値にこれまでのロコモ度1、ロコモ度2に加え、ロコモ度3を設定して移動機能評価を高齢者検診等に応用しやすくする工夫を凝らしている。ロコモ度テストの1つに、「立ち上がりテスト」がある。これは、片脚または両脚でどれくらいの高さの台から立ち上がれるかを測定してロコモ度を判定するテストである。2つ目のロコモ度テストは、「2ステップテスト」である。これは最大2歩幅を測定し身長で除して2ステップ値を算出する。その2ステップ値を用いてロコモ度を判定する。テスト実施中によろめいたり転倒したりする危険性もあるので、介助者を配置するなどの安全確保への配慮が必要である。3つ目は「ロコモ25」である。これは、25の質問に答えてその得点でロコモ度を判定する方法である。いずれの方法も日本整形外科学会webサイト等に詳細が示されているので参照していただきたい。以上の各テストの結果がいずれもロコモに該当しなければロコモではない。いずれかのテストあるいは複数のテストでロコモに該当した場合は、最も進行している度数をその被験者のロコモ度とする。

ロコモ度に影響する身体機能は主に下肢筋力とバランス保持能力であるため、ロコモ予防とロコモ改善のためには、「スクワットと片脚立ち」のトレーニングが日本整形外科学会では「ロコトレ」と称されて推奨されている。これらにバリエーションを加えて、様々な下肢筋力強化運動やバランス能力改善を目的とした運動が考案・工夫され実施されている。

### 2）腰痛へのプログラム

腰痛を主症状とする疾患は多種多様であるが、ここでは頻度の高い非特異的腰痛であるいわゆる

---

**コラム2　ロコモ、サルコペニア、フレイルの概念**

ロコモ、サルコペニア、フレイルの概念について概説する。ロコモは日本独自の概念であり、判定基準等は本文を参照されたい（第7章のサルコペニアも参照されたい）。フレイルは欧米発祥の概念であり、身体的フレイル、精神・神経的フレイル、社会的フレイルという多面性を有している（第7章参照）。それぞれの関係を図に示す。ロコモ、サルコペニア、フレイルともに、その予防や対策において運動が果たす役割は大きい。

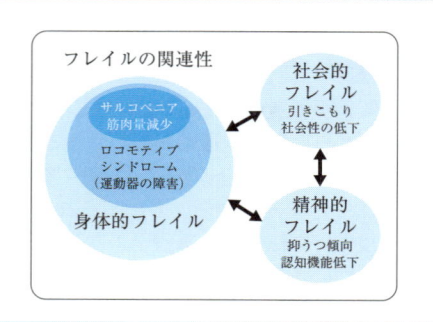

ロコモ、サルコペニア、フレイルの関連図

「腰痛症」や神経症状を伴わない「変形性腰椎症」を想定した腰痛対策運動について述べる。運動療法を開始する前には、腰痛のレッドフラッグサイン[6]がないことを確認しておかなければならない。このレッドフラッグサインを示すものには、腫瘍や炎症など全身的かつ重篤な疾患により腰痛をきたしている場合があるので、医療機関を受診し慎重に対応する必要がある。

　また、腰痛は移動機能を障害して日常生活に支障をきたすだけでなく、4 日以上の休業を要する職業性疾病の 6 割を占めることが厚生労働省により示され、同省では「職場における腰痛予防対策指針」を策定している。このようなことからも、腰痛対策となる運動について理解しておくことは、健康管理において有益である。腰痛症と診断された場合、体幹支持機能の強化と股関節を含めた柔軟性獲得が運動療法の中心となる。そのための腰痛運動療法として、大槻らは全身の運動機能を賦活する「ダイナミック運動療法」（図 8-3）を推奨している。ダイナミック運動療法では、運動メニューを強度別に E〜A に分類しており運動メニューのランクアップ判断には、クラウス・ウェーバーテスト変法（大阪市大方式）を用いている（図 8-4）。ダイナミック運動療法では、安静期間を極力短くし、腰痛患者

| ツイスト トランクカール | |
| バック エクステンション | |
| シットアップ | 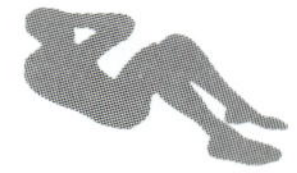 |
| 踏み台昇降 | 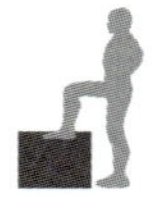 |
| 全身そらし | 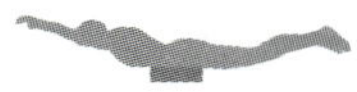 |
| スクワット | 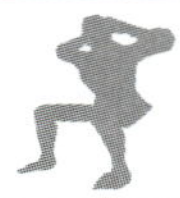 |
| クランチャー | 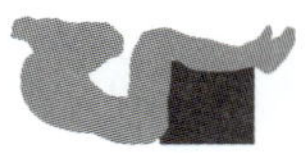 |

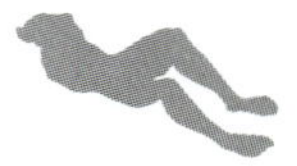

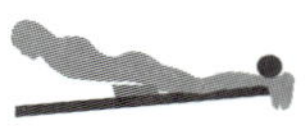

**図 8-3　ダイナミック運動療法 C ランクメニューの一部**

出典）ダイナミックスポーツ医学研究所より資料提供

が日常生活を送ることができる程度にまで痛みが軽減するように、E ランク〜D ランクの比較的軽い負荷の運動から開始するように心がけている。実際には日常生活動作や様々な作業およびスポーツ動作には、身体活動を長時間続けるだけの有酸素能力が必要であるため、エアロバイク、ジョギング、水泳、全身サーキットトレーニングなども取り入れながら運動療法を進めている。

　ほかにも腰痛に対する運動療法として、モーターコントロールアプローチに基づいて体幹のローカルマッスルである腹横筋、多裂筋などの機能訓練を重視する方法も用いられている。このアプローチによる運動療法で採用されることが多いコアスタビリティトレーニング（図 8-5）と称される体幹支持機能訓練も腰痛予防および改善に有用であるが、体幹のローカルマッスルだけを強化すれば腰痛対応として万全ということではない。腰痛のメカニズムを十分理解した上で、バランスの取れた運動療法を実践することが肝要である。また、近年、腰痛を含めた運動器の慢性疼痛には多様な因子が絡み合っていることが指摘されているため、社会的因子や心理的因子にもアプローチする

---

6　腰痛のレッドフラッグサイン（感染、転移性腫瘍、心血管病変などによる腰痛の可能性がある）：　「安静時にも痛みがある」「発熱がある」「栄養不良や体重減少を伴う」「ステロイド使用、がんや糖尿病などの既往歴がある」「しびれ、筋力低下、麻痺がある」「胸背部周辺の痛みを伴う」などの兆候はレッドフラッグサインとして対応に慎重を期す必要がある。

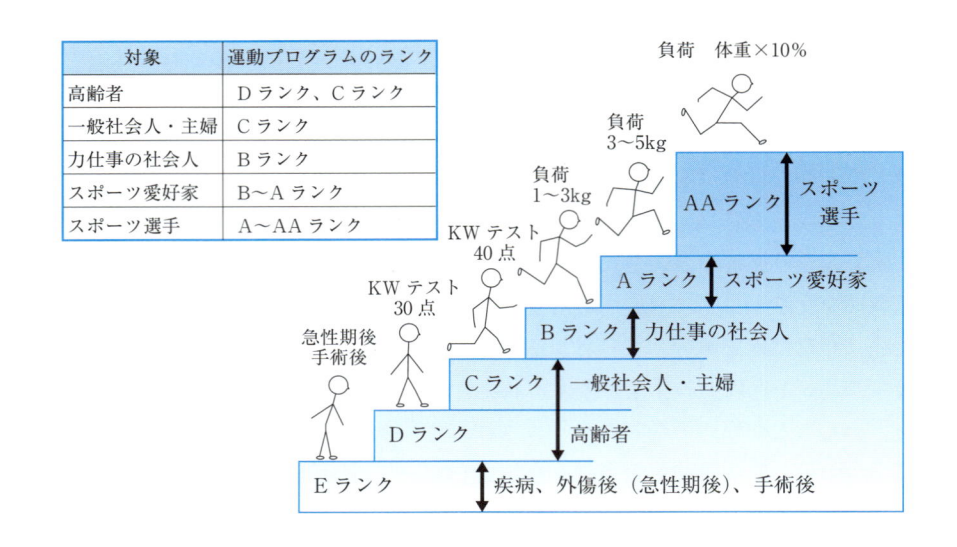

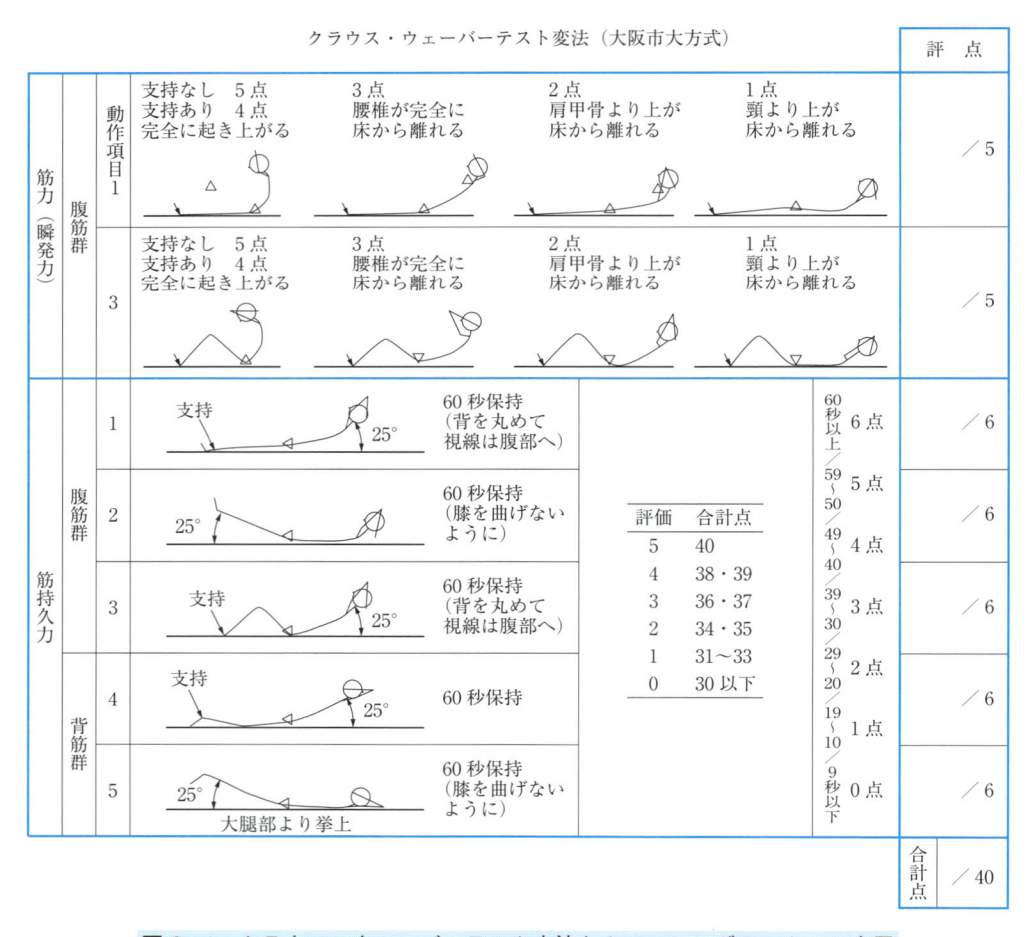

**図8-4 クラウス・ウェーバーテスト変法とトレーニングランクへの応用**

出典）ダイナミックスポーツ医学研究所．新スポーツ医学より引用資料提供

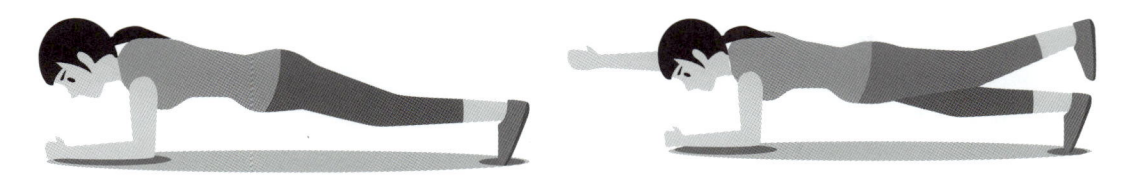

図8-5　コアスタビリティトレーニング例

出典）https://www.fungoal.com/core-and-back-problem/ より引用

必要がある場合も想定しておくべきである。

### 3）変形性膝関節症へのプログラム

　変形性膝関節症は、主として加齢により関節軟骨の変性が進み関節の可動域が減少するとともに安定性も損なわれてくる。軟骨の摩耗に伴う軟骨片は関節内で異物と認識され関節炎症状を引き起こし、関節水腫（関節に水がたまる）や関節の強い痛みをきたすことが知られている。このような変化は、加齢による経年変化だけではなく、若年期のスポーツ活動等により生じた膝靭帯損傷や半月板損傷などの外傷の結果によるものも少なくない。本疾患は、高齢女性に多く男女比は1：4程度と報告されている。進行すると階段昇降困難、歩行困難、正座不能などの症状を呈する。

　膝の痛みが強く日常生活も著しく障害される場合には人工関節置換術が選択されるが、多くの場合は、運動療法と消炎鎮痛剤の併用などによる保存的治療で日常生活を取り戻すことができる。運動療法が功を奏する機序は、運動による筋力強化や神経機能改善により膝の動的安定性を改善することによるが、運動により関節液の性状が軟骨にとって有利に変化することや運動による鎮痛効果も期待できることが報告されている。

　本疾患に対して推奨される運動療法は、体重をかけずに行う大腿四頭筋を主とした膝周囲筋力の強化と柔軟性の獲得が中心となるが、日常生活や就労に必要な全身持久力を獲得するための有酸素運動もバランスよく組み合わせることが大切である。運動の頻度は、1回30〜90分、週2〜3回で2〜3ヵ月継続することで有効性が示されている。具体的な運動メニュー例を図8-6に示す。

　近年では、軟骨再生医療の研究成果を応用した治療成績に期待が寄せられている。

### 4）転倒予防プログラム

　高齢になるにつれて、転倒した際の骨折率が高まることが知られている。骨粗鬆症や骨密度の低下の影響で骨折しやすくなっていることや身体がうまく反応できないために衝撃を受けてしまうことなどがその原因

| カーフレイズ | 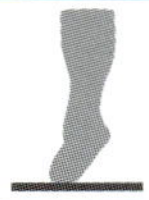 |
| --- | --- |
| 横向き脚上げ | 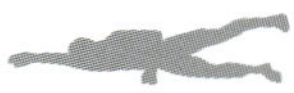 |
| レッグエクステンション | 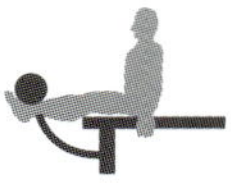 |
| レッグカール | 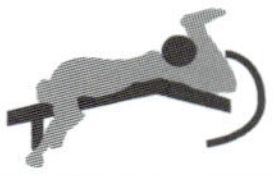 |
| レッグプレス | 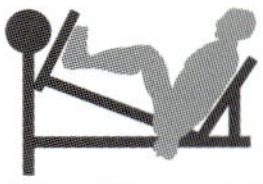 |
| ヒップアダクション | 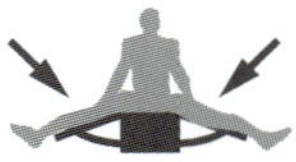 |
| ヒップアブダクション | 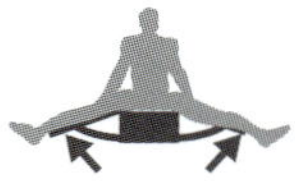 |

図8-6　膝の運動療法メニューの一部

出典）ダイナミックスポーツ医学研究所より資料提供

137

と考えられる。このような骨折の中には、大腿骨近位部骨折や脊椎圧迫骨折のように手術や疼痛による体動困難をきたすものがあり、それらの治療による安静・臥床から寝たきりに移行してしまうこともあり、介護が必要になった人々の理由のうち約1割が転倒や骨折に起因している。したがって転倒予防は、高齢者の健康管理と自分の力で歩き健康寿命を延伸するために重要な役割を担っている。

転倒予防に有効な運動については、スクワットのような筋力訓練や片脚立ちや継足歩行のようなバランス訓練に関する報告があるが、単独訓練による介入よりも各種訓練を組み合わせた複合運動による介入や太極拳やダンス等による介入などの有効性が高いとされている。また、転倒予防目的で実施した足趾運動が、転倒予防のみならず認知機能改善にも役立つ可能性を示唆した報告もある。

## 5　健康運動実践指導者と健康運動指導士

### 1）資格について

健康運動実践指導者（以下、実践指導者）は、「積極的な健康づくりを目的とした運動を安全かつ効果的に実践指導できる能力を有すると認められる者」として1989年から養成が始まったが、健康運動指導士とのすみ分けを明確にするため、現在は、「自ら見本を示せる実技能力と、特に集団に対する運動指導技術に長けた者」となるよう養成が進められている。

健康運動指導士（以下、運動指導士）は、「個々人の心身の状態に応じた、安全で効果的な運動を実施するための運動プログラムの作成及び指導を行う者」として1988年から厚生労働大臣の認定事業として養成が始まり、2006年からは公益財団法人健康・体力づくり事業財団（以下、健康財団）がその事業を継続している。介護予防や特定保健指導等の制度により、人々が運動教室等にアプローチしやすくなるので実践指導者や運動指導士の活躍の場が広まると期待されている。

実践指導者および運動指導士の資格を取得するには、それぞれの養成講習会を受講、あるいは養成校の養成講座を修了して、それぞれの認定試験に合格した上で、健康財団に登録しなければならない。資格を維持するためには、更新手続きを5年ごとに行わなくてはならない。資格取得のための養成講習会において、各種保健医療資格やスポーツ・体育関係の有資格者等には、必要習得単位数が軽減される措置がある。実践指導者および運動指導士の資格取得をめざす人は、健康財団の情報を確認していただきたい。

### 2）資格取得者の就職先、活動の場

実践指導者、運動指導士が活躍する場として、病院、各種介護関連施設、健康増進施設等が想定されている。

病院や診療所では、保険点数制度により医療行為に対する報酬が定められているが、実践指導者や運動指導士が実施した運動指導および健康指導そのものが医療点数算定対象となるわけではないところに課題が残されている。各種介護施設では、日帰りのリハビリテーションサービスや入所者に対するリハビリテーションが実施されている。主として理学療法士がこれにあたることが多いが、実践指導者や運動指導士がこのような場所で活躍する機会は増加傾向にある。

健康増進施設には、運動型、温泉利用型、温泉利用プログラム型に分類されており温泉利用型、あるいは、運動型のうち指定を受けた施設で医師の処方に基づいて運動療法を受けた場合は利用料金が所得から控除されるというメリットがある。スポーツクラブや介護予防事業者等においても、

**コラム3　健康サービス事業の実例紹介**

　国民健康保険などの医療保険制度下では、予防に関する保険適応は認められていないが、介護保険制度下では、介護予防に保険適応が設けられている。それにより、各地域では介護予防教室などの活動が活性化された。

　大阪府大東市では、健康ベンチャー企業を中心に産学官が連携し、2004年度から市域内13ヵ所で経済産業省の健康サービス産業支援事業に採択された健康教室事業が始まった。ここでは、運動指導士や実践指導者が市内の公民館などへ出向いて市民健康運動を指導した。このような動きをきっかけとして、大東市は、ご当地体操「元気出まっせ体操」を考案し、自治会や町内会単位で住民主体の活動の場を普及することに注力した。一方で、住民が運動指導士を自費で招いて健康運動指導を受ける教室も誕生した。その後は、市の保健およびリハビリ関連職員や地域包括支援センター職員が体操教室の啓発や指導を行い、疾患等により自治会や町内会での「元気出まっせ体操」に通えなくなった人々へのフォローアップ活動などを継続している。

---

運動指導士等の資格取得を促進したり取得した資格に応じて手当が支給されたりする場合もあり、今後の発展に期待したい。

## 6　Exercise is Medicine

　"Exercise is Medicine" を略してEIMとも称する。これは、2007年からアメリカスポーツ医学会（ACSM）が展開するスポーツ・運動療法普及プロジェクトのことである。近年の研究成果の集積により、スポーツや運動が生活習慣病をはじめとする多くの疾患の予防・治療に有用であることが明らかになってきたことから、ACSMが「EIM（運動はお薬です）」を提唱し、スポーツ・運動療法を医療システムの中に統合することを目標としている。2019年からは、日本臨床運動療法学会がEIM日本支部としての任を担っている。

　運動によるメカニカルな負荷により様々な代謝亢進や筋機能改善が引き起こされるのみならず、運動は脂肪細胞や筋細胞などの身体各器官の細胞から健康増進に役立つタンパク質合成を促進したり、遺伝子発現を促したりする効果があることが知られるようになった。これらにより、運動は薬に相当する効果を有していると考えられるに至り、EIMの提唱につながった。

　EIMを通じて、安全で効果的な運動処方・プログラムの作成方法が医療界、健康体力づくり関係者、行政など各方面へ発信され、運動指導専門家が活躍するための支援や彼らと医療との橋渡しなどが今後も幅広く行われる中で、スポーツや運動が健康管理に役立つことが広く社会に認知され、

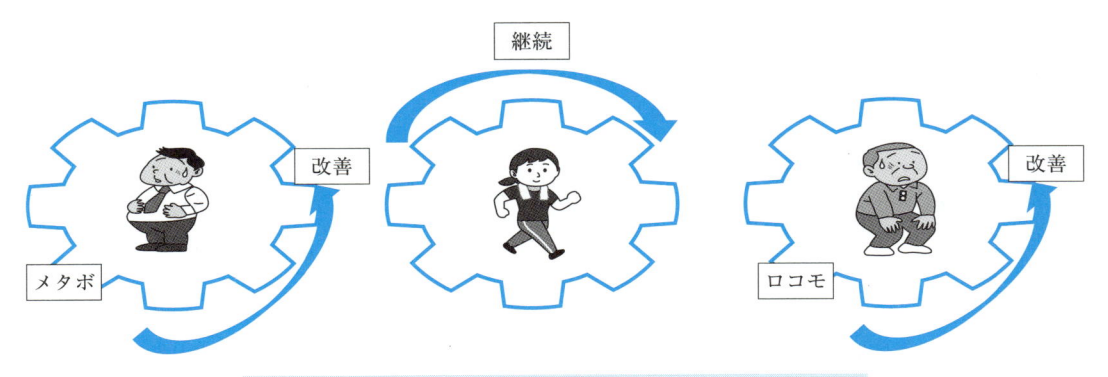

図8-7　運動を継続して健康の歯車を回し続けるイメージ図

健康運動が日常に定着することが望まれる。

　運動が健康回復・維持・増進に寄与するという研究成果が今後も蓄積され、健康管理に運動が果たす役割はさらに重要になるであろう。メタボリックシンドロームに代表される内科的健康課題とロコモティブシンドロームのような運動器における健康課題は相互にリンクしており、それらの解決に共通して作用する歯車が運動である（図8-7）。運動は、その質・量・頻度等に応じて心肺機能や運動機能適応を引き起こすだけでなく、筋細胞や脂肪細胞等における内分泌機能をも改善していることが解き明かされつつある。

　しかしながら、運動は継続しなければその効果が消失するため、人々が運動に親しみながら内発的に運動を継続できる仕掛けづくりが社会に求められている。そのためには、運動が有益であることを研究し広く発信すること、運動を継続するための場、運動指導者、運動をするためのコミュニティ支援などの解決すべき課題がある。

引用・参考文献

相羽宏. 腰痛に対する運動療法　脊髄外科，2017；31（2）：140-4.

石井直方. スロートレーニングの効果とそのメカニズム　日本臨床スポーツ医学会誌，2013；21（3）：506-9.

大久保雄. コアスタビリティトレーニングのための機能解剖学　理学療法，2009；26（10）：1187-94.

木戸聡史. 新たな呼吸筋トレーニング方法の可能性　理学療法-臨床・研究・教育，2018；25：3-10.

木下訓光. 高強度インターバルトレーニング　日本臨床スポーツ医学会誌，2013；21（3）：510-2.

木庭新治. 動脈硬化予防としての運動・身体活動の意義　冠疾患誌，2018；24：26-31.

小林茂. 慢性閉塞性肺疾患の運動療法　臨床スポーツ医学，2019；36（4）：414-9.

齋藤重幸. わが国の糖尿病トレンド　日循予防誌，2018；53（3）：211-9.

帖佐悦男. ロコモティブシンドローム─運動器疾患を取り囲む新たな概念─　リハビリテーション医学，2013；50（1）：48-54.

土井龍雄. セーフティウォーキング　三省堂，2010.

野村和弘. 運動でミトコンドリアを鍛える　日本抗加齢医学会雑誌，2015；11（3）：356-61.

半場道子. 慢性疼痛のサイエンス　医学書院，2018.

藤本繁夫・大久保衞編. 新スポーツ医学　嵯峨野書院，2020.

前田如矢編. スポーツ医学テキスト　金芳堂，2010.

牧田茂. 心臓リハビリテーションとしてのスポーツ　心臓，2016；48（2）：142-6.

松井康素. サルコペニアとフレイルの概念と予防　リハビリテーション医学，2016；53（12）：894-9.

松平浩. 腰痛に対する運動療法のニューコンセプト　理学療法学，2016；43suppl.（3）：109-12.

Mattle, M., Association of dance-based mind-motor activities with falls and physical function among healthy older adults. *JAMA network open.* 2020；3（9）.

Steffens, D., Prevention of low back pain：a systematic review and meta-analysis. *JAMA Intern Med.* 2016；176：199-208.

Tsuyuguchi, R., Toe grip strength in middle-aged individuals as a risk factor for falls. *The Journal of Sports Medicine and Physical Fitness.* 2018；58（9）：1325-30.

# 第 9 章

# 休養と健康 ///

## 1　リラクセーション

リラクセーション（relaxation）は「癒し」「くつろぎ」の概念でヒトの生活の中に深く浸透しており、ヒトが心身のストレスを感じた時にその緊張を和らげ主観的に良好な状態に向かわせる方法として多くの研究がなされてきた。松下（2007）は「過剰な交感神経の緊張に伴う疲れを緩和させる生理的メカニズムである」と定義している。ほかにもリラクセーションを「静かで平穏」「ストレスの欠如」「不安と緊張の緩和」「心身の緊張緩和」として捉えていることが多い。

ヒトは、心身への疲労の蓄積による身体的・精神的疾患発症の経験から、自らの生体は常に変化を繰り返すものであるとの認識をもちながらも、ある一定の回復を促したり健康維持を目的として種々のリラクセーション法を利用してきた。リラクセーションの概念分析によれば、このリラクセーションを取り入れる背景として考えられるものに、①ストレス因子からの解放②心身の緊張状態の軽減③生活の質（QOL）の向上が考えられ、生理的反応や効果のみでなく、精神・心理的反応や社会生活そのものへの波及効果も期待されている。岡田（2020）は「リラクセーション」の概念は、単にストレスのない状態、ゆったりとした状態を言うのではなく、「心身の緊張が解け、生体調節機構が調った状態であり、緊張と弛緩のバランスを訓練によって意識的にセルフ・コントロールしている状態」と定義している。このように、リラクセーションは「緊張を解き神経を落ち着かせる」「無用な緊張を取り除くことで本来の生体機能を高める」など積極的意図をも含み、現代社会の生活の中で生じる問題に対応しようとする技法と言える。何らかのストレスを受けた時に、本人が意図しない、気づかない心身のゆがみが生じ、その状態を長く放置することにより自律神経調節機構が低下することで何らかの疾患を発症することがある。リラクセーションはその意味で、疾病予防につながり医学上の効果があるものとしても扱われている。また、その介入方法によっては看護ケア・看護療法としても位置づけられている。一方、自分自身で行う我流であったりもする。いずれにしても、リラクセーションは、心身の望ましい状態への変化を目的としてヒトを包括的に捉えて取り入れられており、その方法は多岐に及んでいる。

表 9-1　リラクセーション法

| 呼吸法 | 横隔膜を使った腹式呼吸により副交感神経活動を活性化させる方法 |
|---|---|
| 漸進的筋弛緩法 | 筋肉の完全な弛緩を誘導するために、各部位の筋肉を数秒間緊張させた後に弛緩することを繰り返す方法 |
| 自律訓練法 | 精神療法である催眠法を自己催眠法に応用し、手・足などの身体部分のリラックスした感覚を知覚する方法 |
| イメージ法 | よい・好きな場所にいるという気持ちがリラクセーション反応をもたらすことを応用したもの |
| 瞑想法 | 禅の修行の時に用いられる瞑想法の医療への応用で、ある 1 つのことに意識を集中させ、日常のストレッサーから開放された意識状態に導く方法 |

現在 Cochrane Library で評価されているリラクセーション法には、バイオフィードバック療法、筋弛緩法、認知療法、行動療法、自律訓練法、瞑想法、イメージ療法、呼吸法、ヨガの9つがあり、これらの方法のエビデンスが認知されている（表9-1）。弛緩反応を誘導しストレス反応を低減させ、心身の回復機能を向上させる方法である漸進的筋弛緩法や呼吸法などはストレスマネジメントとしてもその有効性が示されている。また、近年、ストレスマネジメントとして瞑想法が心身に有益な効果をもたらすとの報告が多い。バイオフィードバック療法は生体の生物学的状態に関する情報（血圧、様々な部位の筋活動、末梢皮膚温呼吸抵抗、心拍変動、脳波など）を生体自らに返すことにより、疾患に対して適用され、多くの成果を上げている。リラクセーションを目的としたバイオフィードバック療法は、自律神経系活動においての副交感神経系優位の状態、あるいは交感神経活動の鎮静を目的として行われるものである。血圧の低下、筋緊張（筋電図）の低下、末梢皮膚温・皮膚血流量の増加、心拍数の低下、心拍変動の増大といった反応を得るように訓練が行われる。

　今後、社会構造や疾患構造が変化する中で、個人の社会的役割や治療・療養状況の変化の違いによってもリラクセーションの利用のされ方は様々な変革を遂げていくと考えられる。心身の健康管理はまずは自分自身で行うことが重要であり、いつでも、どこでも、誰にでも可能なリラクセーションは生活管理手段として、あるいは医学的専門的知識を前提とした生活指導法として、健康の大きな一翼となりうる。

## 2　休養と睡眠

### 1）休　　　養

　「休養」には字のごとく、心身の疲労を取るという「休む」という側面と、気力や活力などを充実させるという「養う」という2つの側面がある。この「養う」とは「鋭気を養う」という意味であり、今後に向けて気力・元気を高めることである。休養には、睡眠、入浴、旅行、ゆとり感、楽しみ、生きがい、自然との触れ合い、ストレスへの気づき・対応などが必要とされる。

　**（1）　休む**　　疲労には大きく肉体疲労と精神疲労がある。「休む」ことにより肉体疲労を回復させることができる。この「休む」という観点からは、具体的には睡眠時間の確保、時間外労働時間の削減が必要とされる。健康日本21（第三次）では「睡眠で休養がとれている者の増加」および「睡眠時間が十分に確保できている者の増加」を設定し、それぞれについて、目標値を定め、取組みを進めていくこととしている。

　2019年より「長時間労働の是正」を主目的とした「働き方改革関連法」が施行され、残業時間上限の規制および「勤務間インターバル」制度の導入を努力義務とし、「働きすぎ」を防ぎながら、「ワーク・ライフ・バランス」と「多様で柔軟な働き方」をめざすとされている。

　**（2）　養う**　　明日への「鋭気」を「養う」ことである。「休む」ことが身体の疲労を取ることであるのに対し、「養う」は趣味やスポーツなど逆に体を動かすことや、リラクセーションなどによりいわゆる「心のリラックス」状態を得ることである。

　運動により肉体的疲労は増加するが、精神的疲労は減少する可能性がある。運動により $\beta$ エンドルフィンが上昇するという説があり、これにより「多幸感」いわゆる「ランナーズハイ（マラソンなどで長時間走り続けると気分が高揚してくる状態）」などを起こすとされている。運動などにより満足度・爽快感が得られる。また日頃から運動習慣のある者は運動をすることにより、徐波脳波[1]を伴

表 9-2　「健康日本 21（第三次）」休養・睡眠分野に関する目標・指標

| 目　標 | 指　標 | 現状値（2019 年） | 目標値（2032 年度） |
|---|---|---|---|
| 睡眠で休養がとれている者の増加 | 睡眠で休養がとれている者の割合 | 78.3%<br>※20 歳〜59 歳：70.4%<br>60 歳以上：86.8% | 80%<br>※20 歳〜59 歳：75%<br>60 歳以上：90% |
| 睡眠時間が十分に確保できている者の増加 | 睡眠時間が 6 〜 9 時間（60 歳以上については、6 〜 8 時間）の者の割合 | 54.5%<br>※20 歳〜59 歳：53.2%<br>60 歳以上：55.8% | 60%<br>※20 歳〜59 歳：60%<br>60 歳以上：60% |

出典）厚生労働省. 健康づくりのための睡眠ガイド 2023（https://www.mhlw.go.jp/content/10904750/001181265.pdf）

う深い睡眠が得られ、入眠潜時（眠りに入るまでの所要時間）も減少する。しかし、運動習慣のない者が激しい運動をすると逆の効果が認められる。したがって、休養という面からは自分の運動能力に見合った運動を行う必要がある。また、運動による爽快感は疲労をマスクする可能性があり注意を要する。

　自然との触れ合いなどリラクセーションは交感神経の亢進を和らげ、副交感神経優位の状態にする。

### 2）睡　　眠

　睡眠は心身を休養させ、身体の機能を整える役割があり、必要不可欠のものである。厚生労働省の 2022（令和 4）年「国民健康・栄養調査」の結果による「睡眠の状況」では、ここ 1ヵ月間、睡眠で休養が十分にとれていない者の割合は 20.6％であり、2009（平成 19）年からの推移で見ると有意に増加している。1 日の平均睡眠時間は 6 時間以上 7 時間未満の割合が最も高く、男性 32.7％、女性 36.2％である。6 時間未満の者の割合は男性 37.0％、女性 39.9％であり、性・階級別に見ると、男性の 30〜50 歳代、女性の 40〜60 歳代では 4 割を超えている。日本人の睡眠時間は年々減少しており先進国の中では最低である。日々の睡眠不足が蓄積していく状態を「睡眠負債」と呼んでおり、この「睡眠負債」はパフォーマンスの低下につながるばかりか、免疫力の低下による疾病、生活習慣病、精神疾患など様々な疾患と関連がある。睡眠時間の確保が健康管理の第 1 であるといえる。健康における睡眠の重要性を踏まえ、厚生労働省はより多くの国民がよい睡眠を維持することをめざし、最近の科学的知見に基づき、「健康づくりのための睡眠ガイド 2023」を策定した。

**（1）　概日リズム（circadian rhythm）**（「時計遺伝子」4 節参照）　　"circ-" は「約」を意味するラテン語由来の前置詞であり、"dies" は「1 日」を意味し "circadian rhythm" を「概日リズム」と訳す。人をはじめとする哺乳類の体内時計は視床下部内の視交叉上核にあり、およそ 24 時間 10 分とされている。この体内時計により睡眠・内分泌・循環動態等の様々な生理機能の周期がつくりだされている。また、体内時計は光による明暗などにより調整を受ける。視交叉上核からの情報により松果体ではメラトニンが分泌される。メラトニンの血中濃度は昼に低く、夜に高く睡眠と深く関連している。最近ではメラトニン受容体作動薬（ラメルテオン）が入眠改善薬として使用されている。

**（2）　ノンレム睡眠とレム睡眠**　　睡眠中の周期には急速眼球運動を伴わないノンレム睡眠（non-

---

1　徐波脳波：　α 波（8〜13Hz）を基準としてそれよりも周波数の低い波形を言う。深睡眠時などに認められる。

表9-3　睡眠の推奨事項一覧

| 対象者* | 推奨事項 |
|---|---|
| 高齢者 | ●長い床上時間が健康リスクとなるため、床上時間が8時間以上にならないことを目安に、必要な睡眠時間を確保する。<br>●食生活や運動等の生活習慣や寝室の睡眠環境等を見直して、睡眠休養感を高める。<br>●長い昼寝は夜間の良眠を妨げるため、日中は長時間の昼寝は避け、活動的に過ごす。 |
| 成人 | ●適正な睡眠時間には個人差があるが、6時間以上を目安として必要な睡眠時間を確保する。<br>●食生活や運動等の生活習慣、寝室の睡眠環境等を見直して、睡眠休養感を高める。<br>●睡眠の不調・睡眠休養感の低下がある場合は、生活習慣等の改善を図ることが重要であるが、病気が潜んでいる可能性にも留意する。 |
| こども | ●小学生は9～12時間、中学・高校生は8～10時間を参考に睡眠時間を確保する。<br>●朝は太陽の光を浴びて、朝食をしっかり摂り、日中は運動をして、夜ふかしの習慣化を避ける。 |

注）生活習慣や環境要因等の影響により、身体の状況等の個人差が大きいことから、「高齢者」「成人」「こども」について特定の年齢で区切ることは適当でなく、個人の状況に応じて取組みを行うことが重要であると考える。

出典）表9-2に同じ

rapid eye movement sleep）と眼球運動を伴うレム睡眠（rapid eye movement sleep）がある。ノンレム睡眠は徐波睡眠であり、脳波所見にてさらに4段階に分かれる。大脳は鎮静化されており熟眠している状態で、いわゆる「脳の眠り・ぐっすり眠る」状態である。一方レム睡眠は閉じたまぶたの下で眼球がきょろきょろと動いている状態であり、体はぐったりとしているが脳は活性化されている状態であり、この間に人は夢を見る。ノンレム睡眠とレム睡眠は約1.5時間の単位をつくり周期的に繰り返される。睡眠障害を伴うことが特徴のうつ病では入眠後ノンレム睡眠からレム睡眠へ移る時間が短縮しており、熟眠感などが得られない。

**（3）　睡眠障害**　　不眠症は睡眠障害国際分類によれば、入眠困難、中途覚醒や熟眠障害などの睡眠維持困難、早朝覚醒があり、これらにより日中のQOLに問題が起きている場合とされる。あくまでも、夜間の睡眠困難が日中の生活の質に影響を与えている場合に用いられる。

①　入眠困難　　いわゆる「床に入ってもなかなか寝つくことができない」場合で、入眠までに時間を有し、そのことで本人が苦痛を感じている状態。「精神的ストレス」による交感神経の活性化によることがある。また、概日リズム睡眠障害として睡眠相後退症候群による入眠困難がある。これは深夜2時から4時にならないと眠気が訪れず、起床時間は翌日の昼頃となる。登校拒否・出社拒否などの社会生活に支障をきたすことが多く問題である。対応として高照度光療法・メラトニン療法などがある。平日は仕事に追われ睡眠時間が短く、週末に昼頃まで寝ていると、この睡眠相後退が見られ、翌週前半の体調悪化につながる可能性がある。

②　中途覚醒・熟眠障害　　前期のレム睡眠時に目が覚めてしまうことが多い。加齢とともに眠りの深さは浅くなるが、睡眠時無呼吸症候群や周期性四肢運動障害などの疾患による影響もある。疾患の鑑別が重要である。

③　早朝覚醒　　一般に中高年で高頻度に認められるが、特にうつ病との関連が強いとされている。

**（4）　睡眠障害と疾病**　　睡眠時間が極端に短いと、肥満、高血圧、糖尿病、心疾患、脳血管疾患、認知症、うつ病などの発症リスクを高まることが、近年の研究で明らかになってきている。また、平日に蓄積した「睡眠負債」を解消するために週末に睡眠の延長と後退が起こる「社会的ジェット

ラグ」は、日中の眠気、肥満などの代謝機能、リプロダクティブヘルス、メンタル不調などに影響を与えるとされている。平日 6 時間未満の睡眠時間の人は、休日の寝だめをしても寿命短縮リスクが有意に高まる（Yoshiike, et al. 2023）。

**（5）　睡眠障害を引き起こしやすい疾患**

①　睡眠時無呼吸症候群（Sleep Apnea Syndrome；SAS）　　睡眠時の気道狭窄・閉塞により呼吸停止を繰り返し、夜間低酸素血症となる。日中の耐え難い眠気と頻回の中途覚醒を起こす。高血圧・糖尿病などの生活習慣病を合併し、虚血性心疾患等の動脈硬化性疾患の危険因子である。治療には口腔内装具の装着や経鼻的持続陽圧呼吸療法（Continuous Positive Airway Pressure；CPAP）がある。

②　下肢静止不能症候群および周期性四肢運動障害　　下肢静止不能症候群は「むずむず脚症候群」や「レストレスレッグ症候群（Restless legs syndrome）」と呼ばれる。夜、眠ろうとベッドに入った時などジッとした時などに下肢がムズムズとして、ジッとしていられない状態となる。入眠障害や中途覚醒の原因となる。周期性四肢運動障害は睡眠中、下肢に繰り返し筋収縮や蹴るような運動が見られる疾患である。ともに神経伝達物質であるドーパミンの機能低下等が関与している。

## 3　疲　　労

疲労には生理的疲労と病的疲労がある。生理的疲労は休息によって回復するが、病的疲労は脳神経の疾患である、うつ病、新型コロナウイルス感染症罹患後症状、慢性疲労症候群（CFS）、多発性硬化症、睡眠時無呼吸症候群などが原因で起こり、休息しても回復しにくく長時間持続する。

日本疲労学会では、生理的疲労を「一般に運動や労力などの身体作業（運動）負荷あるいはデスクワークなどの精神負荷を連続してあたえられたときにみられる、身体的あるいは精神的パフォーマンス（作業効率）の低下減少」と定義している。「パフォーマンスの低下減少」とは本来の能力を発揮できない状態であり、思考力・行動量の低下、動作が緩慢になるなどの変化が認められる。疲労は不快感と休養を求める欲求である「疲労感」として自覚され、痛み・発熱とともに身体から発せられる重要なシグナルの 1 つであり、体の状態や機能を一定に保とうとするホメオスタシス（恒常性）の 1 つと言える。このように「疲労」は「疲労感」を伴った「パフォーマンスの低下」と言える。「パフォーマンスの低下」は比較的生理的な現象として捉えることができるが、「疲労感」は自覚症状であり、あくまでも主観的な感覚である。このような観点から疲労はその測定や評価が複雑であり、その発生機序も詳細は不明である。

### 1）疲労の発生機序

近年、疲労発生の分子的メカニズムとして、生理的疲労を生じる負荷によって、脳、心臓、肝臓、腎臓、筋肉といった各種の臓器や組織において、翻訳開始因子「eIF2（eIF；eukaryotic Initiation Factor）」の α サブユニット（eIF2α）のリン酸化とその下流のシグナル伝達機構が働いている可能性が報告された。eIF2α のリン酸化によって誘導される数種類のタンパク質を疲労因子（Fatigue Factor；FF）という。組織では eIF2α のリン酸化によりその下流のシグナルが働き、アポトーシス（細胞の老化や死）が亢進してダメージが引き起こされる。また、主に肝臓での eIF2α のリン酸化によって炎症性サイトカインが誘導され、それが脳に作用して疲労感が発生するとされている。しかし、労働や運動の負荷と eIF2α のリン酸化を結びつけるメディエーター（仲介者）の同定にはいまだ至っていない。メディエーターの 1 つと考えられる酸化ストレスを抑制すると、肝臓での eIF2α

のリン酸化が抑制され炎症性サイトカインの誘導が減少して疲労感が軽減される。しかし、脳、心臓、腎臓、筋肉での $eIF2\alpha$ のリン酸化は抑制されず、それら組織のダメージは軽減されない。したがって、安易な抗疲労物質の使用は、生体アラームである疲労感だけを抑制して、心身の消耗を見逃す可能性がある。また、この「疲労感」は、「ランナーズハイ」などの時に認められるとされている $\beta$ エンドルフィンなどが関与する「報酬系」、あるいは「達成感」「意欲」などの神経回路とも関連している。「疲労感」は「報酬」「やりがい」などによりマスクされることがあり、その客観的評価は難しい。疲労がストレッサーに対する"休め"という体の反応であるゆえに、安易に「疲労感」だけをマスクするものは、潜在的に疲労を蓄積させ心身のダメージを進行させる可能性があり危険である。

### 2) 疲労の計測

「疲労」は「疲労感」を伴った「パフォーマンスの低下」であり、「疲労」の評価も「疲労感」と「パフォーマンス」をそれぞれ別に評価する必要がある（表9-4）。

「疲労感」の評価には、それを水平な線上に×印で示す疲労感 VAS（Visual Analogue Scale）が有用である。痛みの評価として最も広く用いられている評価法の1つに VAS [2] があり、それを「疲労感」評価用に日本疲労学会が応用・作成したものである。

ほかに主観的評価として、疲労評価尺度である FIS（Fatigue Impact Scale）は Fisk らが開発した尺度で40項目からなり、「認知領域」10項目、「身体領域」10項目、「社会領域」20項目の3つの尺度で構成されている。また14項目の質問に4段階で回答する質問票の Chalder's fatigue scale がある。ほかに PS（パフォーマンス・ステイタス）は CFS の疲労・倦怠の程度判定に用いられている。

「パフォーマンス」の

表9-4　疲労の評価項目・効果判定の例

| | |
|---|---|
| 自律神経 | LH/HF（自律神経バランス） |
| | HF% |
| | LH% |
| | 心電図 RR 間隔・加速度脈波 aa 間隔の CV 値（変動係数） |
| 酸化ストレス | 8-OHdG（8-ヒドロキシデオキシグアノシン） |
| | 8-イソプラスタン |
| | d-ROM（酸化ストレス） |
| | BAP（抗酸化力） |
| 免疫・サイトカイン | TGF-$\beta$（Transformining Growth Factor-$\beta$） |
| | HHV6（ヒトヘルペスウイルス6型） |
| | HHV7（ヒトヘルペスウイルス7型） |
| 作業負荷によるパフォーマンス | 反応時間 |
| | 試行数 |
| | 正答率 |
| | 誤答率 |
| 睡眠指標 | 睡眠効率 |
| | 睡眠-覚醒リズム |
| | 睡眠-覚醒時の活動度 |
| 主観的指標 | 疲労の VSA |
| | 慢性疲労スケール（Chalder's fatigue scale） |
| | Performance Status |

出典）日本疲労学会. 抗疲労臨床ガイドラインより改変

---

2　VAS： 100mm の水平な直線上に痛みの程度を被験者に印をつけてもらい、その長さをもって痛みの程度を数値化する方法。

---

**コラム1　慢性疲労症候群（CFS）**

　CFS とは、これまで健康に生活していた人が様々なストレスがきっかけとなり、ある日突然原因不明の激しい全身倦怠感に襲われ、それ以降強い疲労感とともに微熱、頭痛、脱力感や、思考力の低下、抑うつ等の精神神経症状などが長期にわたって続くため、健全な社会生活が送れなくなる疾患とされている。症状はほかに筋肉痛、関節痛、咽頭痛、睡眠障害、頸部リンパ節腫脹、筋力低下などを認める。診断には現時点で CFS と診断する特異的な検査マーカーはなく、疲労の原因となる器質的疾患や病態を鑑別する必要がある。治療は漢方、ビタミン投与、SSRI（Selective Serotonin Reuptake Inhibitors）/SNRI（Serotonin & Norepinephrine Reuptake Inhibitors）を中心とした向精神薬、認知行動療法、運動療法などがある。

---

　評価には運動負荷としてエルゴメータを用いる方法がある。ほかに生理学的評価方法には、コンピュータの画面上にランダムに表示された数字を1から順番にクリックしていきその反応時間を測定する Advanced Trail Making Test（ATMT）、および加速度脈波[3]による自律神経機能評価（a–a 間隔変動係数、周波数解析）がある。この加速度脈波検査は指先を検出器にあてる指尖容積脈波から解析可能であり、それにより自律神経機能を反映する検査として非侵襲的で簡便である。

　生化学的検査では酸化ストレスマーカーとしてヒトにおいては尿中の8–イソプラスタンと8–OHdG は感度がよく、測定のバラツキも小さく有用である。ほかに、酸化ストレス値測定として、d–ROM（Reactive Oxygen metabolites–derived compounds；生体内で活性酸素・フリーラジカルにより酸化反応を受けた脂質・タンパク質・アミノ酸・核酸などの総称）、抗酸化力値測定として BAP（Biological Antioxidant Potential；血中抗酸化物質が活性酵素・フリーラジカルを制御する酸化力測定）がある。また唾液中のヒトヘルペスウイルス（HHV–）6・HHV–7 の定量が有用である。

### 3）抗疲労物質

　現在ある抗疲労物質はあくまでも"疲労感"を減らす物質である。抗酸化物質が抗疲労物質として用いられている。ビタミン E、アスコルビン酸、カロテノイド、ユビキノン、ポリフェノール、イミダゾールジペプチドなどが抗酸化物質として認識されている。

## 4　時計遺伝子

　地球は24時間で自転して明暗のサイクルをつくりだしている。その地球上では、この24時間周期の環境変化に適応し、約24時間リズムを体内へ獲得することに成功した生命体が繁栄して生存を続けている。したがって、地球上のほぼすべての生物がこの約24時間周期である概日リズムをもっていると言える。時計遺伝子とは、この概日リズム形成に関わる遺伝子である。最初の時計遺伝子である Period（Per）は、1984年にジェフリー・ホール（Hall, J. C.）とマイケル・ロスバッシュ（Rosbash, M.）らのグループおよびマイケル・ヤング（Young, M.）らのグループにより特定された。彼らはこの発見により、2017年のノーベル生理学・医学賞を受けた。ヒトなどの哺乳類の時計遺伝子にはほかに Clock、Bmal 1、Cryptochrome（Cry）など15種類ほどあるとされている。これらの時計遺伝子は、タンパク質を合成する際にネガティブフィードバックループを形成して量の増減を行っている。Per 遺伝子から転写・合成される PER タンパク質は、それ自身が細胞核に入り

---

3　加速度脈波：　光電式指尖容積脈波の2次微分波。1次微分波は速度脈波である。

Per 遺伝子からの転写を阻害して、PER タンパク質の合成を抑制する。このネガティブフィードバックによる転写・合成増減サイクルが 24 時間周期で行われ、これにより体内時計を形成している。

　時計遺伝子は全身の細胞で確認されているが、体内時計の中枢である主時計は視床下部の視交叉上核にある。この主時計が、交感神経系の神経ネットワークおよび下垂体からの内分泌ネットワークを使い、個々の細胞にある末梢の体内時計にシグナルを送り全体として時間合わせを行っている。この体内時計の周期は 24.18 時間（24 時間 10 分）であるが、外界からの光刺激を察知することにより、この位相のずれを修正することができる。特に波長 460nm 程度の青い光による刺激の感受性が高い。したがって、就寝前のスマートフォン等の使用は控えた方がよい。また、光刺激以外にも食事摂取による刺激も認められており、特に朝食の重要性が報告されている。

　概日リズムと疾患との関連については、概日リズム睡眠障害と時計遺伝子の変異との関連が報告されている。また、概日リズムは細胞の基本システムであるので、その破綻は様々な疾患を生み出す可能性がある。近年、時間栄養学や時間治療学など、体内時計を考慮した新たな学問が発展してきている。

引用・参考文献

朝野泰成. 睡眠障害と生活習慣病　臨床と研究, 2018.

池田正明. 生体リズム研究の現在—時計遺伝子の機能と疾患の接点を中心として—　外科と代謝, 2015；49（6）.

岡田朱民. リラクセーション法の活用におけるリラクセーションの概念分析　佛教大学保健医療技術学部論集, 2020；14.

影山任佐. 解説：精神医学　1982；24：855-66, 999-1007, 1125-40.

梶本修身. 疲労の生化学的バイオマーカー　医学のあゆみ, 2009；228（6）：659-63.

木谷照夫. 疲労の実態と研究の現状　疲労の科学　講談社, 2001.

小板橋喜久代. 臨床看護にリラクセーション法を取り入れることを目指して　*The Kitakannto Medical Journal*. 2015；60：1-10.

駒田陽子. 女性の睡眠とメンタルヘルス　女性心身医学, 2020；24（3）：275-8.

近藤一博. 疲労による健康障害の分子機構に基づく予防法の開発　上原記念生命科学財団研究報告集, 2019；33.

池田正明. 時計遺伝子の機能と疾患研究の最前線　昭和学士会雑誌, 2017；77：397-408.

田島世貴. 慢性疲労症候群　総合臨床, 2006；55：35-41.

中尾睦宏. 産業保健の現場で役立つ心身医学　第 1 回：心身医学とは？—基礎知識の整理—　産業衛生学雑誌, 2010；52（1）：45-50.

中北充子. 「リラクセーション」の概念分析　*Keio SFC Journal*, 2010；10：57-68.

日本うつ病学会治療ガイドライン　2016.

野島順三. 疲労病態における酸化ストレス, 抗酸化力の評価　厚生労働省研究報告, 2013.

廣田昭久. バイオフィードバック療法の原理と適用　心身医学, 2012；52（2）：113-7.

松下延子. 安静法と簡易漸進的筋弛緩法のリラクセーション効果の比較　岐阜医療科学大学紀要, 2007；1：141-54.

理化学研究所　ストレスでタンパク質合成が止まる仕組み—たった 1 カ所のリン酸化が招く翻訳開始因子複合体の構造変化—　研究成果 2019.

渡辺恭良. 疲労のメカニズム　医学のあゆみ, 2009；228（6）：598-604.

Åkerstedt, T., Ghilotti, F., Grotta, A., Zhao, H., Adami, H. O., Trolle-Lagerros, Y., Bellocco, R., Sleep duration and mortality – Does weekend sleep matter? *J Sleep Res*. 2018；May 22：e12712. doi：10.1111/jsr.12712.

Horne, J. A., The effects of exercise upon sleep：a critical review. *Biologic a Plsychology*. 1981；

12：241-90.

Tajima, S., Yamamoto, S., Tanaka, M. et al., Medial orbitofrontal cortex is associated with fatigue sensation. *Neurol Res Int*. 2010：671421.

Wang, D., Li, W., Cui, X. et al., Sleep duration and risk of coronary heart disease：a systematic review and meta-analysis of prospective cohort studies. *Int J Cardiol*. 2016；219：231-9.

WHO statement 2020 May：Tobacco use and COVID-19.

Yoshiike T, Kawamura A, Utsumi T, Matsui K, Kuriyama K. A prospective study of the association of weekend catch-up sleep and sleep duration with mortality in middle-aged adults. *Sleep and Biological Rhythms*, 2023：21（4）：393-394.

厚生労働省. 健康づくりのための睡眠ガイド 2023（https://www.mhlw.go.jp/content/10904750/001181265.pdf）

厚生労働省. e-ヘルスネット（https://www.e-healthnet.mhlw.go.jp/information/）

厚生労働省. メンタルヘルス総合サイト（https://www.mhlw.go.jp/kokoro/about/index.html）

厚生労働省. 令和 4 年国民健康・栄養調査結果の概要（https://www.mhlw.go.jp/content/10900000/001296359.pdf）

# 第10章

# メンタルヘルス ///

## 1 メンタルヘルスとは

　メンタルヘルスとは一般に精神衛生とか精神保健と訳されるが、直訳すると「心の健康」ということになる。WHO による健康の定義には身体だけではなく精神の "well-being" についても明記されている（図10-1）。そこからメンタルヘルスの重要性も叫ばれるようになってきた。

　一般には精神の不調、いわゆる精神疾患についての対応がメンタルヘルスの範囲になるが、これは二次予防にあたる。ヘルスプロモーション（日本語では「健康増進」）の観点からは一次予防、つまり「疾病を予防することでより健康になる」という方策が求められており、WHO は「メンタルヘルス・アクション・プラン」を 2013 年に採択して、"No health without mental health（メンタルヘ

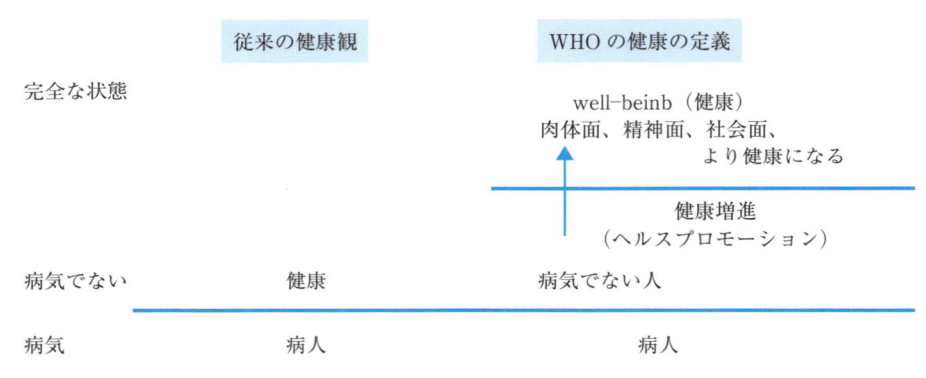

図 10-1　WHO の定義する健康と well-being

### コラム 1　ウェル・ビーイング（well-being）

　WHO の定義において「健康」とはただ病気がないということではない、well-being であることと述べられている。この well-being とは日本語に訳しにくい言葉であって、しばしば well-being とかウェル・ビーイングと訳さずに使われていることが多い。無理に訳そうとすれば「幸福」とか「福利」などになる。日本 WHO 協会の健康の定義の日本語訳では well-being は「すべてに満ち足りた状態」とされている。つまり、"well" は「良好な」という意味であり、"being" は「存在、ある」という意味であるから、口語で言うなら「どこにも病気はなくていい状態、元気だよね」ということになる。これを自分の体で考えた時に、病気や障害がある自分のことをどう考えるか、WHO はかつて、国際障害分類（ICIDH）を国際機能分類（ICF）という分類に変更している。この変更の大きな点は disability（障害）という概念を functioning（機能）にひっくり返したことである。つまり、病気や障害をもつ人であっても、残った機能をフル活用して社会に参加することができ、そのことで本人が「十分よい状態である」と満足するならばその人は "well-being" であると言えるかも知れない。つまり well-being はその人の主観的な幸福と考えることができるのかも知れない。そうであれば、健康の定義は客観的な病気や障害の有無とは異なったレベルで判断されることになるので、さらにややこしくなってしまうのだが。

ルスなしに健康なし）”を原則に、精神的に満たされた状態（mental well-being）を促進し、精神障害を予防し、ケアを提供し、回復を促し、人権状況を向上し、そして精神障害を有する人々の死亡率、罹患率、障害を低減することを目標として世界各国に様々なアクションをとることを求めている。このアクションプランは 2021 年に 2030 年まで延長された。

　日本でも社会の複雑化や様々な要因により、仕事や職業生活において強いストレスを感じる人は、2023 年度の労働安全衛生調査（厚生労働省）では 82.7％となっており、有効な対応策が必要とされている。

## 2　ストレス学説

　ストレス学説を発表したのはハンガリー出身の生化学者セリエ（Selye 1936）である。彼は動物に様々な刺激を与えた時に、刺激の種類にかかわらず、共通の反応を起こすことに気づいた。その反応は副腎[1]皮質の肥大、胸腺[2]萎縮、胃腸の潰瘍形成というものであった。この非特異的反応は傷害刺激の数時間から数日の間に見られた。この期間を「警告反応」と言う。

　それを生き延びた実験動物にさらに傷害刺激を続けると、実験動物は一見回復しているように見える。これを「抵抗期」という。

　さらに傷害刺激を続けると、数ヵ月の抵抗期の後に、抵抗期に得られた適応は消失し、実験動物の全身状態は再び悪化した、この時期を「疲憊（ひはい）期」という。

　彼はこの一連の変化を「汎適応症候群」（表 10-1）と名づけたが、後に、この反応を「ストレス反応」、ストレス反応を引き起こす傷害刺激を「ストレッサー」と呼ぶようになった。一般にはこのストレッサーとそれによるストレス反応を「ストレス」と呼ぶことが多い。

　セリエは後年、「ストレスは人生のスパイスである」と言っている。これは、ただストレスから逃げ回っても、かえって無味乾燥な人生になってしまうため、むしろ適度なストレスを人生の刺激としてうまく対処してゆく方が豊かな人生を送れるということである。

### 1）様々なストレッサー

　人が受けるストレッサーとしては騒音や光などによる物理的ストレッサー、化学物質などによる化学的ストレッサー、細菌感染などによる生物的ストレッサーがあるが、そのほかに、社会生活の

表 10-1　汎適応症候群

| 数時間から数日 | 数ヵ月 | 抵抗期の後 |
|---|---|---|
| 警告反応期 | 抵抗期 | 疲憊（ひはい）期 |
| 傷害的刺激の数時間から数日の間に副腎皮質の肥大、胸腺委縮、胃腸の潰瘍形成が見られる。傷害刺激があまりに強いと、この「警告反応」の間に耐えられずに実験動物は死んでしまうことになる。 | 胃酸を薄めて潰瘍が起こりにくくし、副腎は顆粒を増加させ（副腎皮質ホルモンの分泌を増加させる）、あるいはいったん減少した体重が再び増加することにより、実験動物は一見回復しているように見える。 | 抵抗期に得られた適応は消失し、実験動物の全身状態は再び悪化する。 |

---

1　副腎（adrenal gland）：　両側の腎臓の上にある臓器。副腎髄質と副腎皮質に分かれ、副腎髄質からはアドレナリン、副腎皮質からは副腎皮質（ステロイド）ホルモンなどを分泌する。

2　胸腺（thymus）：　胸部の中央、胸骨の裏に存在するリンパ器官。小児期には肥大するが、成人期には萎縮する。

表10-2　心理社会的ストレッサー

| | |
|---|---|
| 1 | **職場の問題**<br>仕事の質・量の変化（長時間労働・システムの変化など）<br>役割・地位の変化、適性の問題、交代制勤務、評価に伴う問題<br>仕事上の失敗・過重な責任の発生・事故や災害の発生<br>人間関係の問題（上司-部下間、同僚間、セクハラ、パワハラなど） |
| 2 | **家庭における問題**<br>経済的問題、役割（父、母、夫、妻、子ども等）に伴う葛藤<br>人間関係の問題（親子間、夫婦間、同胞間、親族との関係など）<br>病気や介護に伴う問題 |
| 3 | **学校における問題**<br>人間関係の問題（友達関係、いじめ、教師-生徒関係など）<br>学業関係（成績不良、進学、就職の問題など） |
| 4 | **その他**<br>環境からの問題（不況、災害、テロ、公害問題など）<br>老後の問題など |

出典）丸山総一郎編. ストレス学ハンドブック　創元社，2015：98 より引用

中で起こる心理社会的ストレッサー（表10-2）がある。

## 2）ストレス反応が起こるメカニズム

19世紀中頃、フランスの生理学者であるベルナール（Bernard, C.）が生物の「内部環境の固定性」を提唱した。この考えはアメリカのキャノンによって恒常性[3]と名づけられた（Cannon 1929）。

キャノンは動物が猛獣に襲われたり危機に直面したりした時に血圧が上昇し、心拍が速くなり、呼吸も深く速くなり、肝臓からは糖が血中に放出されて血糖も上昇することを見出した。この状態は、血液が全身の隅々にまで送られ、呼吸によって酸素がしっかりと体内に取り込まれ、エネルギー源としての糖が細胞内に速やかに供給される状態である。これは副腎髄質から分泌されるアドレナリンと自律神経の一種である交感神経の作用であることが明らかになった。交感神経系はノルアドレナリン作動性神経で構成されているため、交感神経の作用する臓器にはノルアドレナリンが分泌される。この反応は危機に立ち向かう時にも危機から逃げ出す時にも有利であるため、「闘争と逃走」反応（fight or flight response）もしくは「緊急反応（emergency response）」と呼ばれた。

セリエのストレス学説はこのキャノンの学説に続くものであった。彼の「汎適応症候群」ではキャノンの言う緊急反応とは異なり、非特異的な刺激が共通の生体反応をもたらすものであったが、その作用は同じ副腎でも副腎皮質から分泌されるコルチゾール（副腎皮質ホルモン）によるものであった。コルチゾールにも血圧上昇作用や血糖上昇作用がある。ほかにも抗炎症作用、免疫抑制作用があり、この作用を利用してコルチゾールは様々な疾患の治療に用いられている。ストレス反応の時にコルチゾールの分泌を調整しているのは脳の視床下部[4]という領域である。ストレス反応時にはここからCRH（コルチコトロピン遊離ホルモン）が分泌される。このホルモンは下垂体[5]に作用しACTH（副腎皮質刺激ホルモン）の分泌を刺激する。ACTHは副腎に作用し、コルチゾールを分泌する。この系を視床下部-下垂体-副腎系もしくは臓器の頭文字を取ってHPA系と言うことがある。ストレス反応は交感神経、アドレナリン作用とHPA系の作用により起こっていることが明らかになっている。

---

3　恒常性（ホメオスタシス）：　生物の内部環境は外部環境の刺激にもかかわらず一定に保たれるように働くという原則である。

4　視床下部（hypothalamus）：　間脳に位置し、内分泌や自律機能の調節を行う中枢。

5　下垂体（pituitary）：　間脳に位置し、視床下部の下方、眼球の奥にある。ACTHなど様々なホルモンを分泌する。

表 10-3　代表的なストレス評価法

| 分類 | 検査項目 | | 測定・評価内容 |
|---|---|---|---|
| 心理学的評価法 | 精神健康調査（GHQ） | | 身体的症状、不安と不眠、社会的活動障害、うつ傾向など |
| | 気分プロフィール検査（POMS） | | 気分状態（緊張・抑うつ・怒り・活気・疲労・混乱の 6 因子） |
| | うつ病自己評価尺度（SDS） | | うつ傾向 |
| | 状態・特性不安検査（STAI） | | 不安状態 |
| | 職業性簡易ストレス調査票 | | 仕事のストレス要因、ストレス反応、修飾要因など |
| | ライフイベント調査 | | 日常生活の出来事によるストレスの原因とその度合い |
| 生理学的評価法 | 脳波（$\alpha$ 波） | | リラックス度 |
| | 心拍数変動（心拍数の揺らぎ） | | 自律神経活動（交感神経と副交感神経のバランス） |
| | 加速度脈波 | | 自律神経機能 |
| | 光トポグラフィー | | 大脳皮質の血流変化 |
| 生化学的評価法 | 血液検査 | カテコールアミン | 交感神経活動 |
| | | コルチゾール | ホルモン分泌量 |
| | | DHEA–S | |
| | | NK 細胞活性 | 免疫能 |
| | | T 細胞系表面マーカー | |
| | | サイトカイン類 | |
| | 尿検査 | カテコールアミン及び代謝物質 | 交感神経活動 |
| | | 17KS–S/17–OHCS 比 | 代謝産物による生体の修復・摩損のバランス |
| | | 8–OHdG | DNA 損傷 |
| | | 8–イソプロスタン | |
| | 唾液検査 | コルチゾール | ホルモン分泌量 |
| | | アミラーゼ活性 | 交感神経活動 |
| | | クロモグラニン A | |
| | | イムノグロブリン A | 免疫能 |
| | | ヒトヘルペスウイルス 6 型活性 | |

注）DHEA–S：デヒドロエピアンドロステロン硫酸抱合体、17KS–S：17–ケトステロイド硫酸抱合体、
　　17–OHCS：17–ヒドロキシコルチコイド、8–OHdG：8–ヒドロキシデオキシグアノシン。
出典）田中喜秀・脇田慎一．ストレスと疲労のバイオマーカー　日薬理誌，2011；137：185–8

## 3) ストレスの評価

　ストレスの評価についてはストレス反応が多面的であることから単一軸での評価は困難である。それでもいくつかの評価法が考案されている（表 10-3）。

## 3　ストレスが関与する疾患

　ストレスが解決されないままでいると様々な疾患を発症する可能性がある。それらの中には精神疾患のほかに、精神症状の有無にかかわらず身体的症状を示す心身症がある。

　ストレスと精神疾患の関連としてはうつ病との関連がよく知られているが、それ以外にも心的外傷後ストレス障害（PTSD）や不安障害、適応障害などとの関連が見られる。また、統合失調症や双極性障害などにおいてもストレッサーが発症の誘因となることは時に観察される。

表 10-4　心身症になりうる身体的疾患

| 呼吸器系 | 気管支喘息・過換気症候群・喉頭痙攣など |
|---|---|
| 循環器系 | 本態性高血圧症・低血圧症・起立性低血圧症・冠動脈疾患・不整脈など |
| 消化器系 | 胃十二指腸潰瘍・急性胃粘膜病変・非潰瘍性ディスペプシア・過敏性腸症候群・呑気症など |
| 内分泌代謝系 | 神経性食思不振症・過食症・愛情遮断症候群・甲状腺機能亢進症など |
| 神経筋 | 偏頭痛・筋緊張性頭痛・痙性斜頸・自律神経失調症など |
| その他 | 遺尿症・遺糞症・アトピー性皮膚炎・円形脱毛症・耳鳴・目眩など |

出典）日本心身医学会教育研修委員会編．心身医学の新しい診療指針　心身医学，1991；31（7）：537-73 より抜粋

## 1）心 身 症

　心身症として発症しうる疾患としては表 10-4 のものが挙げられる。心身症とは「身体疾患の中で、その発症や経過に心理社会的因子が密接に関与し、器質的ないし機能的障害が認められる病態を言う。ただし、神経症やうつ病など、他の精神障害に伴う身体症状は除外する」と定義される。小児においてはまだ心身の分離が未熟であり、身体症状だけではなく、精神症状も含まれる場合があるが、一般に精神疾患は心身症から除外される。

　心身症になりやすい性格としては失感情症（alexithymia；アレキシサイミア）という性格特性が提唱されている。このタイプの人は葛藤やフラストレーションなどの困難を適切に対処することが苦手で、そこから逃げたり避けたりしがちである。一方では自分の感情を表現する言葉を見つけるのが難しいという特性ももっている。失感情症とは「感情を言い表す言葉が欠けていることから来ている。

　彼らは自分の感情を十分に言語化して表現できないためにストレスの解消がうまくいかず、ストレスをためやすいために心身症を引き起こしやすいと考えられている。

## 2）気分の変調とうつ

　ストレスに関連する精神疾患としてはうつ病がよく知られている。

　この疾患はもともと躁状態とうつ状態を繰り返す双極性障害の亜型として、躁状態を示さずうつ状態のみを示す単極性障害という理解がなされていた。しかし、社会の複雑化等による心理社会的ストレスの増加により、この単極性障害を示す患者が増加してきたため、DSM-IV では「大うつ病」、DSM-5 では「うつ病」として独立した疾患として確立されるようになってきた。

### 表 10-5　うつ病における主要症状

（このうち 5 つ以上が当てはまるとうつ病と診断される）

ほとんど 1 日中、ほとんど毎日の抑うつ気分。
　注：小児や青年ではいらいらした気分
興味、喜びの著しい減退
著しい体重減少、あるいは体重増加
不眠または睡眠過多
精神運動性の焦燥または制止
易疲労性、または気力の減退
無価値観、または過剰あるいは不適切な罪責感
思考力や集中力の減退、または決断困難
死についての反復思考（反復的な自殺念慮、自殺企図など）

出典）DSM-5 より抜粋・引用

　うつ病は DSM-5 の診断基準では中核の症状として「抑うつ気分」と「興味または喜びの喪失」の両方もしくはいずれかを含むものであり、これが 2 週間以上続くものをいう。またこれらの症状が社会的・職業的な面で障害を引き起こしている。薬物や他の身体的疾患の影響で引き起こされるうつ病（外因性うつ病）は除外される。また、死別時に起こる死別反応とは区別される（表 10-5）。

### 3）心的外傷後ストレス障害（PTSD）

かつて、第一次世界大戦の戦場で爆弾や大砲の砲撃などが至近で爆発することを潜り抜けて生き残り、生きて故郷に帰ってきた人が平和な日常の中で不意に強い不安や恐怖が起こったり、悪夢を見たり不眠になる人がいた。こういう人は戦場ショックとか戦争神経症と呼ばれていた。

ベトナム戦争からの帰還兵で社会復帰後に深刻な心理的障害を起こす事例が問題となり、心的外傷後ストレス障害（PTSD；Post Traumatic Stress Disorder）という疾患として DSM−Ⅲ に記載された。

その後、災害や事故、暴力、家庭内暴力（DV）、虐待など様々な精神的衝撃が原因で同じ症状を呈することが知られるようになってきた。日本では阪神・淡路大震災や地下鉄サリン事件（1995年）に PTSD の症状を呈する患者が見られたことから一般に周知されることとなった。

PTSD では侵入症状（再体験）[6]、回避症状[7]、認知や気分の異常[8]、覚醒レベルの上昇[9] という諸症状が特徴的である。

---

**コラム 2　産 後 う つ**

出産して母親になった女性は幸せ一杯ですごしているという幻想は社会に満ちている。多くの場所で出産は喜ばしいこと、望ましいことと考えられている。けれども、実際に母親になった女性には試練が待っていることが多い。多くの家庭では出産直後は実家の祖母（つまり母親の母親である）や姉妹などの近い親族が手伝いをしてくれることが多い。けれども生後 1ヵ月になると多くはサポートが終了する。里帰り分娩ではその頃に自宅に帰る人も多いかも知れない。そうなると、実家から離れた都会で母親は独力で子育てを開始しなければならない。特に初めての子育ての場合には育児経験のなさから母親の負担は大きくなる。寝る間を惜しんで授乳させて疲労と不安の中、次第に気分が沈み込み、育児に対する自己評価の低下、自分を責める感情などが出てくる。育児に集中できないと訴える人もいる。場合によっては、精神症状ではなく肩こりや頭痛、めまいなどの身体の症状として現れることもある（これを仮面うつと呼ぶ）。

フィンランドではネウボラという制度があり、1 人の担当保健師が担当の妊婦を妊娠から出産、子の就学に至るまでワンストップで相談者としてあらゆる相談に応じている。日本でもこのネウボラ・メソッドを取り入れる自治体が増えている。また、産後早期に家庭訪問を行い、うつ傾向のある産婦に対して多職種での積極的介入を行うことにより自殺率を軽減したという長野での報告もある。

国も「子育て支援センター」や「子育て世代包括支援センター」の整備を行っている。行政も各家族に寄り添って適切な知識を伝達し、不安を軽減する対応が重要であり、母親だけではなく父親が積極的に育児に取り組むことで家族全体の育児スキルを高め、母親の育児負担を減らすことも重要である。そのためには父親に家族を養う労働と育児の負担が集中して「父親の産後うつ」やバーンアウト（燃え尽き症候群）[10] が起きないように国全体でワーク・ライフ・バランス[11] を調整することが必要かも知れない。

---

6　侵入症状（再体験）：　意識のコントロールを受けないで恐怖体験の記憶が不意によみがえってしまうこと。これをフラッシュバックと言う。

7　回避症状：　自分の受けた心的外傷の体験に関係する状況を無意識のうちに避けること。その出来事のことを考えないようにしたり、話さないようにしたりする場合もある。

8　認知や気分の異常：　心的外傷の体験の重要な部分を思い出せなくなったり、感情を麻痺させたりしてやりすごそうという状態になること。

9　覚醒レベルの上昇：　入眠障害や中途覚醒などの睡眠障害を呈したり、興奮しやすくなったり周囲に対して警戒感が強くなったりする。

10　バーンアウト（燃え尽き症候群）：　ある物事や関心に対して献身的に努力した人が期待した結果を得られなかった時に激しい徒労感や欲求不満を抱えること。心因性うつ病の一種とされ、時には過労死や自殺の原因にもなる。

11　ワーク・ライフ・バランス：　仕事と生活の調和。仕事への過度な偏重や性役割を見直して、個人のライフコースをバランスよく構築していこうという試み。

これらの諸症状が急性期を超えても改善することなく、受傷後1ヵ月以上継続する場合にはPTSDと診断されることになる。

## 4　ライフサイクルにおけるメンタルヘルス

ヒトは母親の胎内で受精し、胎内で母親に守られて育つが、出生によって母親とは切り離され、独立した生を営むことを強制される。出生後の最初期、つまり新生児期から乳児期初期には哺乳以外のことはほとんど行うことはできず、母親や他の家族の保護のもとに育つ。乳児は次第に成長して人生を歩んでゆくが、いくつかのライフステージに従ってライフサイクルにおけるメンタルヘルスについて考察する。

### 1）乳　児　期

出生から生後1歳までは乳児期と呼ばれる。特に生後28日間は新生児期と呼ばれる。

この時期には母親もしくは同じ機能をもつ養育者の存在が生存に不可欠である。養育者は児に、児は養育者に初めて出会い、お互いにスキンシップなど非言語的なやりとりを介して関係性を確立してゆく。近年では核家族化の進行などを背景としての育児経験不足から育児不安に悩む養育者が増加し、産後うつ（コラム参照）のリスクが増加しており、問題となっている。

### 2）幼児期（前期・後期）

生後1年から小学校入学までを一般に幼児期（しばしば3歳までを幼児期前期、3歳以降を幼児期後期と分類することがある）と言う。幼児期になると児の多くは歩行を獲得し始め、運動機能が向上し、移動の自由を得てゆく。一方では言語の獲得が見られるようになり、次第に会話を通して自らの意見を表現することができるようになったり、相手の意見を聞くことができるようになったりして精神機能の発達も見られるようになってくる。

津守・稲毛によると、3歳までの発達についてはたとえば生後3–4ヵ月に定頸するなど、一定の時期におよそ8割の幼児がある課題を達成することができる、いわゆるマイルストーンを設定できたが、3歳以降は設定は困難となり、幼児の発達は多様化することが述べられている。また、3歳頃はしばしばかんしゃくを起こしたりして、いわゆる第1反抗期を形成することが多いが、その後は社会性が形成されてゆくことが多い。

### 3）学　童　期

学童期（日本では小学校入学時から思春期発来までを学童期とすることが多い）にはそれまで家庭での生活が主だった子どもたちが「学校」という家庭とは異なる新しい生活の場へと進出する。家庭はその重要性を失うわけではないが、子どもたちの活躍の場としては学校が主要になる。学校において学童は家族以外の人たちとの本格的な集団生活を経験し始めることになる。この時期の問題としてはいじめの問題がある。

### 4）思春期・青年期

思春期は生物学的には性ホルモン[12]の分泌が始まり、「子ども」から「大人」へと変化してゆく過渡期になる。思春期には2次性徴が現れるが、外見的にはgrowth spurtが起こり、身長が急激

---

12　性ホルモン：　女性ホルモンはエストロゲン、男性ホルモンはアンドロゲンである。思春期にはこれらの性ホルモンの分泌が急激に増加することで2次性徴が発現する。

に伸びて長管骨の成長軟骨が完全に骨化する。また、恥毛が生え、顔にはニキビができることがある。女性では体つきが丸くなり、乳房の発育や月経が開始される。男性では精巣容積が増大し、声変わりや髭の出現、また、体つきとしては筋肉が発達してくる。

　「青年期」の研究を確立したのはホールである (Hall 1904)。彼は青年期を「疾風怒濤 (Sturm und Drang)」と表現し、過渡期の不安定さを指摘した。「思春期危機」について 1949 年に提唱したのはクレッチマーである (Kretschmer 1949)。彼は思春期に起こる急激変化、すなわち「思春期危機」についてこれは病的反応ではなくて正常の反応であり、特に治療をしなくても自然に軽快することを明らかにした。思春期に問題となりやすいものは性の問題[13]と「プライバシー」である。自らの性を認識する（性自認）とともに異性への興味をもつようになってくる。中には、同性への興味をもつ同性愛の性的志向をもつ場合もある。一方で家族の干渉を嫌がり、1 人の時間を求めることもある。このような変化は「第 2 反抗期」と呼ばれ、家族や社会との軋轢を生むこともあり、たとえばリスト・カットや自殺などの問題を起こすこともあり、メンタルヘルス危機を起こすこともある。

### 5）若年成人期

　若年成人期は日本では一般に成人からおよそ 40 歳までが該当すると考えられる。その時代はたとえば大学などの高等教育から卒業して就職して社会人となり、親の保護からの離脱、いわゆる親離れが起こる時期といえる。若年成人期に多くの人は独立した家計を営むことになる。

　**結婚と新しい家庭の形成**　　結婚は昭和以前、「家」を受け継ぎ、時代に継承する家制度[14]の重要な要素であった。結婚は子どもを産み育て、後継者を養成する重要性をもっていた。しかし、戦後の憲法では、結婚は両性の平等を象徴するものになり、戸主すなわち家父長制[15]も廃止された。現代は結婚に対する考えも多様になっている。

　一方では生涯未婚率の上昇も顕著になり、男性では 50 歳時の未婚率が 30％近くになっている。

---

**コラム 3　ヤングケアラー**

　家族の介護を行うのは中年期の成人とは限らない。18 歳未満の子どもたちで家族の介護をしたり世話をしたりしている人を「ヤングケアラー」という。家族が病気になったり障害を負ったりして介護が必要となった時、ほかにサポートしてくれる大人がいない場合には子どもたちがケアを行わざるをえない。けれども、その実態は隠れやすく、実態も明らかではなかった。2020 年に埼玉県で行われた高校生に対する調査（埼玉県ケアラー支援計画のための実態調査）で、自分をヤングケアラーと認識している（もしくは過去にヤングケアラーであった）という人は 4.08％であった。性別は男性が 39％、女性が 58.9％であった。彼らの多くは学校に通学しながら家族の介護を担っている。学校では普通の学生や生徒として振る舞うが、8 割以上のケアラーが週 2-3 日以上、介護を行っている。介護の開始時期は小学校高学年から中学生で 55％と半分以上になっている。学校生活に対しては影響なしと答えたものが 4 割であり、自分たちの状況を表に出そうとしない者が多いが、孤独を感じたり（19.1％）ストレスを感じたり（17.4％）している者がおり、彼らに対する適切なメンタルヘルス・ケアを行う必要性を示している。

---

13　性の問題：　思春期における生物学的な性機能の成熟とともに精神的な性の認識も明らかになる。この中で、生物学的な性と精神的な性が一致しない「性的不和」や精神的な性別がはっきりしない、もしくは有しない「アセクシュアル」などが起こることもある。

14　家制度：　「家」を 1 つの単位として戸主を定め、強い権限を与えていた日本の制度。

15　家父長制：　家制度において家督をもつ戸主、すなわち家父長が強い権限をもって家族の他の成員を支配する制度。

同様に女性では 17-18％になっており、1970年代の 4-5％から比べると著明に増加している（令和5年 厚生労働省白書）。

### 6）成人期（中年期）

40歳から 65歳頃までを日本では中年期と呼ぶことが多い。現在の日本では生産年齢の中核として社会で活躍する年代である。社会では大きな責任をもつ人も増えてきて、単に命じられた仕事をこなすだけではなく、マネージャーとして管理する仕事を任される人も増えてくる。子育てをしている人にとっては子どもが思春期や若年成人期に差し掛かり、不安定な時期を迎え、多くの問題解決の必要性が高くなったり、親子間で葛藤を抱えることになったりする。一方で、自分の親が高齢期・老年期を迎えることで介護の必要性が出てきたり、場合によっては介護のために介護離職 [16] したりする人も現れて社会問題になっている。このように育児や仕事と親世代の介護に挟まれた人たちのことをサンドイッチ世代という。

ユング（Jung 1960）は 40歳を「人生の正午」と言ったが、この時期はまだ午後の光は強いものの、家庭での問題や、自身の慢性疾患、生活習慣病、もしくは更年期障害などが顕在化したりすることもあり、様々な問題に直面することが多くなる。

### 7）高齢期・老年期

現在、厚生労働省は 65歳以上を高齢者、75歳以上を後期高齢者と呼んでいる。高齢期には老化が顕著になり、運動機能や認知機能の減退が明瞭になってくる。社会的には、育児を終え、定年退職などで収入を失うことが多く、経済的基盤の喪失を経験する人は多い。また、同様に社会的地位を失うことで社会的な関係が失われることもある。親しい人との死別を経験することもある。

その結果、これまでの目標を失って引きこもり状態になる人もいる。一方では、たとえば夫の定年退職をきっかけに離婚する、いわゆる「熟年離婚」も増加していると言われている。

このように喪失体験の多い高齢期ではあるが、環境の変化に対応した新しい目標の設定や、新しい人間関係の構築によって新しい生きがいを見つけてサクセスフル・エイジング [17] を送ることも重要である。

## 5　発達期に関連する疾患

### 1）発達障害（神経発達症）

発達障害（神経発達症）はそれぞれに固有の特徴をもつ疾患群の総称である。DSM-5からは新しくスペクトラムの概念が導入されている。

自閉症スペクトラム症（ASD）では主にコミュニケーションの障害、こだわり・常同性、感覚の異常を特徴とする。DSM-5において ASD ではスペクトラム [18] という考え方を導入している（図

---

16　介護離職：　親などの介護のため、勤めていた仕事を辞め、介護に専念すること。経済的な不安の増大や、社会から孤立して介護に専念することでのメンタル危機など様々な問題が指摘されている。

17　サクセスフル・エイジング：　高齢者がいくつかの喪失体験を繰り返しながらも、それをうまく受容してゆくことで人生に適応してゆくこと。

18　スペクトラム：　症状が一定の特性を示しながら連続性をもち、人によって様々なばらつきがあるという疾患の特徴を示している。ASD におけるスペクトラムの導入は少数の典型群と多数の非典型群というかつての広汎性発達障害（PDD）の問題をうまく説明することに成功した。

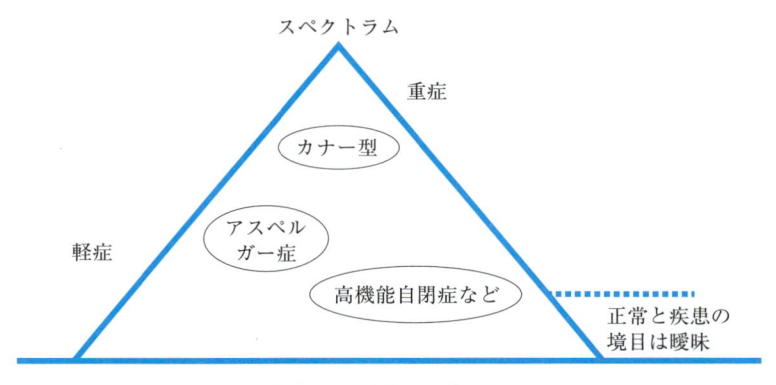

図10-2　スペクトラムの考え方

10-2）。コミュニケーションの障害は言語発達の偏りもしくは遅れとして現れることもあり、その場合にはエコラリア[19] として現れる場合もある。会話は一方的になりやすく、適切な会話のキャッチボールを行うことが困難な場合もある。また、喩えや比喩が理解できずに文字通り解釈してしまう傾向があり、気づかれないままに不適切な理解を行っている場合がある。

　注意欠如・多動症（ADHD）では、注意欠如と多動・衝動性の2つの症状がある。年少時に表面化しやすいのは多動・衝動性である。教員の指示を無視して衝動的に走り出し、あるいは学校の授業中に離席するなどして問題化しやすい。この多動・衝動性を示すのは男子が多く、女子の3〜4倍である。兄弟間、親子間で同様の疾患に罹患している事例があり、一定の遺伝的素因の存在を示唆している。一方で、注意欠如の症状は「忘れ物」として表面化しやすい。一方で、多動・衝動性は成長すると自己抑制が行えるようになって表面上は消えることが多いが、注意欠如は継続することが多い。そのため、成人期に問題化する、いわゆる成人型 ADHD では、男女比は1：1であり、注意欠如が問題の中心となる。多動・衝動性は成人期においてもしきい値以下で残存していることが多い。

　また、ADHD の患者では複数の事項の優先順位をつけることが苦手で、事項の重要性よりも後から受けた刺激を優先してしまう傾向がある。学童期にはたとえば授業中に算数の課題をやるように言われたとしても、後に鳥が飛んでいるのを見つけると鳥を見に行こうとしてしまうわけである。本人にしてみれば、罪の意識もないのでそのことで叱られると自尊感情が低下しやすい。自尊感情の低下した ADHD 児では2次障害（DBD マーチ[20]）を呈することになる。それを防ぐには認知行動療法などの心理（精神）療法を用いて患児が自然に「正しい行動」「望ましい行動」を選択するように指導してゆくことが必要である。また、自閉症療育の一種である TEACCH などには構造化[21]

---

19　エコラリア（反響言語）：　相手の言った単語や文節などやコマーシャルの一節などを意味なく何度も繰り返して発声してしまうこと。

20　DBD マーチ：　反抗挑戦性障害（ODD）をきたし、さらに行為障害（CD）、反社会性人格障害（APD）へと至る2次障害のコース。ADHD 児の不適切な行動を矯正しようとして、頭から叱りつけたり怒鳴りつけたりすることを続けて、自尊感情を低下させると起こりやすい。

21　構造化：　あらかじめ患児が逸脱行動を取りにくいように環境を整えること。たとえば、窓ガラスの下半分に目張りしてほかのことを見えなくすることで患児が授業に集中できるようになる。

昭和期以前には児童虐待の中でも身体的虐待が多かった。当時は子どもに対する身体的な有形力の行使、もしくは暴力を「体罰であり、親の懲戒権の正当な行使である」という意見があった。当時から虐待としつけのための体罰の線引きは曖昧であったけれども、次第に懲戒権の行使としての体罰の可否を問う声が強くなった。特に、子どもの権利条約において監護者からの暴力を禁止されていることから、たとえ、懲戒権の行使という名目であったとしても体罰は子どもに対する暴力にあたり、禁止すべきではないかという議論が持ち上がったわけである。

2010年、「児童虐待防止のための親権に係る制度の見直しに関する中間試案」に対するパブリックコメントが行われ、懲戒権に関する規定を見直すことを求める意見が大多数であった。児童虐待の防止等に関する法律では第14条第1項が2019年に改正され、2020年4月1日より施行された。この改正では親権者がしつけの上であっても体罰を加えることの禁止が明記された。児童福祉法では児童相談所長や児童福祉施設長等や里親が体罰を加えることの禁止も明記された。学校教育法では第11条に体罰禁止が規定されている。

もちろん体罰には身体的暴力以外に言葉の暴力等すべての暴力が含まれる。親だけではなく子どもに関わるすべての人が体罰を行ってはならないということに気をつけよう。

児童虐待防止法第14条第1項：「児童の親権を行う者は、児童のしつけに際して、児童の人格を尊重するとともに、その年齢及び発達の程度に配慮しなければならず、かつ、体罰その他の児童の心身の健全な発達に有害な影響を及ぼす言動をしてはならない。」

学校教育法第11条：「児童、生徒及び学生に懲戒を加えることができる。ただし、体罰を加えることはできない」

---

という考え方がある。学校では、担任以外に教員を置くことで患児の逸脱行動を早期に抑止することができ、担任の指示がうまく聞き取れなかった時などには個別に指導することで患児がうまく授業に参加しやすくなる。また、家庭においては保護者がスキルアップのためにペアレントトレーニングを受講することも効果的とされる。

### 2) 虐待 （児童虐待と高齢者虐待）

児童虐待は子どもを保護し、養育しなければならない親が不適切な対応を取り、子どもによい影響を与えないことであり、世界では abuse（虐待）のほかに maltreatment（悪い養育・不適切な養育）という表現が用いられている。日本でも児童虐待の通報件数は年々増加しており、近年では年間10万件を超えている。児童虐待の加害者としては実母の割合が一番多いが、近年は父親の育児参加が増加しているためか、実父が加害者になる事例も増加している。

児童虐待には4類型があり、以下に簡単に紹介する。

**（1） ネグレクト**　　親が養育しなければならない子どもの養育を適切に行わずに放置すること。身体的ネグレクト・精神的ネグレクト・医療ネグレクト[22] などがある。文化や社会習慣によってどこまでがネグレクトとされるかというラインは変わりうる。

---

22　身体的ネグレクト：　食事をつくらなかったり、お風呂に入れなかったりと子どもが成長する基本的ニーズを満たさないこと。
　精神的ネグレクト：　子どもが話しかけても無視したり、泣いていても放置するなど、養育における精神的ニーズを満たさないこと。
　医療ネグレクト：　子どもが病気になって治療しなければ命が危ない状況であっても病院に連れて行ったり適切な治療を受けさせたりしないこと。

**（2）　身体的虐待**　　殴る、蹴る、叩く、火を皮膚に押しつけるなど、物理的に身体に危害を加える虐待のこと。一般的に虐待と言った時に思い浮かべられやすい虐待。最近は減少傾向である。

**（3）　心理（精神）的虐待**　　悪口を言ったり、きついことを言ったりする虐待。いわゆる「言葉の暴力」のことである。最近は虐待の 4 類型の中で最多となっている。

**（4）　性的虐待**　　性的虐待は現在のところ、全体の 5％程度とされているが、認知が十分ではないため、虐待とは認識されずに放置されている、いわゆる暗数が多い可能性が指摘されている。また、性的虐待における被害者は一般に女性であると認識されがちであるが、欧米では男児に対する性的虐待の事例が報告されており、男性が被害者になるケースも少なくないことがわかってきている。

**高齢者虐待**　　高齢者虐待は主に家庭と介護施設で起こる。被害者は主に要介護認定者である。つまり、介護者に一定程度依存しなければならない人に対して介護者が虐待を働くということになる。高齢者への虐待については児童虐待の 4 類型に経済的虐待を加えて 5 類型になっている。高齢者虐待についても近年、増加傾向にある（厚生労働省老健局 2023）。

## 6　ポジティブ心理学

ポジティブ心理学は 2000 年代以降に起こってきた新しい心理学のムーブメントである。

セリグマン（Seligman 1998）によると精神疾患を治療したり弱みを克服したり癒したりする「ネガティブな心理学」よりも、人々の強み（human strength）つまり、楽観性、勇気、職業倫理、未来志向性、対人スキル、喜びと洞察の能力、社会的責任といった建設的な特質について理解し、育成しようとするものが「ポジティブ心理学」である。そして経験的に健全であり、わかりやすく魅力的であるような「よい人生とは何か」という理想像について明確に示し、ウェル・ビーイング、ポジティブな個人、実りあるコミュニティ、高潔な社会に至るには何をすればよいかを提供できるのがポジティブ心理学であるとしている。

### 1）ポジティブ感情とネガティブ感情

ではポジティブな感情とは何かということになる。松山ら（1978）は約 550 の感情語のリストを

---

**コラム 5　健康生成論と SOC（首尾一貫感覚）**

アントノフスキー（Antonovsky 1979）はナチスにより強制収容所に入れられた女性とそうではない女性の健康状態を調べた時に、ナチスの収容所を生き延びた女性のおよそ 3 割がよい健康状態を保てていることに気がついた。多くの人が亡くなった過酷な強制収容所生活を経験してなぜ健康でいられるのか、彼はそこに注目して研究を行った。その結果、彼は強いストレス下でも健康を保っていられる 3 つの因子を発見した。

彼はそれを首尾一貫感覚（SOC；Sense of Coherence）と呼んだ。SOC を構成する 3 つの因子とは①有意味感（自分の人生や行為には意味や意義があると感じられること）、②把握可能感（今起こっている問題を理解できる、把握できると感じられること）、③処理可能感（今起こっている問題に対応できる、解決できると感じられること）である。自らが強いストレスを受けている時でもこれらの要素が高い場合にはストレスを乗り越えて行けるというわけである。

アントノフスキーはこの SOC を基礎により健康になる方法を考案した。これが健康生成論である。つまり、ストレッサーがもたらす緊張がうまく処理されると健康状態はよりよい方向へ近づき、ストレッサーの緊張をうまく処理できず、ストレスとして残ってしまうと、健康破綻の方向に近づいてしまう。この時、SOC が高い者ほどうまくストレッサーの緊張を処理して健康を保持できるとした。

挙げたが、ネガティブ感情に関するものが多かったとのことである。ネガティブ感情を示す語は怒りや恐れを表出する語であり、ストレス反応と関連し、交感神経を活性化させ血圧を上げ、脈拍や呼吸を速くする変化につながる。ネガティブ感情が亢進して持続すると交感神経が興奮し、あるいはHPA系が活性化してコルチゾールの分泌が高まり、様々な疾病につながってゆく。

　一方で、ポジティブ感情は特別な行動と結びついてはいない。生後4ヵ月頃の乳児は誰にでも笑いかけるが、これは表情筋の活動と関連しており、ネガティブ感情と関連する交感神経などの自律神経系とは無関係であり、ポジティブ感情とネガティブ感情は質的に異なるものである可能性を示唆している。

　フレドリクソン（Fredrickson 2002）はポジティブ感情について「拡張−形成」理論を提唱した。これは①ポジティブ感情の経験、②思考−行動レパートリーの一時的「拡張」、③個人資源の継続的「形成」、④人間のらせん的変化と成長という4つのステージから構成されており、その4段階を通過すると再び①に戻って新たなサイクルを構成するとしている。

### 2) ストレス・コーピング

　ラザルスはストレス反応について、出来事の個人的な意味合いが影響を与えるとした（Lazarus 1984）。

　つまり、人はストレスに対してまず1次評価としてそれが自分にとって有害か、もしくは脅威となるかの評価を行い、次に2次評価としてそのストレスをコントロールできるかについての評価、つまり、対処可能性についての評価を行うと主張した。たとえストレッサーが来てもそれが自分にとって無害なものであったり、自力で十分対処できたりするものであれば速やかに問題を解決できるわけである。けれども、有害なストレッサーが解決し難いと感じられるとそのストレッサーに対してストレス反応が引き起こされ、交感神経が活性化されたりHPA系が活性化されたりすることとなり、本人は怒りやイライラ感、恐れといったネガティブ感情を味わうことになるというわけである。

　このストレス反応を解決したり、心理的な負担を減らしたりするために考案されたのが「ストレス・コーピング（ストレス対処行動）」である（コーピングの6類型として、問題焦点型コーピング、情動焦点型コーピング、認知再評価型コーピング、社会支援探索〔要請〕型コーピング、気晴らし型コーピング、リラクセーション型コーピングがある）。このように、ある人が受けたストレッサーによるストレス反応を多面的な方向から改善しようというのがストレス・コーピングと言える。

　ポジティブなストレス・コーピングという考え方は最近、ポジティブ心理学の流れから提唱されている。これはストレス反応を起こし、病的になった人の負担を軽減したり癒したりするということではなく、環境からの刺激に対して能動的に挑戦し、克服するものとみなし自己成長の機会と捉えて自らを向上させようとするものである。

### 7　職業ストレスと疾患への影響

　職業人と心血管障害についてのコホート研究が初めて報告されたのはミネソタで1963年のことである。職場におけるストレス（職業性ストレス）と心血管障害の関連性について報告されたのは1991年である。その後、この分野の研究は盛んになり、多くの疫学的研究が行われてきている。キヴィマキらのメタ解析（Kivimäki 2018）によると、ストレスが心血管疾患に特に強く関連したの

は小児期の虐待などの強いストレス経験であり、仕事のストレスや長時間労働などの職業ストレスの影響はたとえば喫煙や高血圧、高コレステロール血症などの既知の危険因子の影響より小さなものであった。しかし、すでに血管に動脈硬化による粥腫状変化[23]が起きているような高リスク群ではストレスが心血管障害発症の引き金となったり、すでに心血管や脳血管に病変をもつ人では予後（病気の経過や結末の見通しのこと）に影響を及ぼしたりする可能性も示唆された。

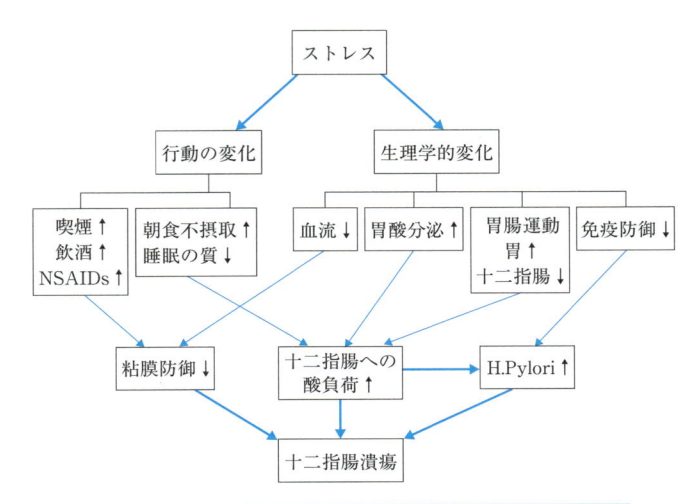

**図10-3　消化管潰瘍の形成とストレス関与について**

出典）Levenstein, S. The very model of modern etiology：a biopsychosocial view of peptic ulcer. *Psychosomatic Medicine.* 2000；62：176-85 より翻訳して引用した。

また、ストレスと消化管疾患については、セリエのストレス反応の研究においてすでにストレス刺激と胃十二指腸潰瘍発症の関係が記されている。このことからストレスと消化管潰瘍との関連性は一定程度信奉されてきた。

しかし、近年、ヘリコバクター・ピロリ菌が発見され、この菌と胃十二指腸潰瘍、ひいては胃がん発症との関連性が示された。このことから胃十二指腸潰瘍の発生にはストレスだけが関わるのではなくて、多因子が関わっている事が示唆された（図10-3参照）。そのほか、過敏性腸症候群や炎症性腸疾患の中には心身症的機序で発症するものがあるのではないかと言われており、研究が進められている。また、胃がんや乳がんについてもがんの発育に自律神経の関連が報告されており、がんの生育とストレスとの関与が明らかになりつつある。

### 1）職場でのストレス対策

職場で起こる問題は多岐にわたる。正規・非正規などの雇用形態の問題、昇進に関する問題、労働時間に関する問題、また、最近、特に注目されている問題にはセクシュアル・ハラスメント（男女雇用機会均等法第11条「職場において行われる性的な言動に対するその雇用する労働者の対応により当該労働者がその労働条件につき不利益を受け、又は当該性的な言動により当該労働者の就業環境が害されること」）やパワーハラスメント（労働施策総合推進法第30条の2「職場において行われる優越的な関係を背景とした言動であって、業務上必要かつ相当な範囲を超えたものによりその雇用する労働者の就業環境が害されること」）などのハラスメントの問題がある。

職場においてストレスマネジメントを行うことは重要である。従業員が良好なメンタルを保てないとアルコール依存や薬物依存などの依存症に関連したり、うつ病を発症すると長期にわたる休業が必要となったりすることがあり、職場全体の成果が落ちることがある。また、適切な対応がなされない中で職場ストレスによる疾病が起こると労災認定される場合もあるため、労務管理として適

---

23　粥腫状変化：　動脈硬化の進んだ血管で血管壁にコレステロールが沈着して隆起すること。

切にメンタルヘルス・ケアを行うことが重要である。

　職場でのメンタルヘルス・ケアは大きく分けて以下の4種類がある。

　**（1）　セルフケア**　　労働者自身が自らの心の健康のために行うケアのこと。自らストレスに気づき、対処を行い、あるいは自ら解決できないストレスについては相談を行うということが挙げられる。そのためにはストレスチェックの活用を行い、広報誌やホームページを見て必要な相談機関を見つけるということがある。

　**（2）　ラインによるケア**　　その労働者と日常的に接する現場の管理監督者が行うケア。職場環境を適切に改善し、部下である労働者の日常の活動にメンタル不調を示すサインとなる行動が表れていないかチェックし、必要な場合には労働者と相談対応を行い、必要な場合には産業保健スタッフに相談するよう促す必要がある。また、メンタル不調から回復した労働者の職場復帰支援を行う必要もある。

　**（3）　組織内の産業保健スタッフによるケア**　　組織内の産業保健スタッフとしては産業医、衛生管理者、産業保健師、公認心理士、カウンセラーなどがいる。産業医などの産業保健スタッフは定期的な健康診断や職場巡回を行い、労働者の健康状態を把握し、職場環境や作業内容について把握する。その上で労働者の相談に応じたり、メンタル不調者に対する就業上の配慮や職場復帰手続きについて助言指導を行ったりする。

　**（4）　組織外の資源によるケア**　　職場外の資源としては精神科、心療内科などの医療機関やEAP機関[24]、リワーク・プログラム[25]などがある。

### 2）ポジティブ・ヘルス

　メンタルヘルス対策はただメンタル不調予防や疾病予防というネガティブなものである必要はない。むしろ、ワーク・ライフ・バランスの実現や生産性の向上というポジティブな側面があることにも目を向ける必要がある。ほかにも、近年ではワーク・エンゲイジメント[26]やレジリエンス[27]といったポジティブな側面が注目されている。

## 8　マインドフルネス・ストレス低減法

　マサチューセッツ工科大学の分子生物学者であったカバットジン（Kabat-Zinn 1982）が禅やヨガなど、仏教などの瞑想法を実践してゆく中で1979年に非宗教的な補完療法としてのマインドフルネス・ストレス低減法（MBSR；Mindfulness-Based Stress Reduction）を開発した。この方法は主に瞑想を用いて、その中で様々な「気づき」を得て、たとえば疼痛そのものと疼痛を増幅させていた思考や感情に「気づく」ことで疼痛に対する関係性が変化し、痛みの程度や精神症状が改善したという。マインドフルネスの神経生理学的な作用機序は注意制御や身体感覚の感受、情動調整、自己概

---

24　EAP機関：　EAP（従業員支援プログラム；Employee Assistance Program）は1940年代にアメリカで始まった。

25　リワーク・プログラム：　うつ病や不安障害などの精神疾患の休業者に対する職場復帰支援プログラムのこと。

26　ワーク・エンゲイジメント：　仕事に関連するポジティブで充実した心理状態のこと。活力・熱意・没頭によって特徴づけられる。

27　レジリエンス：　原義はねじった時に自然にもとに戻る力のこと。心理学的には困難や逆境に出会った時にそれに負けずに環境に適応してゆく力、回復力。

念の変化によるものだと考えられている。

　MBSR のプログラムは 8 週間の集中プログラムで計 31 時間のものである。その中で 7 つの心構え[28] をもとに様々なテーマを実践し体験してゆく。

　近年はマインドフルネス認知療法（MBCT；Mindfulness-Based Cognitive Therapy）、マインドフル・セルフ・コンパッション（MSC；Mindful Self-Compassion）など新しい方法も開発されている。

引用・参考文献

アメリカ精神医学会編，日本精神神経学会訳．DSM-5　精神疾患の診断・統計マニュアル　医学書院，2013．

大阪商工会議所編．メンタルヘルス・マネジメント検定試験公式テキスト第 4 版マスターコース　中央経済社，2019．

佐渡充洋・藤澤大介．マインドフルネスを医学的にゼロから解説する本　日本医事新報社，2018．

島井哲志編．ポジティブ心理学— 21 世紀の心理学の可能性—　ナカニシヤ出版，2006．

田中喜秀・脇田慎一．ストレスと疲労のバイオマーカー　日薬理誌，2011；137：185-8．

坪井康次．ストレスコーピング—自分でできるストレスマネジメント—　心身健康科学，2010；6（2）：59-64．

津守真・稲毛教子．乳幼児精神発達診断法— 0 才〜 3 才まで—　大日本図書、1961．

友田明美．いやされない傷—児童虐待と傷ついていく脳—　診断と治療社，2011．

日本小児心身医学会編．小児心身医学会ガイドライン集—日常診療に活かす 5 つのガイドライン（改訂第 2 版）　南江堂，2015．

日本心身医学会教育研修委員会編．心身医学の新しい診療指針　心身医学，1991；31（7）：537-73．

開一夫・齋藤慈子編．ベーシック発達心理学　東京大学出版会，2018．

松山義則ら．情動語の分析　心理学研究，1978；49：229-32．

丸山総一郎編．ストレス学ハンドブック　創元社，2015．

宮林茂樹．「家」制度廃止について　憲法論叢，1997；4：45-73．

横山美江、Hakulinen, T. 編．フィンランドのネウボラに学ぶ　母子保健のメソッド—子育て世代包括支援センターのこれから—　医歯薬出版，2018．

Alexander, B., Hadaway, P. F., Opiate addiction：the case for an adaptive orientation. *Psychological Bulletin.* 1982；92：367-81．

Antonovsky, A., *Health, stress, and coping.* Jossey-Bass, 1979．

Battista, S. R., et al., A critical review of laboratory-based studies examining the relationship of social anxiety and alcohol intake. *Curr Drug Abuse Reviews.* 2010；3：3-22．

Björntop, P., Visceral fat accumulation：the missing link between psychosocial factors and cardiovascular disease? *J of Int Med.* 1991；230：195-201．

Cannon, W. B., Some aspects of the physiology of animals surviving complete exclusion of sympathetic nerve impulses. *Am J Physiol.* 1929；89：84-107．

Fredrickson, B. L., Positive emotions. In Snyder, C. R. & Lopez, S. J. (Eds.) *Handbook of positive psychology.* Oxford University Press, 2002：120-34．

Hall, G. S., *Adolescence. Vol. I, II.* Appleton, 1904．

Hayakawa., Y., et al., Nerve growth factor Promotes Gastric Tumorigenesis through Aberrant Cholinergic Signaling. *Cancer Cell.* 2017：31（1）：21-34．

Jung. C. G., The stages of life. In *The collected works of Carl G. Jung, Vol.8*（pp387-403）Princeton University Press, 1960（Original work published 1933）．

Kabat-Zinn, J., An outpatient program in behavioral medicine for chronic pain patients based on

---

28　7 つの心構え：　① non-judging（評価しない）、② patience（忍耐）、③ beginner's mind（初心者の気持ちで）、④ trust（自分を信頼する）、⑤ non-striving（焦らない）、⑥ acceptance（需要的態度）、⑦ letting go/be（あるがままに）。

the practice of mindfulness meditation : theoretical considerations and preliminary results. *Gen Hosp Psychiatry*. 1982 ; 4（1）: 33-47.

Kamiya, A., et al., Genetic manipulation of autonomic nerve fiber innervation and activity and its effect on breast cancer progression. *Nat Neurosci*. 2019 ; 22 : 1289-305.

Keys, A., et al., Coronary heart disease among minnesota buisiness and professional men followed fifteen years. *Circulation*. 1963 ; 28 : 381-95.

Kivimäki, M., Steptoe, A., Effects of stress on the development and progression of cardiovascular disease. *Nat Rev Cardiology*. 2018 ; 15 : 215-29.

Kretschmer, E., *Psychotherapeutische studien*. G. Thieme, Stuttgart, 1949.

Lazarus, R. S., Folkman, S., *Stress appraisal, and Coping*, Springer, 1984.

田中喜秀・脇田慎一．ストレスと疲労のバイオマーカー　日薬理誌，2011 ; 137 : 185-8

Levenstein, S. The very model of modern etiology : a biopsychosocial view of peptic ulcer. *Psychosomatic Medicine*. 2000 ; 62 : 176-85.

Moloney, B., et al., An exploration of young carers' experiences of school and their perceptions regarding their future career : a scoping review protocol. *HRB Open Res*. 2020 ; 3 : 41.

Selye, H., A syndrome produced by diverse nocuous agents. *Nature*. 1936 ; 138 : 32.

Selye, H., In VIVO : *The case for supramolecular biology*. Liveright Publishing Corporation, 1967.

Seligman, M. E. P., Positive social science. *APA Monitor*. 1998 ; 29（Apr. 2）.

Sifneos, P. E., The prevalence of 'alexithymic' characteristics in psychosomatic patients. *Psychother psychosom*. 1973 ; 22（2）: 255-62.

Tachibana, Y., et al., An integrated community mental healthcare program to reduce suicidal ideation and improve maternal mental health during the postnatal period : The findings from the Nagano trial. *BMC Psychiatry*. 2020 ; 20（1）: 389.

厚生労働省．令和 5 年労働安全衛生調査（実態調査）（https://www.mhlw.go.jp/toukei/list/dl/r05-46-50_b.html）

厚生労働省老健局．令和 5 年度「高齢者虐待の防止、高齢者の養護者に対する支援等に関する法律」に基づく対応状況等に関する調査結果（https://www.mhlw.go.jp/content/12300000/001366828.pdf）

埼玉県ケアラー支援計画のための実態調査（2020 年）（http://www.pref.saitama.lg.jp/a0609/chiikihoukatukea/jittaityousa.html）

Mental health action plan 2013-2030（https://www.who.int/publications/i/item/9789241506021）（日本語版メンタルヘルスアクションプラン 2013-2030　https://japan-who.or.jp/news-releases/2109-24/）

# 第11章

# 今後の健康と医療 ///

最後に、今後の健康や医療のあり方、方向性、進歩について触れておきたい。本書において、Active Aging（健康長寿）を達成するための健康管理術について述べてきたが、これは、現在実施しうる、かつ最新の情報を提供したものと考えている。近年、対処療法や予防医学ではない根本治療となりうる再生医療、ES、iPS 細胞を用いた（免疫による拒絶反応を起こさない、自分の新たな臓器をつくりだし交換できる）新たな医療の方向性が提示された。これらを含め、今後の健康や、医療の方向性、発展性について健康管理学の立場から述べる。

## 1　最長寿命までの健康長寿

健康の基本は、栄養、運動、休養（メンタルヘルスを含む）にあると考えている。これらは、それぞれが相互作用し、結果として健康増進されると考える。しかしながら、体力が最も低い状態の時に、必ずしも3要素が対等のトライアングルの形で健康が維持されるとは考えづらく、その場合には、まず休養をとり、食事が摂れる段階に達した場合に栄養を摂取し、さらに運動に耐えられる段階において体力増進をめざし、運動を実施するという段階を経ることが重要となる。このことを念頭に、この3要素について的確な判断のもと、実践していくことが健康長寿につながるものと考える。

### 1）疲労タンパク質

現代は、生活が多様化し、慢性疲労を抱えることも珍しくない。近年、「疲労タンパク質」が検出され、この疲労タンパク質を減少させる唯一の手段は、睡眠であることも明らかにされている。また、疲労タンパク質を検出する手段は、間接的指標としてヘルペスウイルスの存在が指摘されている。すなわち、疲労タンパク質が体内で増加すると、体内に存在するヘルペスウイルスは、生命の危険を感知し、個体から脱出するため口腔内へ集まる。ゆえに、口腔内のヘルペスウイルス量を測定することで、疲労状態が検知可能となる。現在、わが国の人々の生活は、市場原理を追求するあまり、体力的、精神的負荷を強いられ、また時間や評価に追われ、慢性疲労性症候群や、うつ病、自殺等が社会現象化している。1つの指標として、疲労度というものが指標化されることは、健康管理上も、人間的社会のためにも大きな意味をもつものと考える。

また、この疲労回復という点において、睡眠の重要性は第9章でも述べたが、睡眠に関しては、その質が問題とされている。睡眠をとる時間は、睡眠直後の4〜5時間がメラトニンの増加、成長ホルモンの亢進、コルチコステロンの低下を含む時間帯にあたるため、生体の時計遺伝子の発現からも特に重要である。その理由は生体の回復に関与する成長ホルモンが最も分泌される時間帯であるためで、このことにより、疲労を含めた生体の安定に寄与するものと考えられている。

さらに、「笑い」の効能である。この分野の研究も過去数十年実施されているが、その重要性が証明されている。具体的には、その実験例の1つとして糖尿病患者において「喜劇のビデオ」を観覧し、当然喜劇であるため、笑いを誘う場面に多々遭遇しているわけであるが、観覧後の生体中の

167

表11-1　現在確認されている食品中の主な抗酸化物質

|  | 物質 | 食品 |
|---|---|---|
|  | トコフェロール | ナッツ類、植物油脂、緑黄色野菜、果物 |
|  | アスコルビン酸 | 野菜、果物 |
|  | カロテノイド | 緑黄色野菜、藻類 |
| A | フラボノール類 | タマネギ、ブロッコリー |
|  | イソフラボン類 | 大豆 |
|  | カテキン類 | 茶葉 |
| B | クロロゲン酸 | 大豆、コーヒー豆 |
|  | オリザノール | 米糠 |
|  | セサミノール | ゴマ種実 |
| C | オイゲノール | クローブ |
|  | ショウガオール | ジンジャー |
|  | オルノソール | ローズマリー |
|  | チモール | セージ、タイム |
|  | クルクミン | ターメリック |
|  | フィチン酸 | 豆類、穀類、芋類 |
|  | グルタチオン | ホウレン草、ブロッコリー、豚肉 |

A：フラボノイド、B：コーヒー酸誘導体、C：香辛料

ナチュラルキラー（NK）細胞[1]に関連する遺伝子発現を測定してみると、観劇していない群に比べ、断然多くなっている結果が報告されている。すなわち、この観劇によりNK細胞に関連する遺伝子発現の増加を引き起こし、このことにより、たとえばがん細胞死滅の可能性が示されるという結果を得た。「笑い」の効果として健康（外見上）なヒトにおいても生体内に侵入した微生物、異物等の死滅、除去等が可能となる可能性があり、真の健康体や、健康長寿に寄与する可能性がある。

### 2) 栄養機能性成分

　健康における3要素、栄養、運動、休養（メンタルヘルスを含む）のうち、栄養の疾病への度合いは少なからず示され、疾病のおよそ40％が食生活の影響とされている。疾病のうち特にがん疾患に関与する栄養、食生活における影響は、およそ35％と推定され、最も高い割合である。今後のActive Agingを考える上で、栄養や食生活を考えることは重要であり、今後の予防医学の大きなファクターとなるものと考えられるため、特に、栄養の持つ機能性成分について少し解説する。

　**（1）　抗酸化物質**　酸化抑制、活性酸素消去、活性酸素生成抑制効果を示す物質を抗酸化物質と総称し、表11-1に、現在確認されている食品中の主な抗酸化物質を示す。以下の成分は、自然界、特に植物から多く確認されており、生体内での機能性が考えられている。

　それらは、ビタミン、ポリフェノール[2]等がある。主なポリフェノールはイソフラボン類（フラボノイド、フラボン、イソフラボン[3]）、お茶に含有されるカテキン類がある。また、表では触れていないが、生体内酵素としてSOD、カタラーゼ、グルタチオンペルオキシダーゼ等もあり、その他、チロシン、トリプトファン、ヒスチジン、システイン等のアミノ酸、グルタチオン等のペプチド、ダイズ、ソラマメ等から単離されたタンパク質性抗酸化物質等が発見され、機能性成分として利用されている。

---

1　ナチュラルキラー（NK）細胞：　ナチュラルキラー（natural killer：NK）細胞は、文字通り殺し屋細胞であり全身を巡回しながら、がん細胞やウイルス感染細胞などを見つけ、攻撃するリンパ球で、自然免疫の中心を担っている。NK細胞は血液中に存在するリンパ球の10〜30％を占め、細胞傷害因子をもっており、また、細胞死（アポトーシス）を促す物質（Fasリガンドなど）を発現して、標的とする細胞を死滅させる。通常、体内のNK細胞は、20歳くらいをピークにその数が減り、NK細胞の減少や活性低下とがん患者の増加との関係が指摘されている。

2　ポリフェノール：　複数個のフェノール環を有する化合物の総称。このフェノール環の活性部位においてフリーラジカルを消去することが可能となり、その機能を発揮している。

3　イソフラボン：　大豆に含まれる植物エストロゲンであり、この中には、ダイゼイン、ゲニステイン等いくつかの化合物があり、それらの総称である。これらは、生体（ヒト）に対してエストロゲン作用を有しており、細胞のエストロゲン受容体への結合により、同様な作用を発現する。

**（2）　機能性成分の例**　アミロイド$\beta$（A$\beta$）蓄積は細胞死、特に神経細胞死を招き、アルツハイマー病（AD)[4]を誘発する原因の１つとなっている。また、生体は時計遺伝子をもち、固有の概日リズムを刻んでいる。しかしながら、AD の特徴はこの概日リズムの「ずれ」である可能性があり、A$\beta$もまた、概日リズムのかく乱を誘導する。ここで岡田ら（Okada & Okada 2020）は、食品由来成分による AD 抑制研究を実施しており、レタス種子抽出成分（LSE）による時計遺伝子発現への影響を確認し、さらに抗酸化・抗糖化活性、抗炎症作用、神経細胞死抑制効果などの機能性を有することを示した。また、LSE による血液脳関門（BBB）の通過、A$\beta$による時計遺伝子発現リズムのかく乱（ずれ）改善について検討し、発現影響は LSE が時計遺伝子の「ずれ」の改善に関わることに寄与する可能性を示した。

　また、図 11-1 に示したポリフェノール類は、フリーラジカル消去作用をはじめ、炎症抑制、肥満、糖尿病等はじめとする脳神経系への治療薬、予防薬の効果が期待されている。さらに、心疾患、がん抑制・治療等の可能性も示されており、このような疾患に対して、その改善効果、予防効果が期待されている。特に植物成分から見出され、種々の機能性成分が単離され、これらのいくらかを機能性成分として、また添加した食品として、厚生労働省の認可を受け、食品あるいは医薬品として市販されているものもある。さらに、図中のレスベラトロールのほか、植物成分であるケルセチンやカフェ酸は、サーチュイン遺伝子ほか老化関連遺伝子発現への影響も示され、また、それぞれのポリフェノールの作用する遺伝子の違いも確認されている。すなわちこの図が示す通り、若い細胞、老齢細胞における時計遺伝子およびその関連遺伝子発現への違い等も示唆されている。それゆえ、今後、ポリフェノールは、老化抑制ほか、がんを含めたヒト疾患の治療や、予防薬として広範囲に利用されるものと考える。

## 2　再生医療

　医療の進歩の変遷は、病巣の切除、臓器移植の進歩、不妊治療における体外受精までの過程を経た。やがて体細胞クローンである羊のドリーが誕生して生物学の常識が覆され、生物学から医学への応用、発展を見るまでとなった。ドリー誕生について、なぜ生物学の常識を覆したのかここで簡単に触れる。

　羊のドリーは、母羊が妊娠し、出産されたものであり、この点において通常の生物学的な行為である。特筆すべきことは、どのような過程において妊娠に至ったのかである。その方法は、まず母羊の乳房の体細胞を採取する。この乳房由来体細胞の核を取り出し、母羊の卵子の核を除去し、この卵子の中に体細胞の核を入れ、母羊子宮内で着床させる。この結果、母羊は妊娠し、出産という経過をたどることとなった。生物学では、体細胞と生殖細胞は根本的に性質が異なる。それは生殖細胞には、体細胞（ヒトの場合46本）の半数の染色体、すなわちヒトの場合23本の染色体をもち、卵子と精子により受精（精子遺伝子の卵子への導入組換え）となることを生物学の常識としてきた。しかしながら、ドリーの例において体細胞から、生物個体が生まれた。すなわち「母親とまったく同

---

4　アルツハイマー病：　一般にヒトにおいて高齢者に見られる認知症の１つで、発見者の名前から由来している。この認知症の原因は、脳内の活発に活動している部分にアミロイド$\beta$と呼ばれる分子量４千数百のタンパク質が付着することにより、その神経細胞死の結果、言語障害、運動機能障害等の生体機能の低下、および機能障害を呈する疾患である。

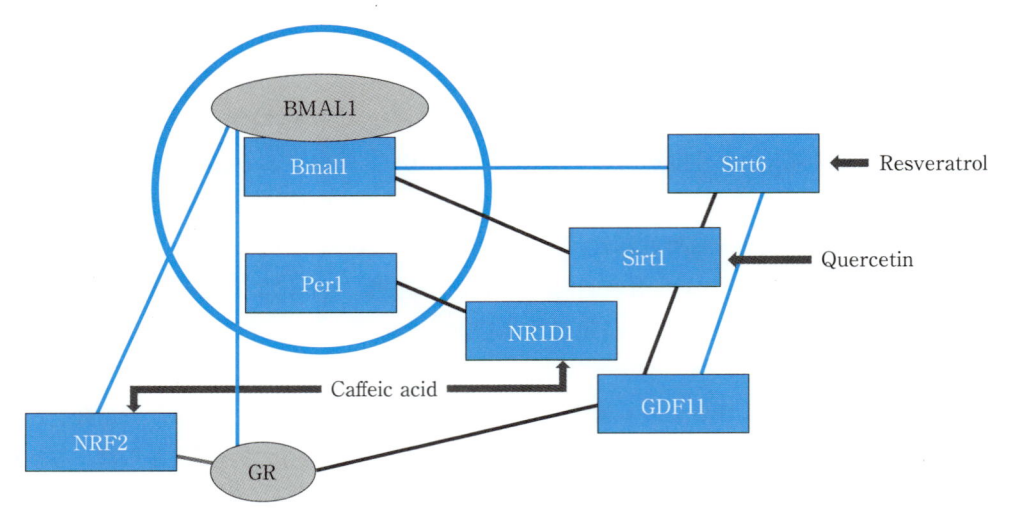

a 若齢線維芽細胞におけるカフェ酸(caffeic acid)、ケルセチン(Quercetin)、レスベラトロール(Resveratrol)
　処理による遺伝子発現とタンパク質レベルの相関図

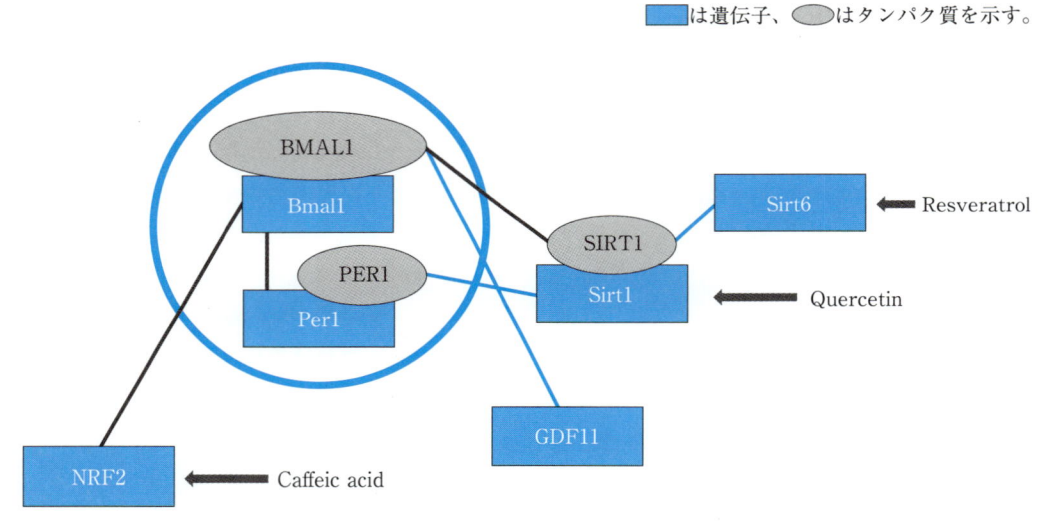

■は遺伝子、●はタンパク質を示す。

b 老齢線維芽細胞におけるカフェ酸(caffeic acid)、ケルセチン(Quercetin)、レスベラトロール(Resveratrol)
　処理による遺伝子発現とタンパク質レベルの相関図

図11-1　ケルセチン、カフェ酸、レスベラトロールは若齢と若齢線維芽細胞における時計遺伝子
　　　　と老化関連遺伝子を制御する

出典）Okada Y, Okada M. Quercetin, caffeic acid and resveratrol regulate circadian clock genes and aging-
　　　related genes in young and old human lung fibroblast cells. *Mol Biol Rep*. 2020 Feb；47(2)：Fig8.

じ遺伝子をもった生物が誕生した」という生物学の常識を覆す結果が得られたのである。

　子孫である子どもは、有性生殖において生殖細胞である卵子と精子から誕生し、またこの両者の
遺伝子の組み換えが起こることにより、進化が達成され、まったく同一の子孫が誕生することはあ
りえなかったのであるが、このドリーの誕生により、生物学の歴史が覆されただけではなく、生物
学の新しい1ページが記された。このことは、同時に「ヒトはどこまで生命に対して関与してよい

のか」という生命倫理の大きな課題を背負うことになった。

## 1）幹　細　胞

万能細胞と称される幹細胞（Stem cell）の存在については、20世紀になり確認され、実験されてきた。幹細胞は、発見当初、体の一部分にごく少量存在するもので、その検出は容易ではなかったが、現在は広く生体中に存在することが確認され、その細胞分裂能や、分化能から最新医療の中心となろうとしている。現在、利用されている幹細胞は、胎盤、臍帯、脂肪細胞、乳歯およびその周辺付着細胞等にあり、これらを用いて

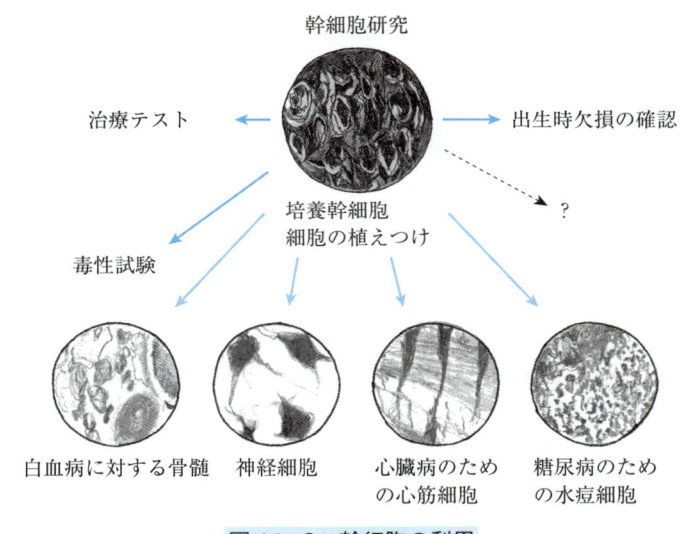

図11-2のように細胞、臓器器官を作製し（近年、3Dプリンターによる臓器の作製が可能となりつつある）、事故、疾患等により傷害を受けた部分に利用しようと考えられている。

幹細胞研究

治療テスト　　　出生時欠損の確認

培養幹細胞
細胞の植えつけ

毒性試験

白血病に対する骨髄　　神経細胞　　心臓病のための心筋細胞　　糖尿病のための水痘細胞

**図11-2　幹細胞の利用**

出典）The promise of science, Quest. 2005；Vol.2（2）引用修正

## 2）ES細胞・iPS細胞

胚幹細胞（ES細胞）は万能細胞と呼ばれ、ヒト受精卵は受精後分裂を開始するが、発生初期の4細胞期にそのうちの1個の細胞を採取（−196℃の液体窒素下で長期保存が可能）し、必要時にこの細胞を取り出し、図11-2と同様、必要な細胞、臓器器官を作製し、ヒトの傷害の治療が可能となる細胞である。生物学的に4個の細胞に分裂した時、1個の細胞を取り除いても特別な障害もなく、正常な個体が誕生することがわかっており、この4細胞からまったく同一の4個体が形成されること（クローン）も確認されている。ただし、ヒトのクローンは、倫理上許されないことであることは当然である。

一方、ヒトの受精卵を使用するという危険性とともに倫理上の観点の懸念から、体細胞からこのES細胞が作製可能ではないかと、京都大学の山中教授らのグループはiPS細胞を作製することに成功した。このiPS細胞は、通常採取可能な組織、たとえば、皮膚や、手術等で捨てられる正常な組織を採取し、ここから得られた細胞に、がん遺伝子を含む複数個の遺伝子導入を行うことで、体細胞から幹細胞をつくりだすことに成功した。この細胞も現在再生医療に利用、応用されつつある。なお、この細胞作製の段階において、がん遺伝子を導入することにより、細胞ががん化する可能性もあったが、現在は、プラスミド[5]を使用することにより、この部分の安全性も確立されつつある。

## 3）新しい医療の形

最近の例を2つ挙げる。1つ目は、脳血管系の機能障害を持った患者（脳血管における脳梗塞の発

---

5　プラスミド（plasmid）：　細胞内で複製される、核内染色体以外のDNA分子を言う。大腸菌等から取り出されたプラスミドは、制限酵素により遺伝子切断をし、ここに目的遺伝子DNAをDNAリガーゼで結合させる。この組み換えプラスミドを体細胞に導入し、目的遺伝子DNAを発現させる。

　2019 年から始まり、2023 年までパンデミックとして続いたコロナウイルスに関して、現在、ほぼ平常生活を取り戻しつつある。このように過去にもその影響が大きかったウイルスの歴史は古く、およそ 30 億年前に誕生したと言われており、ヒトがおよそ 1 万年前であることを考えると、かなり先輩であることが窺える。人類の生存への闘いは微生物、特にウイルスとの闘いであったと言っても過言ではないだろう。ウイルスは、ヒトのように食物等を体外から取り入れることがないため、生物でも無生物でもないと、生物学上は定義され、コロナウイルスの例からも見て取れるように、人類、生物に敵対する存在とも言える。コロナウイルスは RNA を遺伝子としてもっており、ヒトに感染するには自分の遺伝子（RNA）を DNA に変換することが必要で、そのための酵素（逆転写酵素）ももっている。この酵素は、PCR 法によりコロナウイルス量測定のために利用されている。さらに、今後も重要な位置を占める遺伝子治療や iPS 細胞作製の際の遺伝子導入には、ウイルスがもつ機構が利用されている。

　今回、コロナウイルスに対する発症の違いや、薬剤の感受性等、ヒトそれぞれの違いも浮かび上がってきている。これらの意味することが、今後求められるオーダーメイド医療の必要性、重要性を示していると思われる。このコロナウイルスへの対応に関して私たちは、先人の知恵の恩恵を人類のために生かし、敵を知り、的確、厳正、冷静に対応することが求められていると言えよう。

症）に対して、通常は傷害部位に対する手術を行い、その後の機能障害を回復させるためのリハビリテーションを行うのであるが、札幌医大において、この患者に対して、脳血管の手術等は行わず、患者本人がもっている幹細胞を採取し、この幹細胞の培養を行い、ある一定数の細胞数になってから、血管注射により患者本人にこの培養幹細胞を戻すことを行った。この処置後、数ヵ月後のレントゲン写真等により患者の脳血管部分の傷害が改善され、神経細胞の増殖も確認され、歩行訓練等のリハビリテーションを通して、通常の生活がおくれるまでに患者は回復した。すなわち、患者がもっていた幹細胞により、傷害を負った脳血管の障害の改善や、神経細胞の増殖、修復が行われたことを意味している。幹細胞には、このような再生、修復能力をもっていることが証明された 1 つの例である。

　2 つ目は、老化研究の新しい流れである。それは、さらに 2 つの方向性に分かれるが、1 つは、老化を予防、抑制するために生体より老化細胞を排除しようという研究である。老化細胞を排除することにより、生体全体としての若返りを狙ったものである。しかしながら、著者は、この研究には少しばかりの疑念をもつ。それは、老化細胞を排除（第 1 章コラム 1 に記したように、がん化するという考え方もあるが）することに異議はないが、生体細胞数の減少を補うことは可能となるのだろうか。このことにより幹細胞等での再生が可能となればよいが、疑念を抱く点である。

　また、もう 1 つの流れが、幹細胞による老化細胞の若返りに関する研究である。これがうまく機能すれば、一気に老化抑制という流れになる可能性がある。まだまだ、研究段階で、実際上うまく機能するか疑問点が多いが、期待度は高いと考える。

　テロメアの短縮機構による細胞老化の研究は、長寿遺伝子によって誘導される老化遅延、機構の発見で急速に進展し、個体老化の概略が明らかになりつつある。細胞は DNA 損傷、活性酸素や過剰な増殖シグナル、さらには慢性的な増殖刺激、がん抑制遺伝子の失活、核小体やエピジェネティクス異常、代謝変化等をストレスと感知し、細胞死（アポトーシス）を誘導する機構を発達させてきた。そして最近の研究は、生物はがん抑制機構ばかりでなく、胚の発生、創傷治癒、そして組織修復においてプログラムされた細胞死（アポトーシス）を駆使し、個体の恒常性を維持していることを

報告している。また、オートファジー機構が正常に機能していないことによる個体に蓄積した老化細胞は、老化関連疾患の発症リスクを高める原因ともなっている。

　以上のような老化機構に対し、抗老化、寿命延長のために GDF11（growth differentiation factor 11）による老齢個体の若返り研究や、NMN（nicotinamide mononucleotide）による長寿遺伝子群（サーチュインファミリー）の活性化、さらにはマイクロ RNA による抗老化研究、根本的な若返り機構としてのリプログラミングと、細胞老化研究は、新たな段階（最終段階）に突入している。今後の進展、発展が期待される。

## 3　医療と倫理

　以上のように、これからの医療は従来のような生体の移植、切除という領域から、幹細胞、ES細胞を注射、投与すること、あるいは、臓器・器官を自らの細胞から作製することにより、損傷細胞や器官・臓器の修復、再生を可能にすると推察される。さらには、GDF11 や NMN による老齢個体の若返りや長寿遺伝子群の活性化、そして若返り機構としてのリプログラミングとサイエンスの発展は計り知れない。それゆえ、このような未来、将来が展望される今こそ、ヒトを含む生物にとって、医療はどこまで許される行為なのか、考えなければいけない時期なのかも知れない。最初に、ヒトの寿命はおよそ 120 歳と記したが、これからの医療行為（実際上は、医療行為さえも必要なくなるかも知れない）や、サイエンスの発展の結果、寿命という概念、もしくは寿命そのものは、実質的に存在しないものとなるかも知れない。永遠の命、寿命というものを追求、獲得しようとする人類において、医療のあり方、ヒトという生物のあり方について、あらためて考えなければならないのではないだろうか。

　ヒトとは、生物とは何か、その答はなかなか見つからないものではあるが、これからの医療、サイエンスの領域に関し、新しい次の段階を迎え、すべてのひとが、全世界のひとが考えて行かなければならない大命題となろう。

引用・参考文献
近藤一博. ヘルペスウイルス感染と疲労　ウイルス，2005；55（1）：9-17.
近藤一博. HHV-6 の潜伏感染・再活性化のバイオマーカーとしての有用性　日本補完代替医療学会誌，2006；3（2）：61-67.
鈴木真由美. 生理活性物質の新知見（7）睡眠覚醒リズムと時計遺伝子、ホルモン　東京女子医科大学雑誌，2024；94（6）：121-128.
本望修・宝金清博. 脳梗塞の神経再生医療（第 5 土曜日特集 最新・脳血管疾患 Update —研究と臨床の最前線）—（脳血管疾患の治療の最前線）Stem cell therapy，医学のあゆみ，2009；231（5）：553-56.
Hayashi, T., Tsujii, S., Iburi, T., Tamanaha, T., Yamagami, K., Ishibashi, R., Hori, M., Sakamoto, S., Ishii, H., Murakami, K. Laughter up-regulates the genes related to NK cell activity in diabetes. *Biomed Res.* 2007；28（6）：281-5. doi：10.2220/biomedres.28.281.
Okada, Y., Okada, M., Scavenging effect of water soluble proteins in broad beans on free radicals and active oxygen species. *Journal of Agricultural and Food Chemistry.* 1998；46：401-6.
Okada Y, Okada M. Quercetin, caffeic acid and resveratrol regulate circadian clock genes and aging-related genes in young and old human lung fibroblast cells. *Mol Biol Rep.* 2020 Feb；47（2）：1021-32. doi：10.1007/s11033-019-05194-8.
Williams, J., Smith, F., Kumar, S., Vijayan, M., Reddy, P. H., Are MicroRNAs True Sensors of Ageing and Cellular Senescence? *Ageing Res Rev.* 2016；S1568-1637（16）：30168-4.

# 索　引

＊青字は用語解説として掲載されているページを示している。

# 【編著者紹介】

## 岡田悦政

滋賀医科大学大学院医学研究科発生分化増殖系博士課程修了
医学博士
専門：基礎老化学、健康管理学
愛知県立大学大学院看護学研究科（教授）を退職後、
現在、名古屋文理大学 短期大学部兼任講師および食と栄養研究所客員研究員

### 著書および論文

公衆衛生ファイル．八千代出版（2001）（共著）

健康長寿をめざす健康管理学．八千代出版（2011）（共著）

Active Aging 健康管理学．八千代出版（2017）（共著）

Active Aging 健康管理学―予防医学の視点から―．八千代出版（2021）
（共著）

In vitro screening on amyloid beta modulation of aqueous extracts from plant seeds. Journal of pharmacy & bioallied sciences.（2016）（共著）

Potential Properties of Plant Sprout Extracts on Amyloid $\beta$. Biochemistry research international.（2016）（共著）

アミロイド $\beta$ タンパク修飾による細胞死抑制―コマツナ種子由来成分からのアプローチ―．基礎老化研究（2015）（共著）

Effects of methanolic extracts of edible plants on RAGE in high glucose-induced human endothelial cells. Bio-medical materials and engineering.（2015）（共著）

Effects of methanolic extracts from edible plants on endogenous secretory receptor for advanced glycation end products induced by the high glucose incubation in human endothelial cells. Journal of pharmacy & bioallied sciences.（2015）（共著）

Quercetin, caffeic acid and resveratrol regulate circadian clock genes and aging-related genes in young and old human lung fibroblast cells. Mol Biol Rep.（2020）（共著）

| Active Aging 健康管理学 |
| :---: |
| ―QOLの向上をめざして― |

2025 年 4 月 15 日　第 1 版 1 刷発行

**編著者**－岡 田 悦 政
**発行者**－森 口 恵 美 子
**印刷所**－シナノ印刷㈱
**製本所**－グ リ ー ン
**発行所**－八千代出版株式会社

〒101
－0061　東京都千代田区神田三崎町2-2-13

TEL　03-3262-0420
FAX　03-3237-0723
振替　00190-4-168060

＊定価はカバーに表示してあります。
＊落丁・乱丁本はお取替えいたします。

Ⓒ　2025 Y. Okada et al.

ISBN 978-4-8429-1889-1